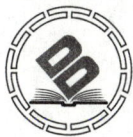

全国医药卫生类院校精品教材

U0642432

中医护理

ZHONGYI HULI

主　编　吴　琦　黄志雄

副主编　丁志鸿　苏　静　陈良英
　　　　曾雪榕

编　者　黄　升　黄志锋　林丽君
　　　　毛欣欣　林　勇　郑慧敏
　　　　江佩龄

中南大学出版社
www.csupress.com.cn
·长沙·

图书在版编目（CIP）数据

中医护理 / 吴琦，黄志雄主编. — 长沙：中南大学出版社，2019.8

ISBN 978-7-5487-3707-0

Ⅰ.①中… Ⅱ.①吴… ②黄… Ⅲ.①中医学—护理学—高等职业教育—教材 Ⅳ.① R248

中国版本图书馆 CIP 数据核字（2019）第 180145 号

中医护理

吴　琦　黄志雄　主编

□**责任编辑**　王雁芳　陈海波
□**责任印制**　易红卫
□**出版发行**　中南大学出版社
　　　　　　　社址：长沙市麓山南路　　　　邮编：410083
　　　　　　　发行科电话：0731-88876770　　传真：0731-88710482
□**印　　装**　定州市新华印刷有限公司

□**开　　本**　787×1092　1/16　□**印张** 16.5　□**字数** 378 千字
□**版　　次**　2019 年 8 月第 1 版　□ 2019 年 8 月第 1 次印刷
□**书　　号**　ISBN 978-7-5487-3707-0
□**定　　价**　48.00 元

图书出现印装问题，请与经销商调换

前言

　　随着现代临床医学的发展以及医药卫生体制改革的深入推进，社会对护理人才的知识结构和临床技能提出了更高的要求。为了满足护理专业教学的需求，我们编写了这本《中医护理》教材。从适应社会发展、护理职业发展和护理理念发展等层面出发，在教材的内容和形式上，力求既适合在职护士的自主性学习，又适合教师引导性教学。

　　全书共八章。它具有以下特点：一是内容新。及时将学科发展的新理念和新进展引入教材内容之中，如辨证与护理、专科护士和临床护理专家等。二是概念新。突出"以健康为中心"的护理理念和护理职能；以"护理程序"为工作方法应用于护理各领域；分析了护理理论与护理实践的关系。三是体裁新。考虑到临床中医护理工作的特点，尽量通过学习导入的案例，力求使中医护理学相关理论和护理理论通俗易懂，护理理论与实践密切结合。四是结构新。本书的各章都有知识拓展，课后还配备了学习检测，便于读者在学习过程中，巩固基础知识，强化前沿知识和技能。

　　参加本书编写的有：湄洲湾职业技术学院吴琦、陈良英（第六章），仙桃职业学院苏静（第一、八章），福建省莆田市第一医院黄志雄、丁志鸿、曾雪榕、黄昇、黄志锋、林丽君、毛欣欣、林勇、郑慧敏、江佩龄（第二、三、四、五、七章）。本书由吴琦、黄志雄任主编，丁志鸿、苏静、陈良英、曾雪榕任副主编，由吴琦拟定大纲并对全书进行统编和审定。

　　在本书的编写过程中，编者参阅了大量的有关书籍和文献资料，在此对这些文献的写作者谨表衷心的感谢！本书的编写还得到相关单位的大力支持，特别是江苏大学继续教育学院领导及老师的支持，在此一并表示诚挚的谢意。

　　本书虽经反复讨论、修改和审阅，但鉴于能力有限，疏漏和不足之处在所难免，敬请读者提出宝贵意见。

吴　琦

目录

第一章
绪论 —————

学习目标

1. 掌握中医护理的基本特点。

2. 熟悉中医护理在各历史阶段的发展特点。

3. 了解中医护理学的思维特点、中医护理在中医学中的作用和地位。

    中医护理是中医学的重要组成部分，是以中医理论为指导，运用整体观念和独特的护理技术，对护理对象实施整体护理和健康教育的一门应用性学科。中医护理的理论与方法构筑在中医药理论体系的基础上，是中医药理论在中医护理学的"延伸"和应用。

    中医护理历史悠久，内容丰富，包含了大量的预防、保健、养生、康复等方面的知识。但由于长期医护杂糅、含混不清的历史特点，使得中医护理的宝贵经验散见于历代医籍中，中医护理的概念长期未能得到明确，中医护理与中医、中药、针灸、推拿等学科一样，是我国劳动人民长期以来与疾病做斗争的经验总结，在中医临床工作中一直发挥着重要的作用，几千年来为中华民族的繁衍昌盛做出了卓越的贡献。

学习导入 ◆ —————

案 例 ....

    彭某，女性，32岁，服务员。头痛反复发作1年，加重1个月。患者每逢情志不舒或劳累后就会头痛发作，发作时头痛目眩，痛起两眉头处及前额部昏重，以搏动性跳痛或刺痛为特点，痛则两目欲赤，伴有心悸、心烦、失眠、胸胁满胀不适、脘闷纳差、舌质红、苔薄黄、脉弦细。

■ 第一节　中医护理发展概况

中国医药文化

　　中医护理学的发展走过了艰难的历程，在护理学尚未成为一门独立的学科之前，中医护理学与中医学是一体的，经过 3000 多年漫长的历史，在与疾病长期做斗争的实践过程中，我们的祖先不断探索，积累经验，丰富知识，使中医护理得到了长足的发展，并在 20 世纪 60 年代逐步形成了相对独立的学科。

　　中医护理的起源与发展，与人类的生活、生产实践密切相关，是人类祖先在自我防护本能的基础上，通过长期的抗病斗争与劳动实践发展起来的，正如《素问·移精变气论》中所记载："往古人居禽兽之间，动作以避寒，阴居以避暑。"实为生活起居调护的萌芽。中医护理的发展可概括为以下六个阶段。

一、夏－春秋时期

　　夏至春秋时期是我国奴隶制社会时期，也是中医护理的起源阶段。如夏商时代人们已有洗手、洗头、洗澡等卫生习惯，《周礼》中记载"头有疮则沐，身有疡则浴"。在饮食调护上提倡"饮食必时补"，认为饮食要与四时季节相适应，提出"春多酸，夏多苦，秋多辛，冬多咸"。在预防疾病方面，《周礼》有"四时皆有疠疾，春时有首疾，夏时有痒疥疾，秋时有疟寒疾，冬时有上气疾。"在商代出现了金属制的刀、针，并且开始用酒剂治疗伤病，这些都为中医护理的起源和发展奠定了基础。

二、战国－东汉时期

　　战国至东汉时期，是中医学理论体系的奠基时期，也是中医护理的初步形成阶段。《黄帝内经》《难经》《神农本草经》《伤寒杂病论》等医学专著的成书，标志着中医学理论体系的初步形成。

　　《黄帝内经》是我国现存最早的一部较为系统完整的医学理论专著，它不仅全面系统地阐述了人体的生理、病理、诊断及治疗，而且也论述了中医护理的理论和方法。如在生活起居调护方面，提出应"法于阴阳，和于术数，饮食有节，起居有常，不妄作劳。"顺四时而适寒暑。在饮食调护方面，提出"毒药攻邪，五谷为养，五果为助，五畜为益，五菜为充，气味合而服之，以补精益气"。在情志调护方面，指出"怒伤肝""喜伤心""思伤脾""忧伤肺""恐伤肾""精神不进，志意不治，病不可愈"。

　　《神农本草经》是我国现存最早的一部药物学专著，记载了一系列用药的原则和方法。该书记载药物 365 种，将药物分为上、中、下三品，上品"主养命以应天，无毒，久服不伤人"，中品"主养性以应人，无毒有毒，斟酌其宜"，下品"为佐使，主治疗以应地也，多毒，不可久服"。在服药时间和给药方法上，指出"病在胸膈以上者，先食后服药"；"病在心腹以下者，先服药而后食；病在四肢血脉者，宜空腹而在旦；病在骨髓者，宜饱满而在夜。"

【知识拓展】◆┈

中医学理论体系形成的基础与方法：

（1）社会文化背景：战国以降，社会的急剧变革和学术的百家争鸣，为医学理论体系的形成创造了有利的社会文化氛围。如道家关于世界本原与生命起始的探讨，对中医学生命理论有着深刻的影响。

（2）医药知识的积累：从原始社会医药的起源到战国时期，古代医药学家积累了丰富的知识，并将其总结、升华，建立起一些医学理论雏形，为战国以后医药学的发展及理论体系的建立奠定了基础。

（3）对人体生命现象和自然现象的观察：通过直接观察法积累了人体解剖学知识；通过整体观察法，逐步形成了以五脏为中心和以功能联系为主导的藏象理论。

（4）古代哲学思想对医学的影响：精气学说的唯物论思想，对中医学唯物主义生命观的建立产生了积极的影响；阴阳五行学说的辩证法思想，推动和促进了中医学理论体系的形成。

《伤寒杂病论》为东汉末年著名医家张仲景所著，为我国现存最早的一部临床医学著作，它奠定了中医临床辨证论治的理论体系，开创了中医临床辨证施护的先河，详细论述了服药的方法、注意事项及服药后的反应。如在桂枝汤方后注明煎煮时宜："以水七升，微火煮取三升，去渣，适寒温，服一升。"；服药后又应"服已须臾，啜热稀粥一升余，以助药力"。对于服药后的观察指出以"微似有汗者益佳，不可令如水流漓，病必不除。若一服汗出病差，停后服，不必尽剂。若不汗，更取依前法"；在饮食调护方面，提出"禁生冷、黏滑、肉面、五辛、酒酪、臭恶等物"。该书在给药方法上也提出了多种途径，如洗身法、熏洗法、烟熏法、含咽法、点烙法、坐药法、渍脚法、外掺法、灌耳法等，并首创了药物灌肠法，为中药灌肠奠定了理论基础；在急救方面，还记载了自缢死、溺死、猝死等多种急症的急救护理方法。

华佗是我国后汉时期的名医，他医术超群，以外科著称，同时也是保健体操的创始人，他认为"人体欲得劳动，但不当使极耳。动摇则谷气得消，血脉流通，病不得生，譬犹户枢，终不朽也"。他模仿虎、鹿、熊、猿、鸟等禽兽的姿态，创造了"五禽戏"，以活动身体而"除疾"，达到健运脾胃、疏通气血、增强体质的目的。

三、魏晋－五代时期

魏晋南北朝至隋唐五代时期是中医学理论与临床各科全面发展时期，中医护理理论及专科护理也得到了全面的发展。东晋葛洪的《肘后救卒方》广泛涉及中医急救、传染、内、外、妇、五官、精神、伤科等各科的护理内容，如对腹水患者的饮食护理提出"勿食盐，常食小豆饭，饮小豆汁，鲤鱼佳也"。水肿小便不利的患者宜"瘥后，食羊肉自补"。

隋代巢元方的《诸病源候论》是我国最早的一部病机学专著，其中记载了不少各科疾病的护理学知识，如术后患者的饮食护理宜"当作研米粥饮之"。在妇科护理方面，强调妇女妊娠期间，应当注意饮食起居和精神调养，宜劳逸结合；在儿科护理方面，认为小儿始生、肌肤未成，不可暖衣，暖衣则令筋骨缓弱，宜时见风日，若都不见风日，则令肌肤脆软，便易伤损，主张在天和暖无风之时，令母将抱日中嬉戏，数见风日。在衣着方面提出"又当薄衣，薄衣之法，当从秋习之，不可以春夏卒减其衣"。

唐代孙思邈的《千金要方》及《千金翼方》详尽论述了临床各科的护理内容，在妇科护理方面，对妊娠妇女提出应"居处简静……调心神，和性情，节嗜欲，庶事清静"。对临产妇女提出"不得令死丧污秽家人来视之"。对产后调养提出"产后大须将慎，不得纵心犯触，及即便行房"。在儿童保健及临证护理方面，提出"勿以杂水浴之。宜冷热调和"。喂养婴儿时，提出"若不嗜食，勿强与之，强与之不消，复生疾病"。在老年护理方面，提出饮食宜服食将息有节度，不可贪味伤多。生活起居上应凡人居止之室，必须周密，勿令有细隙，致风气得人。湿衣及汗衣皆不可久着；在用药护理方面，强调服药期间宜"断生冷酢滑、猪犬鸡鱼油面蒜及果实等"。在护理技术操作方面，首先提出了葱管导尿法及药物直肠吹入法，并首次采用蜡疗及热疗法对骨关节脱位后的患者进行护理，以助关节功能的恢复。

王焘的《外台秘要》论及临证护理时，对病情观察有独特的创见，如在观察黄疸病情时，提出"每夜小便里没少许白帛，各书记日，色渐退白则瘥"，这是世界上最早的护理观察记录。此外，该书还记载了消渴病的饮食疗法及生活起居禁忌的调护。

蔺道人的《理伤续断方》在外科创伤护理方面，提出了无菌消毒的观点，并记载了外伤冲洗、敷药、包扎、固定、换药等多种创伤护理操作技术，为中医外科无菌技术操作奠定了基础。

四、宋 – 金元时期

金元时期是中国医学发展史上的一个高峰时期，也是中医护理学发展的充实时期，各医家在将息调养的原则和方法上提出了许多独特的见解。李东垣在《脾胃论》中强调脾胃为后天之本，起居、用药等方面的调养方法，如告诫人们：方怒不可食，不可太饱太饥；饮食欲相接而温和，宜谷食多而肉食少；勿困中饮食，食后少动作等，这些观点和方法成为后世中医饮食护理的重要内容。

张子和在《儒门事亲》中提出了"过爱小儿反害小儿之说"，强调小儿应"薄衣淡食、少欲寡怒"。并记载了坐浴疗法等护理。

朱丹溪独创滋阴降火的护理原则。在饮食调护方面，提出"谷蔬菜果自然冲和之味，有……补阴之功"，强调慎防因纵口味，五味之过，提倡素食茹淡，不宜多食偏厚之味，以防助火。在生活起居方面，主张人们在动的基础上，主之以静，宜清心寡欲，以保真阴，使人体阴阳平衡。

元代宫廷饮膳太医忽思慧的《饮膳正要》是这一时期饮食营养学的代表作。该书记载了大量饮食养生避忌及各种珍奇食品的食谱，对每一食品的食用、药用、养生宜忌都做了详细论述，并列举了妊娠食忌、乳母食忌、食疗诸病、养生避忌等饮食护理内容，且提倡"先饥而食，食勿令饱；先渴而饮，饮勿令过；不可饱食而卧，尤其夜间不可多食；勿食不洁或变质之物；不可大醉"。

齐德之的《外科精义》设"论将护忌慎法"护理专篇，对护理技术的操作、饮食起居和精神调养等方面进行了较为详细的论述。如在情志护理方面指出"也不可惊怪话旧，引其远尝宴乐，远别亲戚，牵惹情怀……只合方便省问，不可久坐多言，劳倦病患"。

五、明－清时期

伴随着中医药学的发展成熟，明清时期的中医护理学也逐步走向完善，向独立和完整的体系发展，尤其是在温病护理方面积累了丰富的临床护理经验。

吴有性的《温疫论》创立了戾气致病学说，书中设有论食、论饮、调理法三篇，详细论述了温疫病的护理措施。如在饮食护理方面提出时疫有首尾能食者此邪不传胃，切不可绝其饮食，但不宜过食耳，时疫初愈者，切不可强食、多食、热食，以防食复，强调时疫愈后，调理之剂投之不当，莫如静养节饮食为第一。由于温邪易伤阴液，其在论饮篇中指出，内热之极，得冷饮相救甚宜，但应酌量与之，若能饮一升，止与半升，宁使少顷再饮。

叶天士的《温热论》系统阐明了温病的发生、发展规律，指出了温病卫、气、营、血四个阶段辨证施治和辨证施护的纲领，总结了温病察舌、验齿、辨斑疹、白㾦（pēi）等观察方法，并提出了用蒸汽消毒的护理方法。

熊立品的《治疫全书》论述了传染病防隔离措施，对于控制传染病的蔓延具有积极作用，也为现代防疫学的形成和发展奠定了良好的理论基础，书中指出：当合阶延门。时气大发，瘟疫盛行，递相传染之际……毋近患者床榻，染其秽污，毋凭死者尸棺，触其恶臭；毋食病家食菜；毋拾死人衣物。

薛雪在《湿热病篇》中阐明了湿热温病的病因病机、传变规律、治则治法；吴瑭的《温病条辨》创立了温病的三焦辨证理论。

陈实功的《外科正宗》设有调理须知、杂忌须知等专篇，从生活环境、情志调养、饮食护理、病灶局部护理、生活起居调护等方面对疮疡的护理进行了详细的论述。

汪绮石的《理虚元鉴》对虚劳病提出了知节、知防、二护、三候、二守、三禁等护理要点，认为虚劳之关键是，一服药、二摄养。要时时防外邪、节嗜欲、调七情、勤医药，思患而预防之，方得涉险如夷。这些调护方法，不仅适宜于虚劳患者，对其他疾病的护理也有很好的指导意义。

其他如《修龄要旨》是集气功、养生、保健、护理等内容于一体的专书，该书阐述了四时调摄、起居调摄、四季却病、延年益寿的重要性。龚廷贤的《寿世保元》论述了养生和老年护理的内容。王孟英的《随息居饮食谱》论述了饮食调养及护理；钱襄的《待疾要语》是论述中医护理的专书。前代医家的这些临床研究积累为中医护理的发展做出了很大的贡献。

六、中华人民共和国成立以后

中华人民共和国成立以后，中医药事业得到了蓬勃发展，中医护理工作也受到了前所未有的重视，形成了相对独立的学科，并成立了专门的中医护理队伍。1958年在江苏省中医院创办了全国第一所中医护士学校，1959年出版第一本中医护理专著《中医护理学》，1976年以后，曾先后修改制定中医护理技术操作规范，并在全国各地成立中医护校或在中医院校设立护理专业。近些年来在许多地区和院校设立了中医护理专业的本科教育和研究生教育，中医护理教育事业得到迅速发展，改善了中医护理后继乏人、后继乏术的局面。

■ 第二节　中医护理的基本特点

中医学历经数千年而不衰，至今仍然生气勃勃地屹立于世界医学之林，在人类医疗卫生保健事业中发挥着重要的作用，这是由其自身的科学性、学术优势和临床效果所决定的。中医护理作为中医学的重要组成部分，与西医护理相比而言，有其许多优势和特点，其中最基本的特点有整体观念、辨证施护和独特的护理技术。

一、整体观念

整体指的是统一性、完整性和联系性。整体观念是中医关于人体自身的整体性及人与自然、社会环境的统一性认识，它要求人们在观察、分析、认识和处理有关生命、健康和疾病等问题时，必须注重人体自身的完整性及人与自然、社会环境之间的统一性和联系性，它贯穿于中医学的生理、病理、诊断、治疗、养生、护理等各个方面，是中医理论基础与临床实践的指导思想。

（一）人体是一个有机整体

中医学认为，人体是一个以五脏为中心、以心为主宰，通过经络内外络属联系的有机整体。人体由若干脏腑、形体、官窍所构成，各脏腑、形体和官窍各有不同的结构和功能，但它们并不是孤立的、彼此互不相关的，而是相互联系、相互为用和相互制约的，它们通过经络系统的联络而形成一个完整的有机整体，从而使其在结构上不可分割，生理上相互联系，病理上相互影响，因而在诊断、治疗和护理时，必须从整体出发，才能诊断明确，治疗得法，护理得当。如心合小肠，开窍于舌，当心火炽盛时，可见舌尖红赤，口舌生疮，小便赤灼疼痛，临床可采用清心利小便的方法来治疗口舌生疮；又如肺合大肠，肛门给药，可解除肺脏疾病。

整体观念与整体护理的关系：随着单纯的"生物医学"模式向"生物—心理—社会"医学模式的转变，现代医学越来越重视人的社会属性，注重社会因素、心理因素在生命过程中的作用，在临床护理工作中强调整体护理。

中医学以人为中心，以自然环境和社会环境为背景，用同源性和联系性思维对生命、健康、疾病等医学问题做了广泛的讨论，阐述了人与自然、人与社会、精神与形体以及形体内部之间的整体联系。认为人体自身结构与功能的统一，"形与神俱"，以及人与自然、社会环境的相适应，是机体健康的保证。若人体这种自身的稳态及其与自然、社会环境的协调被破坏，就意味着疾病的发生。在防治疾病过程中，要求医者既要顺应自然法则，因时因地制宜，又要注意调整患者因社会、心理因素导致的精神情志和生理功能异常，提高其社会适应能力。

以中医的整体观念与现代医学的整体护理相比较，可见中医学早就从宏观上勾画出了现代医学整体护理模式的全部框架，二者异曲同工，同出一辙。

（二）人与外界环境的统一性

外界环境包括自然环境和社会环境，二者都是人类赖以生存的必要条件。中医学认为，人既具有自然属性，又具有社会属性，因而其生命活动必然受到自然环境和社会环境的影响，人与自然、社会环境是相统一的，相互联系的。

1.人与自然环境的统一 人生活在自然界，自然界存在着人类赖以生存的必要条件，因而自然界环境的变化可直接或间接地影响人体的生命活动。如在生理上，人的生理活动随着季节气候的规律变化而出现相应的适应性调节。天热时人体腠理疏泄，汗出而散热，天冷时为防寒保暖，皮肤腠理致密而汗少，代谢剩余的水分从小便排出。在病理上，如果气候变化过于剧烈或急骤，超越了人体的适应能力，或机体的调节功能失常，不能对自然界环境的变化做出适应性调节时，就会导致疾病的发生，从而出现季节性的多发病或时令性流行病。在治疗时应根据四季气候的特点来考虑用药，春夏慎用温热、秋冬慎用寒凉。在护理时，强调"三因"护理原则，即因时、因地、因人制宜，如冬季天气寒冷，腠理固密，服药后须告知患者多饮热汤水、热粥，并加盖衣被，以助发汗祛邪；夏季酷暑炎热，腠理开泄，故服药后不必加盖衣被，不可令汗出过多，以防伤及阴液。

2.人与社会环境的统一性 社会的进步与落后、社会的治与乱、人的社会地位的变迁等，都可引起人体身心健康的变化。随着社会竞争的日益激烈，就业和工作压力的增加，心脑疾病、身心疾病也日趋上升。新的医学模式（生物—心理—社会）决定了心理、社会因素对人体的影响日趋重要，因此中医在诊治疾病、护理及养生预防中，都必须考虑社会因素对人体的影响。

二、辨证施护

辨证论治是中医诊断和治疗疾病的基本原则，辨证施护是中医护理学的又一基本特点。

要深入理解辨证施护的含义，首先要明确病、证、症三者的概念及其相互关系。病，是疾病的简称，是指具有特定的病因、发病形式、病变机制、发病规律和转归的一种过程。如感冒、麻疹、痢疾等。证，又称证候，是对疾病发展过程中某一阶段病理本质的概括，包括病因、病性、病位、邪正关系等，如风寒表证、脾胃湿热证等。症，即症状，是疾病具体的临床表现，包括主观症状和客观体征，如头痛、呕吐、舌红、脉浮等。在一个具体的疾病全过程中，可出现多个不同的证候。证由一组特定的症状和体征构成，是在多个症的基础上通过综合分析概括而成的。因此，病、证、症三者既有区别又有联系。

辨证施护包括"辨证"和"施护"两个相互关联的内容，二者相互联系，不可分割，辨证即是将望、闻、问、切四诊所收集到的临床资料（包括症状和体征），通过分析、综合，辨清疾病的原因、性质、部位和邪正的关系，从而概括判断为某种性质的证候。施护即是根据辨证的结果，提出患者存在的或潜在的主要护理问题，从制定并实施相应的护理计划和护理措施，包括饮食、起居、情志、药物、运动、健康教育等多方面的护理。

同种疾病由于发病的时间、地域、机体的反应性等因素不同，或不同的发展阶段，可出现不同的证候，因此护理原则和护理措施也不同，此即"同病异护"。如对胃脘痛患者进行护理时，由于证型不同，所采取的护理措施也不同：脾胃虚寒证表现为胃脘隐隐作痛，喜温喜按，空腹痛甚，食后痛减，神疲乏力，手足不温，大便溏薄，舌淡苔白，脉虚弱，护理时应注意腹部保暖，局部热敷，饮食宜温热熟食，易于消化，并少食多餐；肝郁犯胃证表现为胃脘胀满，攻撑作痛，连及两胁，且嗳气频繁，喜叹息，每因烦恼郁怒而作痛，苔薄白，脉弦，护理时应重在调节患者情志，开导患者，鼓励患者诉说内心的烦恼与痛苦。

同样，不同的疾病在其发展过程中，由于发生了相同的病理变化，出现了相同性质的证，因而可采用同一护理措施，此即"异病同护"。如各种疾病过程中出现高热症状时，护理均应以养阴清热为主，饮食宜清淡、易于消化，忌食油腻辛辣厚味，并及时补充水分，充分休息。总之，采用辨证施护可以对患者进行更有针对性的、全面的、系统的、动态的护理。辨证施护是中医护理的精华，是指导中医临床护理的基本原则。

三、独特的护理技术

护理技术包括护理方法与操作技能，是护理人员最基本的职业本质，也是护理工作最基本的任务之一。独特的护理技术与方法是中医护理有别于现代护理的又一特点，也是中医护理的最大优势。中医学中蕴藏着大量的非药物护理理论、方法与技术，如情志、饮食、起居、运动、康复养生及针灸、推拿、刮痧、放血、拔罐、药浴等护理技术与方法。这些护理措施的实施，有的需要在医嘱下完成，即医护配合共同完成，如针灸、推拿、药浴等；有的则可在非医嘱下完成，如情志护理、饮食调养、起居调慎、康复养生指导、保健按摩、药物护理、拔火罐、刮痧等。这些独特的护理技术和方法，能给患者以全身心的护理，从而能最大限度地解决患者的身心痛苦，且操作简便易行、舒适，取材方便，经济安全，适应证广，疗效明显，易为大众所理解和运用，在家庭和社区具有较大的适用性和推广性。

第三节　中医护理学的思维特点

中医学的整体观念决定了中医在认识人体的组织结构，考察人体的生理功能、病理变化时，都是从宏观的角度出发，进而运用哲学的思维去分析研究所得到的观察资料、用以探讨人体自身及人体与外界环境之间的联系，因而中医理论的建立常以哲学的思辨为连接纽带。中医学常用的思维方法有以下几种。

一、比较

比较，即考察所研究事物的异同之处，《黄帝内经》中称之为"揆度奇恒"。比较的方法在中医学中被广泛应用。如在望诊通过比较法来鉴别常色与病色。

二、类比

类比又称"援物比类""取象比类"，是根据两个（两类）事物之间在某些方面的相同或相似，从而推测出它们在其他方面也可能相同或相似的一种逻辑方法。中医学在藏象、病因、治则治法等理论方面运用了大量的类比法来进行研究，如"心者，君主之官，神明出焉""肺者，相辅之官，治节出焉"等，这是将朝廷各级官吏的职能来类比人体五脏六腑的功能。又如"天温地和，则经水安静；天寒地冰，则经水凝泣；天暑地热，则经水沸腾"，这是以气候对江河的影响来类比气温对人体经脉气血运行的影响。在治疗学上，釜底抽薪，"增水行舟，提壶揭盖"等治法，都是依据类比的方法而制定的。

三、归纳与演绎

归纳与演绎是一对互相对立、相反相成的推理形式。这两种推理形式概括了人们认识事物的基本过程，即从个别到一般（归纳），又从一般到个别（演绎）。

1.归纳　即从某类事物的一系列个别事实中概括出该类事物的一般原理和结论。归纳法被广泛地应用于中医药学理论的研究中，使人们在医疗实践中所积累的经验得以不断地升华为系统的理论。如古代医家根据藏血的肝脏、藏精的肾脏都是实质性的器官，由此推出实质性的器官（五脏）的主要功能是藏精气。反之，消化和传导食物的胃、小肠、大肠等都是空腔性器官，据此推出空腔性器官（六腑）的主要功能是转化物。

2.演绎　又称"推演络绎"，是由一般性原理推出特殊性结论的推理形式，即以一般的共性结论为论据，来推论个别的尚未被人认知的新事物。如古代哲学中的"精气学说""阴阳学说""五行学说"等理论，被广泛地应用于中医学中，用以说明人体的组织结构、生理功能、病理变化，以及临床诊断、治疗、护理方法等都是演绎的思维方法。

四、试探与反证

试探与反证，类似于现代假说方法，都是从结果进行反推的思维方法，所不同的是，试探法需要在事先采取一定的措施后再观察结果，而反证法则事先不必采取措施。

1. 试探 古代又称为"消息法"，是对研究对象先做一番考察，尝试性地提出初步设想，依据这种设想采取相应措施，然后根据实践的结果再做出适当的调整，完善和修改原设想，以决定下一步措施的一种认知方法。历代医家们常借助试探法来审视病由，如《伤寒论》中，若不大便六七日，恐有燥屎，欲知之法，少与小承气汤，汤入腹中，转矢气者，此为燥屎也，乃可攻之。若不转矢气者，此但初头硬，后必溏，不可攻之，攻之必胀满，不能食也。这就是少用小承气汤来试探肠内有无燥屎的例证。

2. 反证 是从结果来追溯或推测原因并加以证实的一种逆向认识方法。反证法也被广泛应用于中医学中，许多中医学理论就是应用反证法而建立的。如骨折的患者在服用补肾药物后，能加快它的愈合。耳鸣、耳聋患者服用补肾药物后症状逐渐消失，由此反证骨、耳与肾有着密切联系，所以说"肾主骨""肾开窍于耳"。又如中医探究病因的主要方法——"审证求因"法，就是通过对症状、体征的仔细审辨甄别，从结果出发而追索反证病因。

五、司外揣内

司外揣内又称"以表知里"，是通过观察事物的外在表现，来分析判断事物内在状态和变化的一种思维方法。人体是一个内外表里相连的有机整体，相互之间有着密切的联系，有诸于内，必形诸于外，内在的变化，可以通过某些效应在外部表现出来，因此通过观察表象，可在一定程度上认识内在的变化机理。中医学中的藏象学说理论，就是运用此方法对外在的生理病理现象进行观察分析，来推知判断内在脏腑的功能变化，如根据"心开窍于舌，其华在面"的理论，推断临床出现舌尖红赤、面红等症状，是心火旺盛的表现。

▌第四节　护理在中医学中的地位和作用

中医治病素有"三分治七分养"之说，"养"即包含了调养、养护之意，讲的就是护理，由此可见护理在中医临床工作中的重要性。中医护理在中医学中的地位和作用可概括为三个方面。

一、护理与医疗为一体

由于中医传统上的医、药、护不分的特点，使得古之善医者，每每集医、药、护三者知识经验于一身，从而造就了今日看来本应独立的三大学科理论的交织，而一统于庞大的中医学理论体系之下，很难考究某些医疗技术和方法是源自护理还是出自医疗。历史的缘由和特点造就了医、药、护三者的浑然天成，使得中医护理成为中医学的重要组成部分，中医护理技术和方法使得中医理论体系更趋完善。

二、护理与医疗并重

护理是临床医疗及保健养生中的重要内容，尤其是在临床治疗过程中护理占有举足轻重的地位，并贯穿于治疗过程的始终，在疾病的整个治疗过程中，无一不有护理人员的参与。正确的护理有助于患者的治疗和康复，不恰当的护理可影响临床疗效或加重病情。

三、护理是医疗的延续

护理医疗的延续，是巩固疗效而必须采取的措施。各种治疗方法，包括药物治疗、手术治疗等，虽可治愈、控制、缓解病情，但此治疗效果的维持必须以持久的护理工作为依托。中医护理有着独特的技术和方法，如饮食护理、起居护理、情志护理、用药护理、针灸、推拿等，这些独特的护理技术和方法，不仅可辅助医疗，促进疾病的痊愈，且可防止已愈疾病的复发。

"辨证施护"是中医护理的基本特点之一，是中医护理的精髓所在，也是近些年中医护理研究的热点。以"辨证施护"作为关键词检索万方数据库，可得到相关论文 3385 篇，学位论文 3 篇。通过对这些论文的分析可以看出，有关辨证施护的临床护理研究较多，理论研究相对较少，且主要是对"慢性病"的临床干预较多，尤其是对糖尿病、中风（卒中）、各类骨病、高血压、腰椎间盘突出症等疾病的临床干预较多。这也反映出了中医辨证施护的临床实用价值和临床优势病种。

■ 学习检测

一、名词解释

整体观念　同病异护

二、选择题

1. 中医护理疾病的基本原则是（　　）。

A. 整体护理　　　　　　　B. 辨病护理　　　　　　　C. 辨证施护

D. 对症护理　　　　　　　E. 对证施护

2.奠定了中医辨证施护基本原则的医家是（   ）。

A.扁鹊　　　　　　　B.黄帝　　　　　　　C.神农

D.张仲景　　　　　　E.葛洪

三、简答题

1.简述中医护理的基本特点。

2.简述护理学在中医学中的地位和作用。

3.简述中医护理学的思维特点。

第二章
中医护理基础理论 —————

学习目标

1. 掌握阴阳、五行学说的基本内容。

2. 熟悉阴阳、五行的基本概念和特征。

3. 熟悉阴阳学说、五行学说在中医学中的应用。

4. 了解事物属性的五行归类。

【重点提示】◆ …

　　阴阳学说是我国古代人民创造的辩证唯物主义哲学思想，是研究阴阳概念及其运动规律，并用以解释宇宙万物和现象发生、发展和变化的哲学理论。阴阳学说对中医学理论的形成和发展有着深远的影响，是中医理论体系中不可或缺的组成部分，需重点掌握。

　　中医护理学是在中医学的形成、发展中逐渐发展起来的，它以中医理论为指导，是以研究探讨中医护理方法和技术为主的一门学科。中医理论的形成受当时盛行的哲学思想的深刻影响，不断发展，构建了自己独特的医学理论体系，其具体内容包括中医哲学基础、藏象、精气血津液、经络与腧穴、体质、病因病机等内容。中医哲学理论是中医理论体系构建的灵魂，藏象学说阐述了人体的结构与生理功能，精气血津液是人体生理功能活动的物质基础，经络与腧穴理论从独特的角度阐释了人体生理活动、病理变化的基础和规律，体质学说阐释了人体不同类型体质的特征及其在疾病的诊疗、养生、保健中的应用，病因病机学说阐述了人体疾病发生、发展变化的原因与病理变化本质。

▌第一节　中医护理的哲学基础

　　哲学是关于自然、社会和思维的最一般的共同规律的科学，是理论化、系统化的世界观和方法论。任何一门自然科学的建立和发展，都离不开哲学的指导。中医学用当时盛行的哲学思想如阴阳、五行、精气等，阐述关于生命、健康、疾病等一系列医学问题。

　　阴阳学说和五行学说是古人用以认识自然和解释自然的世界观和方法论，是我国古代的唯物论和辩证法，也是中医学的重要思维方法。中医学理论体系约形成于战国至秦汉时期，由于当时的自然科学发展滞后于社会科学，代表文化进步和科学发展的阴阳学说和五行学说，不仅盛于天文、地理、气象、历法、农业、军事、政治等各个自然和社会科学领域，同时也渗透到中医学领域，而成为中医理论建立的基本构架和最重要的思维方法，并对中医学理论体系的形成与发展产生了极为深刻的影响。

　　阴阳学说和五行学说的基本观点和方法被引入中医学领域之后，与中医学自身固有的理论和经验相融合，用以阐释人体的生理功能、病理变化，归纳疾病的本质与类型，从而作为指导预防、诊断、治疗和护理疾病的依据。

学习导入 ◆

案　例

　　黄某，女性，35岁，3天前不慎感受风寒之邪而出现咳嗽，咳声重浊，气急，咽痒，咳痰稀薄色白，恶寒、发热，苔薄白，脉浮紧，自服"感冒药"后症状无缓解，今晨起咳嗽频剧气粗，咯痰不爽，痰黏稠，喉燥咽痛，口渴，发热，苔薄黄，脉浮数。

思　考

1. 患者自服"感冒药"前后症状的性质有何不同？
2. 如何用阴阳的相互关系来解释其症状性质的改变？

一、阴阳学说

　　阴阳学说，是古代朴素的对立统一理论，是古人探求宇宙本原和解释宇宙变化的一种世界观和方法论。阴阳学说认为，世界是物质性的整体，宇宙间的一切事物都包含着阴阳相互对立的两个方面，如上与下、明亮与晦暗、兴奋与抑制等；阴阳的相互作用，是宇宙间一切事物发生、发展、变化的根源和规律，正如《素问·阴阳应象大论》所言："阴阳者，天地之道也，万物之纲纪，变化之父母，生杀之本始，神明之府也。"

阴阳学说渗透到中医学领域，成为中医学重要而独特的思维方法，广泛用以阐释人体的生命活动，指导疾病的诊断和防治，使之成为中医学理论体系的重要组成部分。

（一）阴阳的基本概念

阴阳，它萌生于商周，成熟于战国与秦汉之际，是对自然界相互关联的某些事物和现象对立双方属性的概括。

【知识拓展】

阴阳的概念

考阴阳原义，"阴"为云之覆，"阳"为日之出；月为阴、日为阳。从字形上分析，阴阳二字均有"阝"（偏旁），"阝"即"阜"，"阜"为山、为岗、为高地，所谓阴阳，即是指山的南北两面，一面为暗，一面是明，它们都以"阜"为坐标，没有"阜"，也就无法分阴阳。由此引申出阴是指山之北；阳是指山之南。

阴阳最初的含义非常朴素，是指日光的向背，即向日为阳，背日为阴。向阳的地方光明、温暖、生机勃勃；背阳的地方黑暗、寒冷、缺乏生机。于是古人即以光明、黑暗，温暖、寒冷来分阴阳。后经过漫长的生产和生活历程，其含义被逐渐引申，用来概括自然界所有的两极现象，如天地、日月、水火、昼夜、升降、动静、内外、雌雄等。这时的阴阳不再特指日光的向背，而变为一个概括自然界具有对立属性的事物和现象双方的抽象概念。正如《灵枢·阴阳系日月》言："阴阳者，有名无形……"

阴阳鱼介绍

阴阳，既可以标示相互对立的事物或现象，也可以标示同一事物或现象内部对立着的两个方面。故《类经·阴阳类》说："阴阳者，一分为二也。"一般来说，凡是活动的、弥散的、上升的、明亮的、温热的、推动的、兴奋的，都属于阳的范畴；凡是静止的、凝聚的、下降的、晦暗的、寒冷的、宁静的、抑制的，都属于阴的范畴。如以天地而言，则"天为阳，地为阴"；以水火而言，则"水为阴，火为阳"；以动静而言，则"静者为阴，动者为阳"；以物质的运动变化而言，则"阳化气，阴成形"。

事物的阴阳属性不是绝对的，而是相对的。其相对性体现在两个方面：一是事物或现象的阴阳属性是在与自己的对立面相比较中确定的，若比较的对象发生了改变，那么事物的阴阳属性也可以发生改变。如春天与冬天比，其气温当属阳，但与夏天相比，则其气凉应属阴。二是事物的无限可分性决定了阴阳之中复有阴阳。如昼为阳，夜为阴；而上午为阳中之阳，下午为阳中之阴；前半夜为阴中之阴，后半夜为阴中之阳。

事物的阴阳属性必须具有关联性，即以阴阳来概括或区分事物的属性，必须是相互关联的一对事物或现象，或是一个事物内部的两个方面。只有相关联的事物或现象，才能用阴阳来说明，如上与下、左与右、男与女等；不相关的事物或现象不能对其属性进行阴阳划分，如上与冷、下与热、外与寒等。

（二）阴阳学说的基本内容

1. 阴阳的对立制约　阴阳的对立制约，是指属性相反的阴阳双方在一个统一体中的相互排斥、相互制约和相互斗争。阴阳学说认为自然界一切事物都存在着相互对立的阴阳两个方面，如内与外、天与地、水与火、表与里、上与下、动与静、升与降、明与暗等。相互对立着的双方，一方总是通过斗争对另一方起制约作用，如夏季本应炎热，但夏至以后阴气渐生，制约了炎热之阳；而冬季本应严寒，但冬至以后则阳气渐生，制约了严寒的阴。这是自然界阴阳相互制约、相互斗争的结果。

阴阳学说的
核心内容

阴阳双方既是对立的，又是统一的，相互对立着的阴阳双方在斗争中取得平衡、达到统一。统一是对立的结果，没有对立就没有统一。正是由于阴和阳之间的相互对立制约才维持了阴阳之间的动态平衡，从而促进了事物的发生、发展和变化。

阴阳的对立制约不仅在自然界中广泛存在，同时也贯穿于人体生命过程的始终。在人体的正常生理状态下，相互对立着的阴阳两个方面，也不是平静、互不相干地共处于一个统一体中，而是在相互排斥、相互制约的过程中维持着动态平衡，即所谓"阴平阳秘"。如心位居于上，其性类火，属于阳；肾位居于下，其性类水，属于阴；心火必须下降于肾，使肾水不寒；肾水亦必须上济于心，使心火不亢。这种"水火既济""心肾相交"的两脏间的动态平衡，就是人体内阴阳对立制约的结果。

2. 阴阳的互根互用　互根是指相互对立着的阴阳双方，具有相互依存、互为根本的关系，即阴和阳任何一方都不能脱离另一方而独立存在，阳依阴而存，阴依阳而生，双方均以对方的存在作为自己存在的前提和条件。如上为阳，下为阴，没有上就无所谓下，没有下就无所谓上。

互用是指阴阳双方具有相互资生、促进和助长的关系。《素问·阴阳应象大论》中说："地气上为云，天气下为雨。"地气与天气的循环过程就是阴阳的相互资生、相互促进过程。自然界一年有春夏秋冬四季，春夏属阳，秋冬属阴。春夏阳气生而渐旺，阴气也随之增长，故天气虽热而雨水也增多；秋冬阳气衰而渐少，阴气也随之潜藏，故天气虽寒而降水也较少。

阴阳的互根互用关系，同样体现在人体的生命现象中。如《素问·阴阳应象大论》中说："阴在内，阳之守也；阳在外，阴之使也。"阴指物质，阳指功能。物质居于体内，所以说"阴在内"，功能表现在外，所以说"阳在外"；在外的阳是内在物质运动的表现，所以说阳为"阴之使"，在内的阴是产生机能活动的物质基础，所以说阴为"阳之守"。这充分说明了阴阳双方在事物统一体中互根互用的关系。

3. 阴阳的消长平衡　消，即减少；长，即增多。阴阳消长是指一事物中所含阴阳的量以及阴与阳之间比例的盛衰变化。平衡是指协调、匀平和相对稳定的状态。阴阳消长平衡，就是指阴阳双方在不断的消长运动中维持着相对的平衡状态。

相互对立、相互依存的阴阳双方，并不是处于静止不变的状态，而是始终处于消长盛衰的运动变化中，一消一长、一盛一衰、一进一退，在消长盛衰的变化中维持着相对平衡。消长是绝对的，平衡是相对的，阴阳在绝对的消长之中维持着相对的平衡。阴阳双方在彼此消长的动态过程中所保持的相对平衡称为"动态平衡"，这是事物保持正常运动规律的前提，对自然界来说，是正常状态；对人体来说，是生理状态。若阴阳的消长超过了一定的限度，不能保持相对平衡，就会出现阴阳的偏盛偏衰，从而在自然界形成灾害，在人体上则呈现"阳盛则阴病"或"阴盛则阳病"的病理状态。

4. 阴阳的相互转化　阴阳的相互转化，是指事物的总体属性，在一定条件下可以向其相反方向转化，阴可以转化为阳，阳也可以转化为阴。如自然界气候的变化，属阳的夏天可以转化为属阴的冬天，属阴的冬天亦可转化为属阳的夏天；人体的病证，属阳的热证可以转化为属阴的寒证，属阴的寒证可以转化为属阳的热证。

阴阳转化是阴阳双方的消长运动发展到一定阶段，事物内部阴与阳的比例出现了颠倒，从而使该事物的属性发生了转化。任何事物都处在不断运动变化之中，事物的发生发展总是由小变大、由盛变衰，当事物发展到极点时就要向它的反面转化。

阴阳相互转化，一般都产生于事物发展变化的"物极"阶段，即所谓"物极必反"。因此，在事物的发展过程中，如果说阴阳消长是一个量变的过程，那么阴阳转化就是在量变基础上的质变，阴阳转化是阴阳消长超过一定限度的必然结果。

阴阳的相互转化既可以表现为渐变的形式，又可以表现为突变的形式。如一年四季之中的寒暑交替、一天之中的昼夜转化等，即属于"渐变"的形式；夏天极热天气的骤冷和下冰雹，临床中急性热病由高热突然出现体温下降、四肢厥冷等，即属于"突变"的形式。

总之，阴阳的对立制约、互根互用、消长平衡及其相互转化，是从不同角度体现阴阳之间的相互关系及其运动规律。阴阳双方不仅相互对立制约，又互根互用，共处于一个统一体中，维系着动态平衡。阴阳的互相消长与转化，又是以阴阳的对立制约和互根互用关系为基础的，阴阳消长是一个量变的过程，而阴阳转化是在量变基础上的质变，动而不已的阴阳消长是阴阳转化的前提与基础。

阴阳代表着事物相互对立又相互联系的两个方面，阴阳学说的基本内容包括：对立制约、互根互用、消长平衡、相互转化四个方面。

（三）阴阳学说在中医学中的应用

阴阳学说构筑了中医理论体系的基本框架，并渗透于中医学的各个领域，指导着中医学家的理论思维和诊疗实践。

1. 说明人体的组织结构　人是一个有机的整体，它的组织结构可以用阴阳两方面来加以概括说明。人体脏腑组织的阴阳属性，就大体部位来说，上部为阳，下部为阴；体表属阳，体内属阴；外侧属阳，内侧属阴。就体内脏腑来说，六腑属阳，五脏属阴；胸部的心、肺属于阳，腹部的肝、脾、肾属于阴。具体到每一脏腑，又有阴阳之分，如心有心阴心阳、肾有肾阴肾阳等。总之，人体上下、内外各组织结构之间，以及每一组织结构本身，无不包含着阴阳的对立统一，都可用阴阳来加以概括说明，正如《素问·宝命全形论》中所说："人生有形，不离阴阳。"

2. 说明人体的生理功能　人体的正常生理功能，是阴阳双方保持对立统一协调关系的结果。如以功能与物质为例，则功能属阳，物质属阴，物质与功能的关系就是对立统一关系的体现。人体的生理功能以物质为基础，没有物质就无以产生生理功能，而生理功能的结果，又不断促进着物质的新陈代谢，人体功能与物质的关系也就是阴阳相互依存、相互消长的关系。如果阴阳不能相互为用而分离，人的生命也就终止了。

3. 说明人体的病理变化 中医学认为疾病的发生，是阴阳失去相对平衡而出现偏盛偏衰的结果。疾病的发生与发展，关系到人体的正气与邪气两方面。邪气有阴邪、阳邪之分，正气包括阴精与阳气两部分。阳邪致病，使人体阳偏盛而阴伤，从而出现热证；阴邪致病，使人体阴偏盛而阳伤，从而出现寒证。阳气虚不能制约阴寒，则出现阳虚阴盛的虚寒证；阴液亏虚不能制约阳热，则出现阴虚阳盛的虚热证。由于阴阳是互根互用的，当机体的阴阳双方虚损到一定程度时，常可导致对方不足，即所谓"阳损及阴""阴损及阳"，从而出现"阴阳两虚"的病理状态。临床在某些慢性病的发展过程中，常见由于阳气虚弱而累及阴精生化不足，或由于阴精亏损而导致阳气生化无源的阴阳两虚的病理变化。综上所述，尽管疾病的病理变化复杂多端，但均可以用阴阳失调来概括说明（图2-1）。

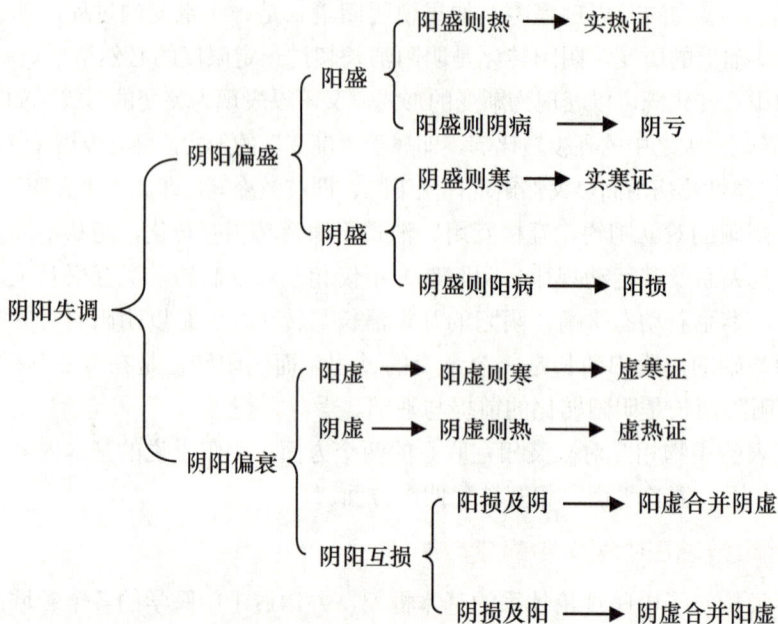

图2-1 阴阳失调示意图

4. 用于疾病的诊断 由于疾病发生发展的机制在于阴阳失调，所以任何疾病尽管其临床表现错综复杂、千变万化，但都可用阴阳来加以概括说明。正确的诊断首先要分清阴阳，才能执简驭繁，抓住本质，正如《素问·阴阳应象大论》所言"善诊者，察色按脉，先别阴阳"。例如望诊中色泽鲜明者属阳，晦暗者属阴；闻诊中声音洪亮者属阳，低微断续者属阴；切脉中浮、大、滑、数、实者属阳，沉、小、涩、迟、虚者属阴；临床辨证中的表证、实证属阳证，里证、寒证、虚证属阴证。

5. 用于疾病的治疗和护理 由于疾病的基本病机是阴阳失调，即阴阳的偏盛偏衰，因此，调整阴阳的盛衰，补其不足，损其有余，恢复阴阳的相对平衡，就是治疗和护理的基本原则。如阳热盛而损及阴液者，可损其有余之阳，用"热者寒之"的治疗和护理方法；若因阴寒盛而损及阳气者，可损其有余之阴，用"寒者热之"的治疗和护理方法。反之，若因阴液不足，不能制阳而致阳亢者，就须补其不足之阴；若因阳气不足，不能制阴而造成阴盛者，就应补其不足之阳，从而使阴阳恢复新的动态平衡。

6. 指导疾病的预防　人体的阴阳，是生命的根本，故养生最重要的就是"法于阴阳"，即遵循自然界阴阳变化的规律来调理人体的阴阳，以保持人与自然界的协调统一。所以《素问·四气调神大论》中提出"春夏养阳，秋冬养阴，以从其根"，意即在春夏季节要保养阳气，秋冬季节需固护阴精，以顺应四时阴阳变化的规律，如此就能够祛病延年。

二、五行学说

五行学说亦属古代哲学范畴。五行学说是以木、火、土、金、水五种物质的特性及其"相生""相克"的规律来认识世界、解释世界和探求宇宙规律的一种世界观和方法论。

五行学说认为宇宙间的一切事物，都是由木、火、土、金、水五种物质所构成，事物的发展变化，都是这五种物质不断运动和相互作用的结果。同阴阳学说一样，五行学说作为一种思维方法贯穿于中医学理论体系的各个方面，用以说明人体的生理功能、病理变化，并指导疾病的诊断与治疗，成为中医学理论体系的重要组成部分。

（一）五行的基本概念

五行指构成客观世界的五种基本物质，即木、火、土、金、水；行，指运动变化。五行，即指木、火、土、金、水五种物质的运动变化。

人类对五行学说的认识，经历了一个漫长的历程，是伴随着人类的不断进步以及对每种物质的发现和应用而形成并渐至完善的，《尚书·洪范》中对五行的特性做了经典的概括，即"水曰润下，火曰炎上，木曰曲直，金曰从革，土爰稼穑。"五行学说中的"五行"，已不再指木、火、土、金、水五种物质本身，而是五个抽象的哲学概念，古人将抽象出来的五行特性作为宇宙万物归类的基本依据，并以五行"相生""相克"的规律来解释各种事物发生、发展、变化的规律。

【知识拓展】◆……

五行学说的起源

关于五行学说的起源，一般认为是从"五方说"和"五材说"等演化而来。早在殷商（或更早）时期，先民们已开始用五方观念来确定空间方位。"五材"是指水、火、金、木、土五类物质的总称，是人类生活和生产劳动所必需的基本物质。《左传·襄公二十七年》说："天生五材，民并用之，废一不可。"《尚书·洪范》记载："水火者，百姓之所饮食也；金木者，百姓之所兴作也；土者，万物之所资生也，是为人用。"后来人们把这五种物质的属性加以抽象推演，用来说明整个物质世界，并认为这五种物质不仅具有相互资生、相互制约的关系，而且处在不断运动、变化之中，故称之为"五行"。

（二）五行学说的基本内容

1. 五行的特性　古人在长期的生活和生产实践中，通过对木、火、土、金、水五种物质的悉心观察，在积累了大量直观的朴素认识基础上，进行抽象引申，从而逐渐形成了五行特性的基本概念。因此，五行虽然来自于木、火、土、金、水，但实际上已超越了五种具体事物的本身，而具有抽象的特征和更广泛的含义。

五行之说基本内容

"木曰曲直"。曲，屈也；直，伸也。曲直，即指树木的枝条具有生长、柔和、能屈能伸的特性，引申为凡具有生长、升发、条达、舒畅性质或作用的事物，均归属于木。

"火曰炎上"。炎，具焚烧、热烈之义；上，指上升。炎上，是指火具有温热、升腾、明亮、化物的特性，引申为具有温热、向上等性质或作用的事物均归属于火。

"土爰稼穑"。爰通曰：稼，指种植谷物；穑指收获谷物。引申为具有生化、承载、受纳性质或作用的事物，均归属于土。

"金曰从革"。从，由也；革，即变革。从革，即说明金的产生是通过变革而实现的。金质地沉重，且常用于杀戮，引申为具有收敛、肃杀、下降、清洁等性质或作用的事物，均归属于金。

"水曰润下"。润，即滋润、濡润；下指下行、向下。润下，乃指水滋润下行的特性，引申为凡具有寒凉、滋润、下行性质或作用的事物，皆归属于水。

2. 事物属性的分类　古人运用取象比类法和推演络绎法，将自然界各种事物和现象，以及人体的脏腑组织、生理病理现象分别归属于木、火、土、金、水五行之中（表2-1）。

取象比类法：即将事物的性质与五行的特性相比较，以确定其五行属性的方法。如事物性质与木的特性相类似，则将其归属于木；事物性质与火的特性相类似，则将其归属于火，依此类推。

推演络绎法：即根据已知事物的五行属性，以推演与其相关事物的五行属性的方法。如秋季万物萧条，类似于金之肃降，故属金；而秋季气候干燥，故燥也归属于金。又如肝属木，由于肝合胆、主筋、其华在爪、开窍于目，经推演络绎而把胆、筋、爪、目归属于木。

五行学说以天人相应为指导思想，以五行为中心、以空间结构的五方、时间结构的五季、人体结构的五脏为基本间架，将人体的生命现象与自然界的事物和现象联系起来，形成了联系人体内外环境的五行结构系统，用以说明人体以及人与自然环境的统一性。

事物属性的五行归类如表2-1所示。

五行学说以五行间的生克关系来探索和阐述事物间的相互联系和相互协调，以五行间的乘侮关系来解释事物间的协调平衡被破坏后的相互影响。

表 2-1　事物属性的五行归类表

自然界						五行	人体				
五味	五色	五化	五气	五方	五季		五脏	六腑	五官	形体	情志
酸	青	生	风	东	春	木	肝	胆	目	筋	怒
苦	赤	长	暑	南	夏	火	心	小肠	舌	脉	喜
甘	黄	化	湿	中	长夏	土	脾	胃	口	肉	思
辛	白	收	燥	西	秋	金	肺	大肠	鼻	皮毛	悲
咸	黑	藏	寒	北	冬	水	肾	膀胱	耳	骨	恐

（1）相生：是指一事物对另一事物具有促进、助长和资生的作用。

五行中相生的次序是：木生火，火生土，土生金，金生水，水生木，依次相生，如环无端，生化不息（图 2-2）。

在五行的相生关系中，任何一"行"都具有"生我""我生"两方面的关系，"生我"者为"母"，"我生"者为"子"。所以，五行相生的关系又叫"母子关系"。以水为例，"生我"者"金"，则金为水之母，"我生"者"木"，则木为水之子，其他四行依此类推。

（2）相克：指一事物对另一事物的生长和功能具有抑制、制约的作用，这种关系就叫作"相克"。

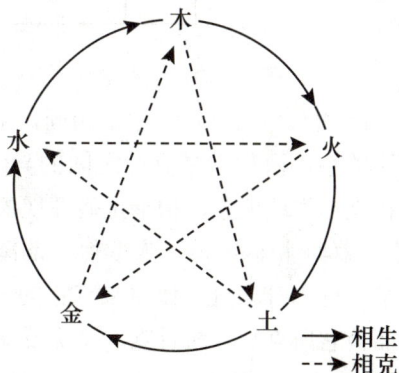

图 2-2　五行相生、相克示意图

五行相克的次序是：木克土，土克水，水克火，火克金，金克木（图 2-2），这种克制关系，也是往复无穷的。

五行的相克关系中，任何一"行"都具有"我克""克我"两方面的关系。我克者为我所胜，克我者为我所不胜。因此，五行的相克关系又称为"所胜"与"所不胜"的关系。以"木"为例，"克我"者为"金"，"我克"者为"土"，那么土就是木之"所胜"，金就是木之"所不胜"。其他四行依此类推。

在五行生克关系中，任何一行皆有"生我""我生""克我""我克"四方面关系的同时存在。以"木"为例，"生我"者水，"我生"者火，"克我"者金，"我克"者土（图 2-2）。对五行中的任何一行来说都是生中有克、克中有生，从而形成了五行间既相互生化，又相互制约的"制化"关系。五行之间就是通过这种生克制化关系，防止了各行的太过与不及，使事物受到整体性调节，从而维持和促进事物的平衡协调和发展变化。

（3）相乘：乘，凌也，即以强凌弱之意。五行相乘，是指五行中某一行对其所胜一行的过度克制。

五行相乘的次序与相克相同，即木乘土，土乘水，水乘火，火乘金，金乘木。

导致五行相乘的原因有太过与不及两种情况：一是五行中某一行过度亢盛（太过），对其"所胜"一行克制太过，使其虚弱；二是五行中某一行过于虚弱（不及），难以抵御其"所不胜"一行的正常限度的克制，而使其更加虚弱。以木克土为例，若木过度亢盛，土虽不虚，但难以承受木的过度克制，从而造成土的不足，此为木乘土的相乘现象；若土自身不足，木虽然属于正常水平，但也会乘土之虚而克之，这种相克超过了正常的制约程度，将会使土更虚，此为土虚木乘的相乘现象（图2-3）。

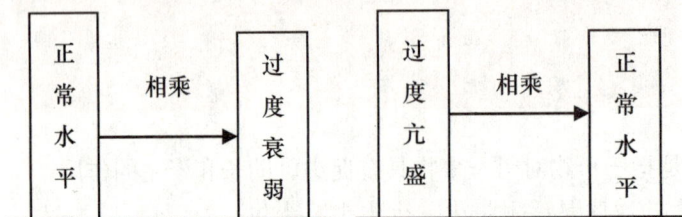

图 2-3　相乘示意图

相乘与相克在次序上相同，但相克是五行之间的正常制约关系，而相乘是五行之间的异常制约现象，对人体来说，相克是生理现象，相乘是病理现象。

（4）相侮：侮，为欺侮、欺凌之意。相侮是指五行中的某一行本身太过，使原来克它的一行不仅不能去制约它，反而被它所克制，即反克，又称反侮。

五行相侮的次序与相克、相乘的方向相反，即木侮金，金侮火，火侮水，水侮土，土侮木（图2-4）。

导致相侮的原因，也有"太过"与"不及"两种情况（图2-5）。太过所致的相侮，是指五行的某一行过于强盛，

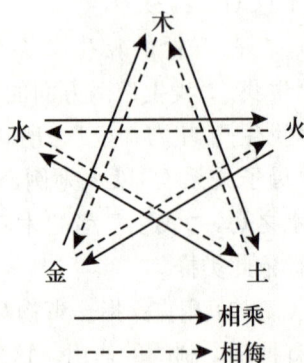

图 2-4　相乘、相侮示意图

使其"所不胜"的一行不仅不能克制它，反而受到它的反向克制；不及所致的相侮，是指五行中某一行过于虚弱，不仅不能制约其"所胜"的一行，反而受到其"所胜"的一行的"反克"。以木为例，在正常情况下，金克木、木克土，当木过度亢盛时，则金不仅不能克木，反而被木所克制，使金受损；当木过度衰弱时，则土乘木之衰而反侮之。

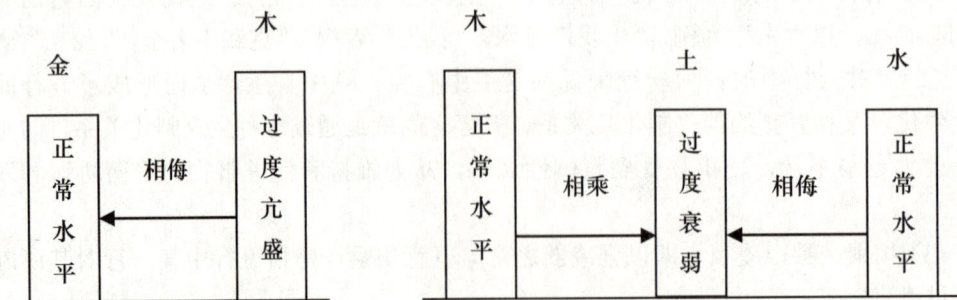

图 2-5　相侮的两种情况示意图

相乘和相侮均是五行生克制化的异常关系，二者之间既有联系又有区别。相乘是按五行相克次序发生的过强克制，相侮是与五行相克顺序相反方向的克制。发生相乘时，可同时发生相侮；发生相侮时，也可同时发生相乘。如木气过亢时不仅会过度克制其所胜之土（相乘），而且可以恃己之强反向克制己所不胜之金（相侮）；反之，木气虚弱时，则不仅金来乘木，而且其所胜之土也乘其虚而反侮之。

五行是指木、火、土、金、水五种物质的运动变化，相生和相克是五行之间的正常关系，相乘和相侮是五行之间的异常关系。

（三）五行学说在中医学中的应用

1. 类比脏腑的生理功能与阐述脏腑的相互关系　五行学说将人体的五脏分属于五行，并以五行的特性来类比五脏的生理功能。如木有生长、升发、舒畅、条达的特性，肝喜条达而恶抑郁，有疏泄的功能，故以肝属"木"；火有温暖之用，心阳有温煦之功，故以心属"火"；土有生化万物的特性，脾为气血生化之源，故以脾属"土"；金有清肃、收敛的特性，肺有肃降作用，故以肺属"金"；水有滋润的特性，肾阴有滋养全身的作用，故以肾属"水"。

五脏的功能活动不是孤立的，而是互相联系着的。五行学说用五行生克制化规律说明脏腑之间的生理联系，即五脏之间存在着既相互资生又相互制约的关系。五脏相互资生的关系是：肾（水）之精以养肝，肝（木）藏血以济心，心（火）之热以温脾，脾（土）化生水谷以充肺，肺（金）清肃下行以助肾。五脏相互制约的关系是：肺（金）气清肃下降，可牵制肝气的升发，防其太过；肝（木）的疏泄，可克制脾（土）的壅郁；脾（土）的运化，可制止肾水的泛滥；肾（水）的滋润，可防止心火的亢烈；心（火）的阳热可制约肺金的清肃太过。

2. 说明脏腑间的病理影响　病理上的相互影响，也叫相互传变，即本脏之病可以传至他脏，他脏之病也可以传至本脏。用五行学说来说明五脏疾病的传变可分为按相生关系传变和相克关系传变两种。

（1）相生关系传变：包括"母病及子"和"子病犯母"两个方面的传变。

母病及子：是指疾病传变次序从母脏传及子脏，如肾病及肝、肝病及心、心病及脾、脾病及肺、肺病及肾。

子病犯母：是指疾病传变次序从子脏传及母脏，如心病犯肝、肝病犯肾、肾病犯肺、肺病犯脾、脾病犯心。

一般认为，按相生规律传变时，母病及子病情较轻，子病犯母病情较重。

（2）相克关系的传变：包括"相乘"与"相侮"两个方面的传变。

相乘：是指相克太过为病。以肝木和脾土为例，相乘传变有"木旺乘土"和"土虚木乘"两种情况。

相侮：又称反侮，即反向克制为病，如"木火刑金""土虚水侮"。

一般认为，按相克规律传变时，相乘传变病情较重，而相侮传变病情较轻。

需要指出的是，五脏病变相互传变时，临床上并不能完全用五行之间的生克规律来阐释。因为疾病的发生发展变化，与受邪的性质、患者禀赋的强弱，以及各疾病本身的发生发展规律之差异密切相关，所以疾病的五脏传变次序，并不完全符合五行的生克规律，切不可生搬硬套，应根据具体病情加以分析，灵活应用五行学说的原理。

3. 用于诊断 人是一个有机的整体，内脏有病时，可以反映到体表相应的组织器官上，从而使之出现声音、色泽、形态、脉象等诸方面的异常变化。五行学说把五脏与五色、五味等以五行归类的方式有机地联系进来，以此作为诊断疾病的理论基础。因此临床诊断疾病时，就可以综合四诊所获得的资料，根据五行的配属关系及其生克乘侮的变化规律，以确定五脏病变的部位，并推断病情的进展和预后。如患者面色青，喜食酸味，其病多在肝；脾虚患者，面色青黄，多为木来乘土；心病面见黑色，多为水来克火。

4. 用于治疗 五行学说在疾病治疗中的应用主要体现在以下几个方面：

（1）指导控制疾病传变：一脏受病，可以波及他脏而致疾病发生传变。因此临床治疗时，除对本脏病进行治疗外，还要根据五行生克乘侮规律来调整脏腑的太过和不及，以控制其进一步的传变。《金匮要略·脏腑经络先后病脉证》指出："见肝之病，知肝传脾，当先实脾。"就是说肝病时，如肝气太过，木旺则必克脾土，根据木乘土的规律，治疗时就要先一步健脾，以防肝病传脾。

肝胆相照

（2）指导确定治则治法：临床上经常用五行的生克乘侮规律来确定治疗原则。如治疗肺气虚的咳喘用补脾益气的方法，称为"培土生金"法，即是根据相生规律确定的治疗方法；用健脾利水法治疗水湿停聚，称为"培土制水"法，即是根据相克规律确定的治疗方法。

（3）指导应用情志疗法：中医情志疗法也是运用五行生克乘侮关系，以五志配五脏，利用五行相互制约的关系来达到治疗目的。如喜伤心，恐胜喜（水克火）等。古代医家运用这类治法获得了许多成功的经验，可供参考。

值得一提的是，临床上依据五行理论进行疾病诊断、治疗和护理，确有一定的实用价值，但并非所有的疾病都可以用五行生克规律来诊疗施护。因此，既要正确地掌握五行生克规律，又要依据具体病情进行辨证论治或辨证施护。

案例评析 ◆

案 例

张某，男性，38岁，工人。

腰痛伴右下肢疼痛1年半，加重1个月。患者自诉于1年半前外出打工，居处潮湿寒冷，劳累过度，出现腰部疼痛沉重，每遇阴雨天加重。今年入夏以来，腰痛加重，且痛处有热感，痛剧，牵掣下肢作痛，针灸、封闭治疗效果不显著。近日转诊来医院，现在症见：腰部疼痛沉重，痛处有热感，下肢牵引作痛，尿色黄赤，口渴不欲饮。舌质红、苔黄腻、脉濡数。

评　析

1. 患者因劳累、感受寒湿之邪致病。寒属阴邪，损伤阳气，阻滞脉络，不通则痛，故致寒湿腰痛。

2. 患者疾病过程体现了阴阳转化的关系：寒湿久蕴，郁而化热，即阴转化阳。这是因为入夏后复感暑热之阳邪，湿热壅于腰部，经脉壅遏，故腰痛伴热感；腰与下肢经脉相连，故下肢牵引作痛；小便黄赤、口渴不欲饮、舌红、苔黄腻、脉濡数，均为湿热之症，即阳证。

■ 第二节　藏象学说

【重点提示】◆ …

藏象学说是中医基础理论的核心部分，而五脏的生理功能是藏象学说的重点，也是执业护士考试的重点内容，必须熟练掌握。

"藏象"二字，首见于《素问·六节藏象论》。藏通"脏"，即脏，是指隐藏于人体内的内脏，包括五脏、六腑和奇恒之腑；象，其含义有二，一是指脏腑的解剖形态，"象者，像也。"二是指脏腑的生理病理表现于外的征象。概言之：象，是体内不同解剖形态的脏腑的生理功能活动、病理变化表现于外的现象。合而言之，藏象就是藏于体内的脏腑所表现于外在的生理功能和病理现象。

藏象学说，是通过对机体生理、病理现象的观察，研究人体各个脏腑的生理功能、病理变化及其相互关系的学说。它是中医学理论体系的核心部分，贯穿于中医学的各个方面，在中医理论体系中占有十分重要的地位。

藏象学说的形成，主要来源于四个方面：一是古代解剖知识，为藏象理论的产生奠定了形态学基础；二是长期对机体生理、病理现象的观察，这是藏象学说形成的主要依据；三是反复的医疗实践，如食用动物肝脏可治夜盲，佐证了"肝开窍于目"的理论；四是古代哲学思想的渗透，以阴阳、五行学说为代表的古代哲学思想渗透到中医学中，对藏象理论的形成及系统化起了重要作用。

人体脏腑按其形态结构和功能特点分为五脏、六腑和奇恒之腑三大类。五脏即心、肺、肝、脾、肾；六腑即胆、胃、小肠、大肠、膀胱、三焦；奇恒之腑即脑、髓、骨、脉、胆、女子胞。五脏的形态结构属实体性器官，其共同生理功能是"藏精气"，即化生和储藏精、气、血、津液等精微物质，具有"藏精气而不泻，满而不能实"的功能特点；六腑的形态结构属中空的管腔器官，其共同的生理功能是主"传化物"，即受纳和腐熟水谷，传化和排泄糟粕，具有"传化物而不藏，实而不能满"的功能特点；奇恒之腑的形态结构多为中空，与腑相似；但其功能多主藏精气，与腑有别而类于脏，故称之为奇恒之腑。

藏象学说的特点是以五脏为中心的整体观，主要体现在以五脏为中心的人体自身的整体性及五脏与自然环境的统一性两个方面。一方面，藏象学说认为，人体以五脏为中心，通过经络系统的络属，将六腑、五体、五官、九窍、四肢百骸等全身脏腑形体官窍联结成一个有机整体，以解释脏腑之间的生理联系和病理影响；另一方面，藏象学说应用五行理论将自然界的五时、五方、五气、五化等与人体五大功能系统联系起来，构成了人体内外环境相应的统一体，以解释自然环境变化对人体生理、病理的影响。

中、西医的脏腑概念既有联系也有区别。中、西医内脏的名称大多相同，且多数解剖部位、形态结构一致，但中医学一个脏腑的功能可以包括西医学几个脏器的功能，而西医学一个脏器的功能可分散在中医学多个脏腑的功能之中。所以，中、西内脏名虽同而实异，中医学的"脏腑"，不仅是一个解剖学概念，更重要的是一个生理学、病理学概念。

学习导入 ◆

案 例

杨某，男性，60岁。

患者心胸疼痛、胸闷、心悸、气促5年，加重1周。5年前患者因劳累过度出现心胸疼痛、胸闷、心悸现象，休息后逐渐缓解，但劳累后复又出现上述症状，近1周症状加重。

思 考

1. 该患者的病位部位是哪一脏腑？诊断依据是什么？
2. 进一步分析是该病变脏腑的哪一功能失常了。

一、五脏

五脏，即心、肝、脾、肺、肾的合称。五脏功能各有其专司，且通过经络与六腑、形体、官窍相联系，构成了五个特殊的功能系统，在这个系统中，心起着主宰作用。

五脏图解

（一）心

心位于胸中，两肺之间，膈膜之上，外有心包卫护。其形圆而下尖，如未开的莲花。心为神之居，血之主，脉之宗，《内经》称其为"君主之官""五脏六腑之大主""生之本"。心的主要功能是：主血脉和藏神。心在五行属火，为阳中之阳。手少阴心经与手太阳小肠经相互属络于心与小肠，相为表里。

1. 主血脉　心主血脉包括主血和主脉两方面。

（1）心主血：一方面是指心脏的搏动推动血液在脉管内不断循环运行，运载营养物质以营养全身的脏腑组织官窍。心脏的搏动，主要依赖心气的推动和调控作用，即心气是血液运行的动力。另一方面，是指心有生血的作用，即所谓"奉心化赤"。饮食水谷经脾胃运化后化生为水谷精微，水谷精微再化生为营气和津液，营气和津液入脉，经心火（即心阳）的作用化为赤色血液。

（2）心主脉：是指心气推动和调控心脏的搏动和脉管的舒缩，使脉道通利，血流通畅。心与脉直接相连，形成一个密闭循环的管道系统。在这个系统中，心起主导作用，血液在心气的推动作用下，在心和脉中不停地流动，周而复始，循环往复。心气充沛，心脏有规律地搏动，脉管有规律地舒缩，血液则被输送到各脏腑形体官窍，发挥濡养作用，以维持人体正常的生命活动。

血液能否运行正常必须依赖三个条件：心气（即心脏的搏动功能）是否充沛、脉管是否通利（脉管富有弹性并畅通无阻）和血液是否充盈（血量）。脉管的通畅是血液正常运行的保证；血量的充足是血液正常运行的重要条件；心脏的正常搏动（心气充沛）是血液循环正常运行的动力，对血液的正常运行起主导作用。

2. 心主神志　心主神志又称心藏神，是指心有统率全身脏腑、经络、形体、官窍的生理活动和主司精神、意识、思维、情志等心理活动的功能。故《素问·灵兰秘典论》说："心者，君主之官也，神明出焉。"

神有广义和狭义之分，广义的神是指生命活动的主宰和一切外在的表现；狭义的神是指人的精神、意识、思维及情感活动等。心所藏之神，既包括主宰人体生命活动的广义之神，又包括精神、意识、思维、情志等狭义之神。人体各脏腑经络、形体官窍的生理功能，必须在心神的主宰和调节下，分工合作并协调统一，才能共同完成人体正常的生命活动；人的精神、意识、思维、情感活动，也是在心神的主导下，由五脏共同协作完成的。心主神志的功能正常，人体各脏腑的功能及精神活动才能正常；心主神志的功能失常，则脏腑功能紊乱，心神不宁，疾病由是而生，甚至危及性命。

3. 心包　心包，又称心包络，是心外的包膜，有保护心脏、代心受邪的作用。温病学中将温邪内陷，出现神昏、谵语等症，称为"热入心包"。

（二）肺

肺位于胸腔，居横膈之上，上连气道，与喉、鼻相通，故称喉为肺之门户；鼻为肺之外窍，因与外界相通，易受外邪侵袭，故肺又有"娇脏"之称。肺的主要功能是：主气、司呼吸，主宣发肃降，通调水道，朝百脉，主治节。肺在五行属金，阳中之阴脏。

手太阴肺经与手阳明大肠经相互属络于肺与大肠，相为表里。

1. 主气、司呼吸　肺主气包括主呼吸之气和主一身之气两个方面。肺主呼吸之气，又称肺司呼吸，是指肺通过一呼一吸，吸入自然界的清气，呼出体内的浊气，是人体内外气体交换的场所。肺主一身之气，是指肺具有调节一身之气的作用：一方面通过肺的呼吸运动，调畅一身的脏腑功能活动（气机）；另一方面，与宗气的形成有关。

2. 主宣发肃降　"宣发"，即宣通、布散之意，指肺气向上升宣和向外围布散的作用；"肃降"，即清肃、洁净、下降之意，指肺气的向内、向下清肃通降作用。宣发与肃降是肺气升降出入运动的表现形式，肺的任何生理功能都是通过这两种运动来完成的。

肺气的宣发作用，主要体现在三个方面：一是呼出体内浊气；二是将脾所转输的部分水谷精微和津液，向上、向外布散；三是宣发卫气，使卫气外达肌表，发挥温养肌腠、调节腠理开合、促进汗液排泄的作用。肺气的肃降作用，也体现在三个方面：一是吸入自然界的清气；二是将脾转输的部分水谷精微和津液向下、向内布散；三是肃清呼吸道异物，保持其清洁。肺气的宣发和肃降是相反相成的矛盾运动，二者相互制约、相互为用。宣发和肃降协调平衡，则呼吸均匀通畅，津液才能正常地输布、代谢和排泄。

3. 通调水道　通调水道又称肺主行水，是指肺通过宣发和肃降运动对体内水液的输布、运行、排泄起着疏通和调节作用。肺气的宣发，将水液布散到全身，并调节汗液的排泄；肺气的肃降，将水液向下输送，经肾和膀胱的气化作用，生成尿液，排出体外。因肺位居最高，参与调节全身的水液代谢，故说："肺为水之上源。"

4. 朝百脉，主治节　肺朝百脉，是指全身的血液都通过百脉会聚于肺，经肺的呼吸作用，进行体内外气体的交换，然后再通过肺气的宣降作用，将富含清气的血液通过百脉输送到全身。治节，即治理、调节，指肺通过有节律的呼吸运动，调节着全身之气的升降出入运动，进而调节着全身的血液和津液的代谢。肺主治节，实际上是对肺主要生理功能的概括。

（三）脾

脾胃同居于中焦，是人体对饮食物进行消化、吸收并输布水谷精微的重要脏器，《内经》称之为"仓廪之官"。人出生之后，生命活动的维持、生长发育的营养供给以及精气血津液的化生，均依赖于脾胃运化的水谷精微，故称脾胃为"后天之本""气血生化之源"。脾的主要功能是：主运化、升清和统血。脾在五行属土，为阴中至阴，足太阴脾经与足阳明胃经相互属络于脾与胃，相为表里。

1. 主运化　运，即转运、输送；化，即消化、吸收。是指脾具有把饮食水谷转化为水谷精微（即谷精）和津液（即水精），并将水谷精微和津液吸收、转输到全身各脏腑组织的生理功能。

脾主运化包括运化水谷和运化水液两方面。运化水谷，是指脾具有对饮食物进行消化和吸收，使其转化成水谷精微（营养物质）的作用，而水谷精微是人体出生之后生长发育和维持生命活动所必需的物质基础，也是化生气血的物质来源。运化水液，又称

"运化水湿"，是指脾具有吸收、输布水液，调节水液代谢的作用。人体水液代谢虽由肺、脾、肾、膀胱、三焦等脏腑共同完成，但因脾居中焦，凡水液的上行下达，均赖脾气的枢转，故脾为水液升降输布的枢纽。若脾气运化水液的功能失常，则可导致水液在体内停聚而产生水湿痰饮等病理产物，甚至水肿。

2. 主升　脾主升，是指脾气运动以上升、升举为健。脾主升的作用主要体现在两个方面：一是升清，即将其运化和吸收的水谷精微等营养物质，向上输送至心、肺，然后再通过心肺的布散作用，以营养全身。二是升举内脏维持内脏位置的相对恒定，以防止其下垂。

脾的升清是与胃的降浊相对而言的。脾气升则健，胃气降则和。脾气升则水谷精微得以布散至全身，胃气降则糟粕得以下泄。脾气主升与胃气主降构成了升清与降浊的一对矛盾，相反相成，共同完成对饮食物的消化吸收、水谷精微的向上输布和糟粕的向下排泄。

3. 主统血　统是统摄、控制的意思。脾主统血，是指脾气有统摄血液在脉管内正常运行，防止其逸出脉外的功能。脾统血的作用是通过气摄血而实现的，是气的固摄血液作用的具体体现。

（四）肝

肝位于腹腔，横膈之下，右肋之内。主要功能是：主疏泄、藏血。其生理特性是主升、主动，喜条达而恶抑郁，故有"刚脏"之称。肝在五行属木，为阴中之阳脏。足厥阴肝经与足少阳胆经相互属络于肝与胆，相为表里。

1. 主疏泄　疏，即疏通、调节；泄，即开泄、发散。肝主疏泄，是指肝通过疏通、开泄作用，使全身脏腑的功能活动保持正常和协调平衡。肝的疏泄功能具体体现在以下几个方面：

（1）调畅气机：气机即气的升降出入运动。气的升降出入运动是人体生命活动的基本形式。肝的疏泄功能可使气的运行通而不滞、散而不郁，使脏腑气机（功能活动）保持协调平衡。

（2）调畅情志：情志活动的物质基础是气血，正常的情志活动，依赖于气血的正常运行。肝主疏泄，通过调畅气机，促进气血调和，从而使人精神愉快、心情舒畅。

（3）促进消化吸收：首先，脾胃是人体重要的消化器官，肝气疏泄，脾胃气机升降有序，饮食物的消化吸收得以正常进行；其次，肝的疏泄还调节着胆汁的分泌和排泄，以帮助脾胃对饮食物的消化吸收。

（4）促进血液的运行：血属阴，主静，不能自行，赖气的推动才能运行周身。气行则血行，气滞则血瘀。肝之疏泄，调畅气机，进而促进血液的正常运行。

（5）调节水液代谢：津液的输布代谢，亦有赖于气的推动。肝之疏泄，调畅气机，通利三焦，疏通水道从而保证了津液的正常输布代谢。

（6）调节生殖功能：肝主疏泄的这一生理作用，是通过调理冲任二脉和调节精室来实现的。冲为血海，任主胞胎，与女性生理功能密切相关。冲任二脉与足厥阴肝经相通，隶属于肝，所以肝主疏泄，调畅气机，又可调理冲任二脉的生理活动。精室为男子藏精之所，精液的正常排泄，是肝肾二脏共同作用的结果。肝的疏泄与肾的闭藏相反相成，协调平衡，则精室开合有度，精液排泄有节，从而保证了男性生殖功能的正常。

2. 主藏血 肝藏血，是指肝具有储藏血液、调节血量及防止出血的功能。肝内储藏血液可濡养自身，制约肝阳，又可防止出血。肝还能根据机体的活动，调节外周血量的分配。当机体活动剧烈或情绪激动时，人体各部分所需的血量就相应增加，肝就通过其疏泄作用，将储存的血液向外周输送，以供机体活动之所需；当机体处于安静休息状态或情绪稳定时，血液的需求量也相应减少，此时部分血液就归藏于肝。

（五）肾

肾位于腰部，脊柱两侧，左右各一，故称"腰为肾之府"。其主要功能是：藏精、主水、纳气。肾在五行属水，为阴中之阴脏，足少阴肾经与足太阳膀胱经相互属络于肾与膀胱，相为表里。

1. 藏精，主生长、发育和生殖 肾主藏精，是指肾对精气有闭藏、储存的作用。肾中所藏之精，按其来源可分为"先天之精"和"后天之精"。先天之精，禀受于父母，与生俱来，是构成胚胎的原始物质，为生命的基础，所以称为"先天之精"；后天之精来源于脾胃运化的水谷精微。脾胃运化的水谷精微除供给机体生理活动所需之外，其剩余部分则储藏于肾，以备不时之需。先天之精和后天之精合藏于肾，融合为一，不可分离，统称为"肾精"。先天之精和后天之精相互促进、相互资生，先天之精依赖后天之精的不断培育和充养，后天之精又需要先天之精的活力资助，方可不断化生，即所谓"先天生后天，后天养先天"。

肾藏精，精化气，肾中精气具有促进机体的生长、发育和生殖的作用。人体生、长、壮、老、已的生命过程及其生殖能力，与肾中精气的盛衰密切相关。人从幼年开始，随着肾中精气的逐渐充盛，机体开始出现"齿更发长"的变化；青少年时期，随着肾中精气的不断充盈，体内产生一种能促进生殖器官发育成熟并维持人体生殖能力的物质，这种物质称为"天癸"，于是女子就出现月经按时来潮，男子出现泄精，机体性功能逐渐发育成熟，因而就具备了生殖能力；壮年时期，肾中精气充盛至极，此时筋骨坚强，头发黑亮，身体壮实，精力充沛，各种功能活动处于盛壮状态，人的生殖机能也处于最旺盛时期；此后，随着肾中精气的逐渐衰少，机体出现发脱齿落、面容憔悴、形体衰老的状态，天癸的生成亦随之逐渐减少，乃至耗竭。于是，生殖功能逐渐衰退，生殖器官日趋萎缩，最后丧失生殖功能而进入老年期。

肾所藏的精，称为肾精，精能化气，即肾气。肾精属阴；肾气属阳。肾阴，又称元阴、真阴、真水，是人体一身阴液的根本，是肾脏功能活动的物质基础，对机体各脏腑组织起着滋养、濡润的作用，是一身脏腑组织的根本来源；肾阳，又称元阳、真阳、真火，是一身阳气的根本，对机体各脏腑组织起着推动、温煦的作用，是一身脏腑组织的动力源泉。肾阴和肾阳在生理状态下互根互用、相互制约，维持着肾脏自身及人体阴阳的平衡和协调。

2. 主水 肾主水，是指肾具有主司和调节全身水液代谢的作用，故肾有"水脏"之称。在正常情况下，水饮入胃，通过脾的运化而上输于肺，在肺的宣发和肃降作用下，清者以三焦为通道而输送到全身，发挥其生理作用；浊者则化为汗液、尿液和水气等，分别从皮肤汗孔、尿道、呼吸道排出体外，从而维持体内水液代谢的相对平衡。在这一代谢过程中，肾起着主宰作用。一方面，肾蒸腾气化，升清降浊，使清者重新上输于脾肺，再布散于周身，使浊者下注于膀胱，生成尿液排出体外；另一方面，肾阴肾阳能促进肺、脾、膀胱等脏腑水液代谢的功能。

3. 主纳气　肾主纳气是指肾具有摄纳肺所吸入自然界清气并使之下归于肾，从而助肺保持呼吸深度，防止呼吸表浅的作用。人体的呼吸运动，虽由肺所主，但肺吸入之清气，必须下归于肾，由肾为之摄纳，呼吸才能通畅、均匀，并保持一定的深度。正常的呼吸运动是肺肾相互协调的结果。

【知识拓展】◆⋯

命门

命门一词，最早见于《黄帝内经》，系指眼睛而言。如《灵枢·根结》中说："命门者，目也。"将命门作为内脏提出则始于《难经》。明清以来，对命门开展了较为深入的研究，才出现了各种不同见解，命门的重要性也引起了广泛重视。

关于命门的部位，有右肾、两肾和两肾之间的区别，关于命门的功能，有主火、水火共主、非水非火为肾间动气之不同。综观以上认识，虽对命门的形态、部位有不同见解，但在命门的生理功能与肾息息相通的认识上是基本一致的。历代医家大多认为命门与肾同为五脏之本，内寓真阴真阳，肾阳即命门之火，肾阴即命门之水。古代医家之所以称之"命门"，无非是强调肾气及肾阴肾阳在生命活动中的重要性，"命门"亦即"生命之门"。

二、六腑

六腑共同的生理功能是受盛和传化水谷。六腑虽各有所司，但饮食物的消化、吸收、排泄过程是六腑之间相互联系、密切配合的结果。

六腑图解

（一）胆

胆附于肝，内藏胆汁。胆的主要生理功能为：储藏和排泄胆汁，主决断。

1. 储藏和排泄胆汁　胆汁来源于肝，由肝之余气所化生。在饮食物的消化过程中，储藏于胆腑的胆汁在肝的疏泄作用下，注入小肠，以促进饮食水谷的消化和吸收。

2. 主决断　胆主决断意义有二：一是指正常的决断能力，亦即能完全控制自己的意识和动作；二是准确，恰如其分，不偏不倚。胆的这一功能对于预防和消除某些精神刺激的不良影响，以维持和控制气血津液的正常运行，确保脏腑之间的协调关系，有着重要作用。

（二）胃

胃位于中焦，分上、中、下三部，上部包括贲门，为上脘；中部即胃体，为中脘；下部包括幽门，为下脘。胃是机体对饮食物进行消化、吸收的重要脏器，其主要功能是：主受纳腐熟，主通降。

1. 主受纳腐熟　受纳，即接受、容纳；腐熟，是指胃将饮食物进行初步消化，并形成食糜的作用。饮食入口经食管容纳于胃中，并暂存于胃腑，以利胃的初步消化，故有"太仓""水谷之海"之称。容纳于胃中的水谷，经胃的消磨腐熟后变成食糜，下传于小肠，以作进一步消化。

2. 主通降　通，即通畅；降，即下降。食物经胃腐熟后，必须下行于小肠，才能将食物作进一步消化，并将其中的营养物质彻底吸收，化为气血津液，输送至全身，其浊者下移入大肠，然后形成粪便排出体外。

（三）小肠

小肠位于腹中，是机体对饮食物进行消化、吸收，并输布其精微，下传其糟粕的重要脏器。小肠的主要生理功能为：受盛化物，泌别清浊。

1. 受盛化物　受盛，即接受，小肠作为容器能够盛物之意；化物，即消化食物、化生精微之意。小肠的受盛化物功能主要表现在两个方面：一是小肠盛受了由胃腑下移而来的初步消化的饮食物，起到容器的作用，即受盛作用；二是指经胃初步消化的饮食物，在小肠内对其进一步消化，将水谷化为可以被机体利用的营养物质，精微由此而出，糟粕由此下输于大肠，即化物作用。

2. 泌别清浊　泌，即分泌；别，即分别；清，即精微物质；浊，即代谢产物。所谓泌别清浊，是指小肠在对饮食物进一步消化的同时，也将其分为水谷精微和代谢产物两部分。泌清，就是将饮食物中的水谷精微进行吸收，再通过脾之升清作用，输布全身。别浊，则体现为两个方面：其一是将饮食物的残渣，通过阑门传送到大肠，形成粪便，经肛门排出体外；其二是将剩余的水分经肾脏气化作用渗入膀胱，形成尿液，经尿道排出体外。

（四）大肠

大肠，亦居腹中，其主要功能是主传化糟粕。

传化糟粕是指大肠接受由小肠下移而来的饮食残渣，再吸收其中剩余的水分和养料，使之形成粪便，经肛门排出体外的作用。

大肠在传导食物残渣的过程中，将其中的部分水液再吸收，重新参与体内的水液代谢，故称"大肠主津"。

（五）膀胱

膀胱，位于下焦，其主要功能是储尿和排尿。

1. 储存尿液　在人体津液代谢过程中，水液通过肺、脾、肾三脏的作用，布散全身，发挥濡润机体的作用。其被人体利用之后，即是"津液之余"者，下归于肾。

经肾的气化作用，升清降浊，清者回流体内，浊者下输于膀胱，变成尿液，并储存于膀胱。

2. 排泄尿液　尿液储存于膀胱，达到一定容量时，通过肾的气化作用，使膀胱开合适度，则尿液可及时地从尿道排出体外。

（六）三焦

三焦，即上焦、中焦、下焦的合称。三焦的概念有二，其一是六腑之一；其二是单纯的解剖部位概念，即膈以上为上焦，包括心与肺；膈至脐为中焦，包括脾、胃、肝、胆；脐以下至二阴为下焦，包括肾、大肠、小肠、膀胱和女子胞等。作为六腑之一的三焦，其主要功能是：通行元气，运行水液。

1. 生理功能

（1）通行元气：元气根源于肾，由先天之精所化，通过三焦而输送到五脏六腑，充沛于全身，以激发和推动各脏腑组织的功能活动，故说三焦是元气运行的通道。

（2）运行水液：三焦是水液升降出入的通道，三焦水道通利，水液代谢才能正常。

2. 功能特点　作为部位概念的三焦，其功能各有特点，《灵枢·营卫生会》将其概括为"上焦如雾，中焦如沤，下焦如渎"。

（1）上焦如雾：上焦主宣发卫气，输布水谷精微和津液，犹如"雾露之溉"，以营养滋润全身脏腑组织，故称"上焦如雾"。

（2）中焦如沤：中焦主受纳腐熟水谷，运化水谷精微和津液，化生气血，犹如酿酒一样，故称"中焦如沤"。

（3）下焦如渎：下焦主泌别清浊，排泄废物，犹如水浊不断地向下疏通、向外排泄，故称"下焦如渎"。

三、奇恒之腑

奇恒之腑，包括脑、髓、骨、脉、胆、女子胞，其中髓、骨、脉、胆前文已叙，故本部分只介绍脑和女子胞。

（一）脑

脑居颅内，上自颅囟，下至风府，由髓汇集而成。其主要功能是：主宰人体的生命活动和精神活动。但在以五脏为中心的藏象学说中，将脑的生理功能分属于五脏而统归于心，因此对于精神、意识、思维、情志方面的病证，常以心为主，按五脏病证论治。

（二）女子胞

女子胞，又称胞宫、子脏、子宫，具有主持月经和孕育胎儿的作用。月经的产生是脏腑气血作用于胞宫的结果，因此胞宫的功能正常与否，直接影响到月经的来潮。胞宫还是女性孕产的重要器官，受孕之后，胎儿在子宫内生长发育，月经停止来潮，脏腑经络气血通过冲任二脉下注于胞宫以养胎，经过 10 个月的孕育，发育成熟而从胞宫娩出。

关于五脏与五官的连属关系

舌、鼻、口、目、耳，被称为五官。藏象学说认为，五脏各有其经络与相应的五官相连，五脏的精气通过经络上承于五官；当五脏有病时，即可从官窍变化中反映出来，故称五官为五脏之外候。五官分属于五脏的规律是："鼻者，肺之官也；目者，肝之官也；口唇者，脾之官也；舌者，心之官也；耳者，肾之官也。"（《灵枢·五阅五使》）

四、脏腑之间的关系

人体是由脏腑、经络、形体和官窍所构成的一个有机整体，在这个整体中，各脏腑的功能活动不是孤立的，而是在生理上存在着相互制约、相互依存和相互为用的关系，在病理上又往往按一定的规律相互影响、相互传变。脏腑之间的关系主要有脏与脏之间的关系、脏与腑之间的关系、腑与腑之间的关系。

（一）脏与脏之间的关系

1. 心与肺　心主血，肺主气，心与肺的关系，主要体现为气血相互依存、相互为用的关系。心肺两脏功能协调，才能保证气血的正常运行，从而维持全身各脏腑组织的新陈代谢。若肺气不足，宗气形成不足，则宗气"贯心脉以行气血"的能力下降，影响心主行血的功能，从而出现胸闷、唇青、舌紫等心血瘀阻病症。反之，若心气不足，心阳不振，血行不畅，也会影响肺主宣发和肃降的功能，从而出现咳嗽、气促等病气上逆的病理症状。

2. 心与脾　心与脾的关系，主要表现为血液生成和运行两方面的协同作用。心血依赖脾气健运以化生；脾气的运化功能又赖心血的滋养和心气的推动。血在脉内运行，既依赖心气的推动，又依赖脾气的统摄，心脾两脏功能协调，才能保证血液的正常运行。若心气不足，行血无力，或脾气虚损，化生无源或统摄无权，均可导致血液运行失常的病理变化。

3. 心与肝　心与肝的关系，主要表现为血液循行和神志活动两方面。心之运行气血功能正常，血运通畅有序，则肝有所藏；肝之藏血充盈，疏泄有度，并随人体动静的不同而调节血量，则有利于心主行血功能的正常进行。心藏神，主宰人的精神意识思维活动；肝主疏泄，调节人体的情志活动。心肝两脏相互协调，以维持精神情志活动的正常。

4. 心与肾　心与肾的关系，主要体现于心肾阴阳水火互制互济。心居上焦属阳，其性属火；肾居下焦属阴，其性属水。从阴阳水火的升降理论来说，在上者宜降，在下者宜升。故心火（阳）下降于肾，以温暖肾水而使肾水不致过寒；故肾水（阴）上济于心，以滋润心阴而使心火不致独亢于上。这种心肾阴阳水火彼此交通、相互协调的关系，称为"水火既济""心肾相交"。若心火不能下降于肾而独亢于上，肾水不能上济于心而独亏于下，心肾阴阳水火关系便失去协调平衡，临床表现为心悸、怔忡、心烦、失眠、腰膝酸软等症，称为"水火失济""心肾不交"。

5.肺与脾 肺与脾的关系，主要体现在气的生成和水液代谢两方面。肺司呼吸而吸纳清气，脾主运化而化生水谷精气。清气和水谷精气，是气的生成尤其是宗气生成的主要物质基础。因此，肺脾两脏功能协同配合，就保证了宗气的生成。肺主通调水道，脾主运化水湿，肺脾两脏协调配合，是保证津液正常生成、输布和排泄的重要环节。

6.肺与肝 肺与肝的关系，主要体现在人体气机升降的相反相成、相互协调方面。肺居上焦，为阳中之阴脏，其气肃降；肝居下焦，为阴中之阳脏，其气升发。肝升肺降，升降协调，对维持全身气机的调畅、气血的调和，起着重要的调节作用。

7.肺与肾 肺与肾的关系，主要体现在水液代谢、呼吸运动两方面。肺主通调水道，为水之上源；肾总司气化，主水之脏，为水之下源。肺的通调水道功能，有赖于肾阳的蒸腾气化作用；而肾的主水功能，亦有赖于肺的宣发肃降。肺肾功能协调，就能保证水液代谢的正常进行。在呼吸运动方面，肺主呼吸，肾主纳气。肺气肃降，有利于肾的纳气；肾气充足，摄纳有权，也有利于肺之肃降。

8.肝与脾 肝与脾的关系，主要体现在两脏对消化功能的协同作用和对血液的调控作用。在消化功能方面，肝主疏泄，调畅气机，能协调脾胃气机的升降，以协助脾之运化功能；脾气健旺，气血生化有源，肝得以藏血，又有利于肝之疏泄。在血液运行方面，脾气健运，血液化生有源；脾能统摄血液，则肝有所藏；肝血充足，疏泄有度，血量得以正常调节，气血才能运行无阻。肝脾协调，共同维持血液的正常运行。

9.肝与肾 肝与肾的关系，主要表现在精血同源、阴液互养方面。肝藏血，肾藏精，肝血依赖肾精的滋养，肾精又依赖肝血的不断补充，肝血与肾精相互资生、相互转化；且精与血都化源于脾胃运化的水谷精微，故称为"精血同源""肝肾同源"。肝主疏泄和藏血，体阴用阳；肾主藏精，为一身阴阳之根本。肾阴能涵养肝阴，使肝阳不致上亢，肝阴又可资助肾阴的再生。

10.脾与肾 脾与肾的关系，主要表现为先后天相互资生和水液代谢方面。脾主运化，化生气血，为后天之本；肾主藏精，为先天之本。脾之运化，须赖肾阳的温煦蒸化，方能健运，即先天温养激发后天；肾中精气赖脾胃运化的水谷精微不断补充，方能充盈，即后天补充培育先天。故先天与后天，二者相互资生、相互促进。在水液代谢方面，脾主运化水液，肾主水，脾肾两脏相互协同，共同完成水液的新陈代谢。

（二）腑与腑之间的关系

六腑的生理功能虽各有不同，但其共同的生理特点是"传化物"。因此，六腑之间的关系，主要体现在饮食物的消化、吸收、排泄过程中的相互联系和密切配合。

饮食入胃，经胃的腐熟后形成食糜，下传于小肠；通过小肠的进一步消化，以及胆汁的助消化作用，泌别清浊，其水谷精微被吸收，经脾的转输，以营养全身；其糟粕下传于大肠，经大肠的转化作用，使之变化形成粪便而排出体外；其剩余的水液，渗入膀胱，形成尿液而排出体外；三焦是元气和津液运行的道路，与消化、吸收、排泄功能均有关。由此可见，人体对饮食物的消化、吸收和排泄，是由六腑分工合作，共同完成的。

（三）脏与腑之间的关系

脏与腑的关系主要表现为脏腑通过经络的相互络属形成阴阳表里配合关系。脏属阴，腑属阳；脏为里，腑为表。一脏一腑，一阴一阳，一表一里，相互配合，形成了脏与腑之间的密切联系。脏腑的表里关系，不仅说明它们在生理上的相互联系，而且也决定了它们在病理上的相互影响，脏病及腑，腑病及脏，脏腑同病等。

1. **心与小肠**　心阳之温煦，心血之濡养，方可使小肠生理功能正常；小肠化物，泌别清浊，将清者吸收，经脾气升清而上输心肺，以养其心。若心有实火，可移热于小肠，引起尿少、尿热赤、尿痛等症；反之，小肠有实热，亦可循经上炎于心，可见心烦、舌红、口舌生疮等症。

2. **肺与大肠**　肺气清肃下降，气机调畅，并布散津液，能促进大肠的传导糟粕功能；大肠的传导功能正常，糟粕下行，亦有利于肺气的清肃通利。二者配合协调，从而保证了肺主呼吸与大肠传导糟粕功能正常。若肺气壅塞，清肃失职，津液不能下达，可致大便干结或便秘；肺气虚弱，推动无力，则可见大便艰涩难行；反之，大肠实热，腑气不通，则可影响肺之肃降，从而产生胸闷、气短等症。

3. **脾与胃**　脾主运化，胃主受纳，二者相互配合，共同完成人体对饮食物的消化、吸收及水谷精微的输布，故脾胃共称为后天之本，气血生化之源。胃主受纳、腐熟水谷，为脾运化之前提；脾主运化、消化食物，转输精微，为胃的受纳提供条件和能源。脾气升，水谷精微得以输布；胃气降，水谷及糟粕得以下行。脾属阴土，喜燥而恶湿；胃属阳土，喜湿而恶燥。总之，脾与胃在生理上是纳运相助、升降相因、燥湿相济的相反相成关系，在病理上，二者的病变常相互影响，临床上出现脾胃同病的病证。

4. **肝与胆**　肝主疏泄，分泌和排泄胆汁；胆附于肝，储藏胆汁，胆汁来源于肝而排泄于小肠。二者协调配合，胆汁疏利通畅，共同发挥协助脾胃消化的作用。若肝气郁滞，疏泄失职，可影响胆汁疏利排泄；胆腑湿热，可影响肝之疏泄。

5. **肾与膀胱**　人体代谢后的水液经肾的气化作用，浊者下降，由膀胱潴留和排泄；然膀胱的储尿和排尿功能，取决于肾气的盛衰。肾气充足，固摄有权，则膀胱开合有度，尿液就能正常排泄。

案例评析 ◆

　案　例 ⚪

　　　　方某，男，50岁，工人。
　　　　腰髋部冷痛1个月余。
　　　　患者1个多月前洗"冷水澡"后出现腰髋部冷痛重着，"如带五千钱"，不能转侧，活动不利，天阴下雨则疼痛尤甚，纳谷不香，时而嗳气，大便秘结，少腹部胀坠不适，下肢困重。舌苔白腻，脉沉而小滑。

1.腰为肾之府,患者出现腰部持续性冷痛重着,不能转侧,活动不利,说明疾病的部位属于肾。

2.四诊合参,患者腰痛为肾虚寒湿停聚,痹阻络脉,气血运行不利所致。治当温肾祛湿,散寒通经。

第三节　精、气、血、津液

【重点提示】

精、气、血、津液学说是研究人体精、气、血、津液的生成、运行、生理功能及其相互关系的学说,是中医理论体系的重要组成部分。必须重点掌握精、气、血、津液的概念和生理功能。

精、气、血、津液,是构成人体和维持机体生命活动的基本物质。精,是由禀受于父母的生命物质与后天水谷精微相融合而形成的一种精华物质;气是人体最为活跃,运行不息且无形的极细微物质;血液是运行于血管中营养丰富的液态物质;津液是人体正常水液的总称。

精、气、血、津液是人体各脏腑组织官窍生理功能活动的物质基础,而精、气、血、津液的生成和代谢,又赖于脏腑组织器官的生理活动。因此,精、气、血、津液与脏腑组织器官的生理功能和病理变化有着密切的关系。

学习导入

案　例

樊某某,男,17岁。患者身材矮小瘦弱,面容焦枯熏黑,头发灰黑无泽,精神委顿。问诊得知患者幼时囟门闭合延迟,语言、坐立、爬行均较同龄幼儿明显滞后,乳牙生长迟缓。经检查患者第二性征没有任何发育的迹象。

思　考

1.患者为什么出现上述症状?
2.此证候病位可能涉及哪一个脏腑?

一、精

（一）精的概念

精，是指禀受于父母的生命物质与后天的水谷精微融合而成的一种构成人体和维持人体生命活动的最基本物质。它是人体内最精专的、液体的精微物质，是人体生命的本源，故《素问·金匮真言论》中说："夫精者，身之本也。"精一般储藏在脏腑之中或流动于脏腑之间，故《灵枢·本神》中说："是故五脏，主藏精者也。"

在中医学中，精有广义和狭义之分。广义的精，泛指构成人体和维持机体生命活动的一切精微物质，包括先天之精、水谷之精、生殖之精、脏腑之精以及血、津液及髓，即构成人体的一切基本物质。狭义之精，特指具有繁衍后代作用的生殖之精。人体之精根源于先天而充养于后天，因此从精的来源而言，有先天、后天之分。先天之精，藏于肾，是禀受于父母的生殖之精，它与生俱来、蕴含生命活力，是形成胚胎的原始物质，也是生命得以产生、发展的物质基础。后天之精，来源于饮食水谷，又称"水谷之精"，是脾胃将饮食水谷转化成的水谷精微。水谷之精以液态形式由脾气转输至全身各脏腑形体官窍，以营养各脏腑组织，维持正常的生命活动，其盈者藏于肾，以充养先天之精。两者之间相互促进、相互资生。先天之精依赖后天之精的不断培育和补充，才能保持充盈；后天之精又需要先天之精的活力资助，才能不断化生，所以有"先天生后天，后天养先天"之说。

（二）精的生理功能

1. 繁衍生殖 精为生命起源的原始物质，具有生殖以繁衍后代的作用。先天之精与后天之精都归藏于肾，相互融合，统称"肾精"。肾精充足，则生殖能力强；肾精不足，就会影响生殖能力，故补肾填精是临床上治疗不育、不孕等生殖机能低下的重要方法。

2. 促进生长发育 人之生始于精，由精而成形，精是胚胎形成和发育的物质基础。人出生之后，从婴幼儿至青壮年成熟，尤赖以精的充养，才能维持正常的生长发育。随着肾中精气的盛衰，人体呈现出生、长、壮、老、已的生命运动规律。若肾精不足，则小儿出现生长发育迟缓，成人出现早衰等病理变化。

3. 濡养脏腑组织 精是濡养脏腑组织的重要物质。先天之精与后天之精充盛，则脏腑之精充盈，肾精也充盛，因而全身脏腑、组织、官窍得到精的充养，各种生理功能得以正常发挥。若先天禀赋不足，或后天之精化生有碍，则肾精亏虚，五脏精衰，失去濡养作用，脏腑、组织、官窍得不到精的濡养和支持，其功能则不能正常发挥，甚至衰败。

4. 生髓充脑 肾藏精，精生髓，髓聚为脑。肾精充盛，则脑髓充足而自健。脑健则能生智慧，强意志，利耳目，轻身延年。

二、气

（一）气的概念

气，是古代人们对于自然现象的一种朴素认识，是古代哲学的内容。最早关于

"气"的认识，是指具有看不见、摸不着却又客观存在的属性的物质，并具有活力很强、不断运动的特性。后来引申为凡具有这一属性的物质均称为"气"。宇宙间的一切事物，都是由气的运动变化而产生的，气是构成天地万物的最基本物质。中医学认为，人是自然界的产物，也是由气构成的，气是构成人体和维持人体生命活动的基本物质，并以气的运动变化来阐释人体生命活动的规律。

（二）气的来源

人体气的来源主要包括三个方面：一是来源于父母的先天之精气；二是来源于饮食物中由脾胃运化而来的水谷之精气，又称"谷气"；三是来源于肺吸入的自然界的清气。

（三）气的生成

人体的气是由先天之精所化生的先天之气、水谷精微所化生的水谷之气和自然界的清气，通过肾、脾胃和肺等脏腑的综合协调作用而成。禀受于父母、由父母生殖之精所化生的先天之气，成为人体之气的根本，是人体生命活动的原动力；来源于饮食物的水谷精微，依赖于脾胃的运化功能而生成水谷之气（即谷气），布散全身后成为人体之气的主要组成部分；存在于自然界的清气，要靠肺的呼吸功能和肾的纳气功能才能吸入体内，参与气的生成，并不断吐故纳新，维持人体的生命活动。所以有"肾为气之根，脾胃为气之源，肺为气之主"之说。气的正常生成，必须满足两个基本条件：一是物质来源充足，即先天精气、水谷精气和自然界清气供应充足；二是脏腑特别是肾、脾胃、肺的生理功能正常。如果气的来源不足或上述脏腑功能失常，则影响气的生成，或影响气的生理效应，形成气虚等病理变化。

（四）气的生理功能

气的生理功能，主要有以下六个方面。

1. 推动作用　气是活力很强的精微物质，具有激发和推动作用，是人体生命活动的原动力。具体体现在：①激发和促进人体的生长发育及生殖能力；②激发和维持脏腑、经络等组织器官的生理功能活动；③推动血液的生成和运行；④推动津液的生成、输布。

2. 温煦作用　气的温煦作用，主要是指阳气具有温煦人体的作用。阳气是人体热量的来源，人体的体温依靠阳气的温煦作用来维持恒定；各脏腑、经络等组织器官也需要在阳气的温煦作用下进行正常的生理功能活动；血和津液等液态物质同样依赖阳气的温煦作用，才能进行正常的循环运行，故说："血得温而行，得寒而凝。"

3. 防御作用　气的防御作用，是指气具有护卫全身的肌表、抗御病邪、保护机体健康的作用。气的防御作用主要体现为：①护卫肌表，抵御外邪。皮肤是人体的藩篱，具有屏障作用，卫气行于脉外，达于肌肤，发挥防御外邪侵袭的作用。②正邪交争，驱邪外出。邪气侵入机体之后，机体的正气奋起与之抗争，将邪气驱除体外，则疾病痊愈。③自我修复，恢复健康。疾病后期，邪气渐除，正气渐复，正气促进机体阴阳恢复平衡，使机体病愈而康复。

4. 固摄作用　气的固摄作用，主要是指对血、津液、精、带等液态物质具有统摄和控制，防止其无故流失的作用。具体表现在：①统摄血液，使血液在脉管内正常运行，防止其无故逸出脉管外，即各种出血。②固摄津液，控制津液（如汗液、带下、尿液、唾液、胃液、肠液、泪液等）的分泌与排泄量，防止津液的无故流失。③固摄精液，防止精液过度排泄而出现遗精、滑精、早泄。

5. 气化作用　气化是指通过气的运动（即脏腑的功能活动）而产生的变化。具体地说，是指精、气、血、津液等各自新陈代谢及其相互转化的过程。

饮食物通过脾胃的功能活动转化成水谷精气；水谷精气在多脏腑的共同作用下化生成精、气、血、津液等物质；津液通过肺、脾、肾等脏腑的功能活动，将代谢后的水液转化成汗液、尿液并排出体外；饮食物经过消化和吸收后，其残渣转化成糟粕。所有这些变化都是通过脏腑的功能活动，即"气化"作用来完成的，所以说气化的过程实际上就是体内物质代谢的过程，是物质转化和能量转化的过程。

6. 营养作用　指气为机体脏腑功能活动提供营养的作用。气中的营气由水谷精气化生，流注全身，营养五脏、六腑、五官九窍、四肢百骸。

（五）气的运动

气的运动称为气机。人体的气处于不断的运动之中，它流行于全身各脏腑、经络等组织器官，无处不有，推动和激发着人体的各种生理活动。气的运动形式有升、降、出、入四种。脏腑、经络、形体、官窍的生理功能必须依靠气的运动才得以完成，精、气、血、津液必须通过气的运动才能在体内不断地运行流动，各脏腑组织器官之间的联系和协调也必须通过气的运动才能实现。所以，气的升降出入运动是人体生命活动的根本。就某个脏腑局部的生理特点来看，气的升降出入运动有所侧重，如脾气升、胃气降、肝气升等，但从整个机体生理活动来看，升与降、出与入之间必须保持协调平衡，各脏腑功能才能正常发挥，人体的生命活动才能正常进行。气的运行通畅无阻，且升降出入协调平衡的状态，称为"气机调畅"。若气的运行不畅，升降出入之间失去协调平衡，则称为"气机失调"。

（六）气的分类

人体的气，根据其生成来源、分布部位及功能特点的不同，将其分为元气、宗气、营气和卫气等。

1. 元气　元气，又名"原气""真气"，是人体最基本、最重要的气，是人体生命活动的原动力。

（1）生成与分布：元气来源于肾，由肾中藏的先天之精所化生。肾中先天之精禀受于父母的生殖之精，胚胎时期便已存在，出生之后，必须得到脾胃化生的水谷之精的滋养补充，方能化生为充足的元气。因此，元气是否充沛，决定于父母的先天之精气充沛与否，以及脾胃化生的后天之精气是否充盛。

元气借三焦为通道而流注于全身，内至脏腑，外达皮肉筋脉，作用于全身各个脏腑组织。

（2）生理功能：元气的生理功能体现在两个方面：一是推动人体的生长发育并使机体逐步具备生殖能力；二是激发和推动各脏腑、经络等组织器官的生理功能活动。元气作为生命的原动力，根源于肾，经过三焦布散全身，持续不断地激发、推动着脏腑、经络的生理功能活动。因此，元气越充沛，脏腑越强盛，身体越健康。若元气先天不足或后天耗损过多，导致元气虚弱，则脏腑组织生理功能低下，易产生多种疾病。

2. 宗气　宗气，是积于胸中之气，所聚之处，称为"气海"，又名"膻中"。

（1）生成与分布：宗气是由脾胃运化而来的水谷之精气和肺吸入的自然界的清气相互结合而成。饮食物经过脾胃的腐熟、运化、升清功能化生为水谷精气，向上输送至肺，与肺吸入的自然界的清气相结合生成宗气。因此，肺的呼吸功能和脾胃的运化功能正常与否，直接影响宗气的盛衰。宗气积聚于胸中，贯注于心肺，并通过心肺布散全身。

（2）主要功能：宗气的生理功能主要有两个方面：一是走息道以行气血。宗气贯穿于呼吸道，以促进肺的呼吸功能，故凡语言、声音、呼吸的强弱，均与宗气的盛衰有关；二是贯心脉以行气血。宗气贯穿于心脉，以协助心脏推动血液的运行，肢体的活动能力、视听的感觉能力、心脏搏动的强弱及其节律等，皆与宗气的盛衰有关。

3. 营气　因为富有营养，又称"荣气"；又因为与血液共行于脉中，是血液的重要组成部分，二者可分而不可离，故常以"营血"并称；营气与卫气相比较而言，在脉管内，属于阴，故营气又称"营阴"。

（1）生成与分布：营气是由脾胃运化的水谷精微所化生。饮食物在脾胃的作用下，化生为水谷精气，其中精华部分化生为营气，进入脉中运行全身。

（2）主要功能：营气的功能体现在两个方面：一是化生血液。营气经肺注入脉中，既是血液的组成部分，又是血液产生的重要物质基础。故《灵枢·邪客》中说："荣气者，泌其津液，注之于脉，化以为血，以荣四末，内注五脏六腑。"二是营养全身。营气富有营养，循经脉流注全身，内至五脏六腑，外达皮肉筋骨，为脏腑、经络等组织器官的功能活动提供营养物质。

4. 卫气　卫气，是运行于脉管之外的气。相对于"营阴"而言，属于阳，故称"卫阳"。

（1）生成与分布：卫气同营气一样，也来源于脾胃运化的水谷精微，其慓疾滑利部分因不受脉管约束而运行脉管之外，从而形成卫气。卫气的活动力特别强，流动很迅速，运行于皮肤、肌肉之内。

（2）主要功能：卫气的功能体现在三个方面：一是护卫肌表，既可防御病邪入侵，又可驱邪外出。卫气充盛，肌表坚固，抵御病邪能力强，不易感受病邪，即使病邪已经入侵，也可驱除之。二是温养脏腑、肌肉、皮毛等。卫气充满全身，内至脏腑，外达肌肤，发挥温养作用，维持脏腑组织进行功能活动所适宜的温度。三是调节控制腠理的开合、促进汗液的排泄，以维持体温的相对恒定，从而保证了机体内外环境的协调平衡。

三、血

(一)血的基本概念

血,是运行于脉管中的红色液态物质,即血液。血与精、气一样,也是构成人体和维持人体生命活动的基本物质,具有营养和滋润作用。

脉是血液运行的管道,具有阻遏血液逸出的功能,故有"血府"之称。

(二)血的生成

血液,主要由营气和津液组成。营气和津液来源于所摄入的饮食物经过脾胃运化而来的水谷之精气,所以说脾和胃是气血生化之源。

另外,肾藏精,精生髓。精髓也是化生血液的基本物质,故"有血之源头在于肾"之说。

(三)血的功能

1. **营养和滋润全身** 运行于血管中的血液,内至脏腑,外达皮肉筋骨,循环往复,周流不止,为全身各脏腑组织器官的功能活动提供充分的营养和滋润,正如《素问·五脏生成篇》中所说:"肝受血而能视,足受血而能步,掌受血而能握,指受血而能摄。"

2. **神志功能活动的物质基础** 神志虽为心所主宰,但离不开血的营养。血液充盈,则人的精神旺盛,神志清晰,感觉灵敏,活动自如等;若血虚或血运失常,则可出现不同程度的神志症状。

(四)血的运行

血液必须在血管中循环往复,周流不息,为全身的脏腑组织器官提供充足的营养物质。血液的正常运行,必须具备三个条件:正常的脏腑生理功能活动、血液充盈和脉管系统完整通畅。其中,脏腑的生理功能活动,尤以心、肺、肝、脾最为重要。

1. **心主血脉** 心主血脉,心气推动血液在脉中运行全身。血液在脉管中正常运行,依赖心气的充沛,而心气充沛,则必须要有正常的心力、心率、心律。

2. **肺朝百脉** 肺朝百脉,主治节,辅助心脏主管全身血脉。肺所吸入的清气参与宗气的形成,而宗气能贯穿心脉助心脏推动血液的运行;运行于周身脉管的血液,最终都要汇聚于肺,进行气体的交换,然后在肺气的作用下输布全身。

3. **脾主统血** 脾胃为气血生化之源,是维持血液充盈的前提;脾的统血功能,保证了血液循行于脉管之中,以维持血液运行的通畅。

4. **肝藏血主疏泄** 肝主藏血,储藏血液和调节血量,防止出血,且调畅气机,以维持人体血液循环的通畅。

四、津液

(一)津液的基本概念和分类

1. **津液的基本概念** 津液,是机体一切正常水液的总称,包括各脏腑组织器官的内在体液及其正常的分泌物，如胃液、肠液、关节液、唾液和涕、泪等。津液同精、气、血等一样，也是构成人体和维持人体生命活动的基本物质。

2.**津液的分类**　一般来说，质地较清稀，流动性较大，分布于体表皮肤、肌肉和孔窍，并能渗入血脉，起滋润作用的，称为津；质地较稠厚，流动性较小，灌注于关节、脏腑、脑、髓等，起濡养作用的，称为液。因为津与液，都来源于饮食水谷，且代谢过程中常互相转化，所以津液常并称。

（二）津液的代谢和排泄

津液在体内的代谢是一个非常复杂的过程，是由多个脏腑共同协调完成的。

1.**津液的生成**　津液来源于饮食水谷。首先，胃的收纳、腐熟功能，脾的运化、升清作用，是津液产生的主要来源；其次是小肠的分清泌浊功能，大肠在转化糟粕过程中吸收其中的多余水分，为津液的正常生成提供了保障。机体在脾、胃、小肠、大肠共同的生理活动下，完成津液的生成。

2.**津液的输布**　津液的输布主要是依靠脾、肺、肾、肝和三焦等生理功能的综合作用得以完成。脾主运化，将津液上输于肺；肺主行水，通调水道，通过宣发和肃降作用将水液布散于全身；肾为主水之脏，将代谢后的水液化成尿液排出体外；三焦是水液运行的通道；肝主疏泄，调节水液的输布。

3.**津液的排泄**　津液的排泄首先是通过排出尿液和汗液完成，其次，呼气和粪便也会带走少量水分。因此，津液的排泄主要是由肺、脾、肾等脏腑生理功能完成，尤其是通过肾的气化变成尿液的功能，是津液排出的最主要的途径。故《景岳全书·肿胀》中说："盖水为至阴，故其本在肾；水化为气，故其标在肺；水惟畏土，故其制在脾。"

津液的产生、代谢和最终的排出保持着动态的平衡，以维持机体内环境稳态。如果这种动态平衡被打破，则会出现津液不足或水湿内停等病候。

（三）津液的功能

津液的功能有滋润濡养和充养血脉的生理功能。如布散于体表，能滋养濡润皮毛肌肉；注入体内，能滋养濡润各脏腑组织官窍，维持各脏腑组织官窍的正常功能活动。津液也是组成血液的基本物质，其渗入血脉，能充养和滑利血脉。同时，津液作为阴精的一部分，对调节人体的阴阳平衡亦起着重要的作用。

五、精、气、血、津液的关系

精、气、血、津液都是构成和维持人体生命活动的基本物质，它们之间既相互依存、相互渗透、相互促进、相互转化，又存在相互制约的关系。

（一）气与血的关系

1.**气为血之帅**　气对血的作用体现在三个方面：

（1）气能生血。一方面，气，特别是营气，是血液化生的基本物质；另一方面，血液的产生依赖脏腑的功能活动，即气化而完成。因此，气旺则化生血液的功能增强，血液充足；气虚则化生血液的功能减弱，易于导致血虚的病变。

（2）气能行血。血液的正常运行，依赖于心气的推动、肺气的宣发布散、肝气的疏泄条达、宗气的"贯心脉以行气血"等共同作用而完成，所谓"气行则血行，气滞则血瘀"。

（3）气能摄血，即气对血的统摄作用。气的固摄作用使血液正常循行于脉管之中而不逸于脉外。

2. 血为气之母 血对气的作用体现在两个方面：

（1）血能生气。气存于血中，血不断地为气的生成和功能活动提供营养，血是气的生成和功能的主要物质基础。

（2）血能载气。气存在于血中，依附于血而得以存在于体内，使不致散失，并以血为载体而运行于全身。

（二）气与精的关系

1. 气对精的作用 一方面表现在气对精具有封藏和控制以防止其无故流失的作用，即气的固摄作用；另一方面精的生成有赖于脏腑功能活动，即气化。

2. 精对气的作用 精能化气，即精是化生气的物质基础。如肾精化生元气，通过三焦，布散全身，促进了人体的生长、发育和生殖，并激发和推动全身脏腑的功能活动。

（三）气与津液的关系

气与津液的关系和气与血液的关系十分相似，具体表现在气能生津、行津、摄津和津能化气、津能载气等几个方面。

1. 气能生津 气是津液生成的动力，津液的生成依赖于气的推动。津液的生成是由诸多脏腑的功能（脏腑之气）共同完成的，尤其是脾胃之气起着至关重要的作用。所以脾胃等脏腑之气充盛，则津液化生充足；若脏腑之气虚亏，往往导致津液不足的病变。

2. 气能行津 气是津液输布和排泄的动力。津液的输布与排泄离不开气的推动和升降出入运动，如脾的散精和转输、肺的宣发和肃降、肾的蒸腾气化等，故说"气行水亦行"。若气虚推动减弱，气化无力，或气郁不畅，气化受阻，则津液的输布、排泄障碍，可形成痰、饮、水、湿等病理产物，临床称为"气不行水""气不化水"。

3. 气能摄津 气能摄津是指气的固摄作用控制着津液的排泄。体内的津液在气的固摄作用控制下维持着动态平衡。若气的固摄作用减弱，则体内津液经汗、尿、便等途径无故流失，出现自汗、滑泄、多尿、遗尿的病理现象，临床治疗时应补气以固津。

4. 津能化气 津液能促进气的生成。津液在输布过程中受到各脏腑阳气的蒸腾温化，可以化生为气，敷布于各脏腑组织器官，促进其正常的生理活动。

5. 津能载气 指津液是气的载体之一。运行于血脉之外的气，必须依附于津液才能存在于体内，否则会漂浮失散而无所归。因此，如果汗、吐、下致津液大量丧失，则可导致气的耗损。

（四）血与津液的关系

津液和血液同为液态物质，都有滋润和濡养的作用。生理上，津液渗注入脉管，即成为血液的组成部分；血液中水分渗入脉外，则成为津液。病理上，若血液大量丢失，则津液过多地渗入脉管中，可致津液不足；反之，津液大量地损耗，脉管中的水分渗入脉外，可导致血液的减少。故有"津血同源"之说，即"失津即失血，失血即失津"。

此外，精和血都来源于水谷精微，精能化生血液，并促进血液的生成；血液又能营养精，故常称"精血同源"。

案例评析 ◆

案　例

张某，男，38岁，工人。

患者反复感冒一年余，每次感冒少则半月，多则月余才能转好。近日因不慎又感冒六七日，中药解表清热，西药抗感染，均无明显疗效。其主症为：恶寒发热，身痛不休，无汗或微汗，身热不退，体温37.5℃～38.9℃，不欲饮食，口淡乏味，二便尚可，脉虚浮数，舌苔白润。

评　析

1. 患者素体气虚，临床多见于产后、大病后之人，或年老体弱之人，或本身有慢性疾患者，复感外邪后，邪恋不解，临床表现为恶寒重，或有轻微发热，鼻塞流涕，头痛无汗，肢体困倦乏力，咳嗽咳痰无力，舌质淡苔薄白，脉浮。

2. 患者气虚，其气的防御功能下降，且感邪后无力祛邪外出，故常反复易感冒，且病程长，难以痊愈。

第四节　经络腧穴

【重点提示】

　　经络学说，是研究人体经络系统的组成、循行分布、生理功能、病理变化及其与脏腑相互关系的一门学科，是中医理论体系的重要组成部分。

　　古人在长期的医疗实践中，体验、感受并发现了经络的感应和传导现象，结合古代的解剖学知识及自然现象和规律，逐步形成了经络学理论。本章需重点掌握十二正经的命名原则、走向和交接规律、分布规律、表里关系。

　　经络学说是在阴阳、五行学说指导下形成的，与藏象、气血津液等学说互为补充，独到而深刻地阐明了人体生理活动和病理变化规律，对临床诊断、处方遣药，尤其是对针灸、推拿、气功等治疗，具有重要的指导作用。故有"学医不知经络，开口动手便错"之说。

学习导入

案　例

　　周某，男性，30岁。

　　患者于3天前出现右侧胸痛，呈持续性闷痛、刺痛，疼痛无法忍受，并且进行性加重。在家自行服用"速效救心丸"无效，急诊三甲医院行胸透、心电图检查，未见明显异常。刻下症见：面色苍白，右手捂住右侧胸口，无咳嗽咳痰，无腹痛腹泻，无恶心呕吐，无腰痛。舌尖红，苔薄黄，左寸沉细微弱，左关涩。

思　考

　　1.患者的证候如何判断？病变部位在哪条经络？

　　2.判断的依据是什么？

一、经络的概念与经络系统的组成

（一）经络的概念

经络是运行气血、联络脏腑肢节、沟通上下表里内外的通路。

经络，是经脉和络脉的总称。经脉是主干，络脉是分支。

经络概述

经，有路径的意思，即直而粗的主干；络，有网络的意思，即细而曲折的分支。经脉，数量固定并相对较少，多纵行于躯体深部，且有一定的循行路线；络脉，数量不定并较多，常循行于体表浅部，且循行路线无规律，纵横交错，网络、遍布于全身，通过经脉和络脉相互沟通，把人体的五脏、六腑、五官、九窍、皮肉筋骨联结成一个统一的有机整体。

【知识拓展】◆

经络系统的现代研究

现代科学已从肌电、皮肤温度、皮肤电阻、血流图、超声波、激光及放射性核素追踪、微观解剖、内分泌、神经化学等多方面证实了经络的客观存在。关于经络的实质，则提出了神经体液说、低阻抗说、皮层内脏相关说、第三平衡系统论、波导论、液晶态说等假说，这些假说尚有待进一步验证、探索。

（二）经络系统的组成

经络系统的组成示意图如图 2-6 所示。

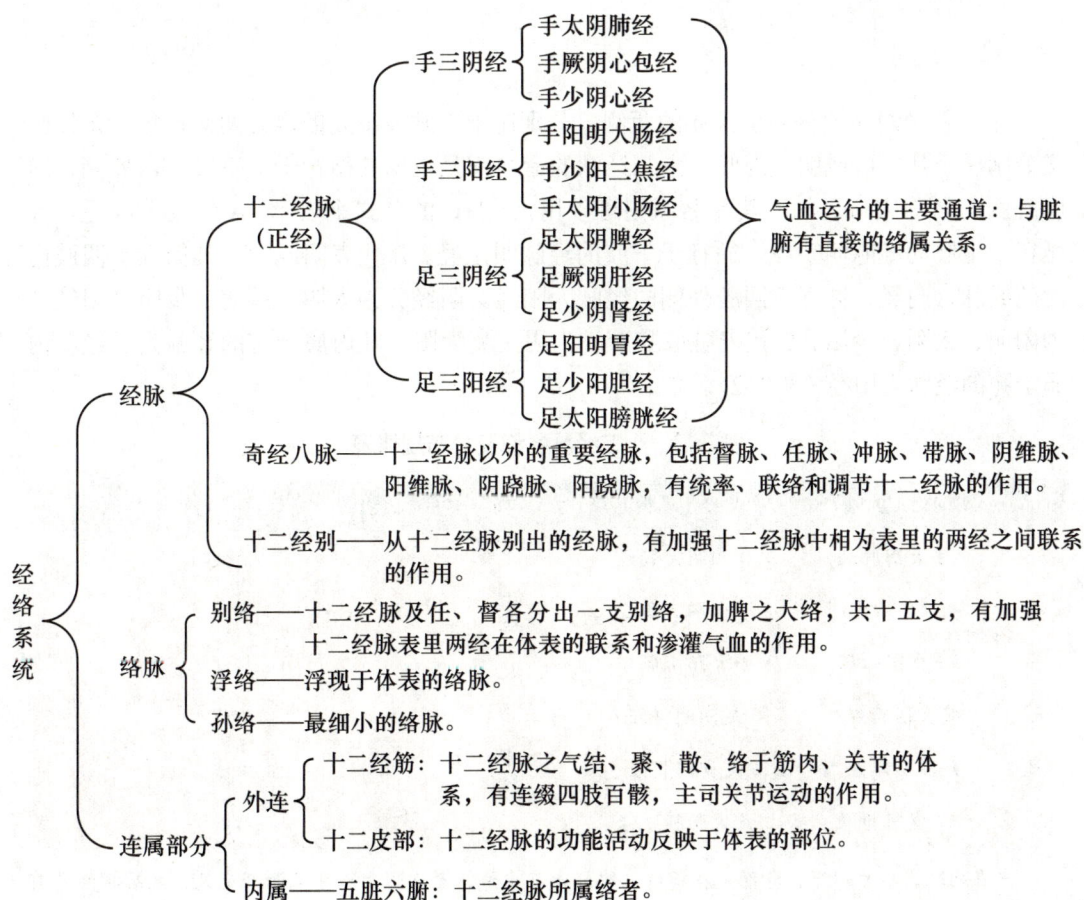

图 2-6　经络系统组成示意图

1. 经脉系统 经脉系统包括正经和奇经两类。正经有十二条，即手足三阴经和手足三阳经，合称"十二正经"或"十二经脉"，是运行气血的主要通道。十二正经有明确的起止、循行部位，交接顺序，在四肢的分布和走向有一定的规律，并且同体内的脏腑有直接的络属关系。奇经有八条，即督、任、冲、带、阴跷、阳跷、阴维、阳维，合称"奇经八脉"，有统率、联络、调节十二正经气血的作用。另外，十二正经在四肢的肘、膝关节以上各别出一条经脉，称为"十二经别"，有加强十二经脉中相为表里的两条经脉的联系和补充十二正经的作用。十二经筋、十二皮部，是十二正经在筋肉和体表的连属部分。全身的经筋有连缀四肢百骸、主司关节运动的作用，分属十二经脉，故称为"十二经筋"；全身的皮肤是十二经脉的功能活动在体表部位的反映，将全身的皮肤分属十二经脉，故称为"十二皮部"（图2-6）。

2. 络脉系统 络脉是经脉的分支，有别络、浮络和孙络之分。别络是较大的主要的络脉。十二正经与督脉、任脉各有一支别络，再加上脾之大络，合称"十五别络"。别络的主要功能是加强表里两经在体表的联系。浮络是循行于人体浅表部位浮现易见的络脉，孙络是络脉中最细小的分支。

经络系统是由经脉系统和络脉系统组成的。

二、十二正经

（一）命名

十二正经对称地分布于人体的两侧，分别循于上肢或下肢的内外两侧，每一条经脉又分别属于某一脏或腑。因此，十二经脉的命名都是依据其循行于上下肢、内外侧、所属脏腑的名称来命名的，其命名原则可以用 A+B+C 的公式来表示：A 代表手或足。凡循行于上肢的经脉叫手经，循行于下肢的经脉叫足经。B 代表阴或阳。凡循行于四肢内侧的经脉为阴经，循行于四肢外侧的经脉为阳经。阴经分为太阴、厥阴、少阴，阳经分为阳明、太阳、少阳。C 代表脏或腑。脏为阴，腑为阳。凡内属于脏的经脉为阴经，内属于腑的经脉为阳经（表2-2）。

表2-2 十二经脉名称及分布规律表

	阴经（属脏）	阳经（属腑）	循行部位（阴经行于内侧，阳经行于外侧）	
手	手太阴肺经	手阳明大肠经	上肢	前线
	手厥阴心包经	手少阳三焦经		中线
	手少阴心经	手太阳小肠经		后线
足	足太阴脾经*	足阳明胃经	下肢	前线
	足厥阴肝经*	足少阳胆经		中线
	足少阴肾经	足太阳膀胱经		后线

* 在内踝上八寸以下，肝经走在前线，脾经走在中线，至内踝上八寸处两经交叉，之后脾经走前线，肝经走在中线。

（二）走向和交接规律

十二正经的走向与交接是有一定规律的。《灵枢·逆顺肥瘦》中说："手之三阴，从藏走手；手之三阳，从手走头；足之三阳，从头走足；足之三阴，从足走腹。"即手三阴经从胸走向手，在手指末端与手三阳经交会；手三阳经从手指末端走向头面部，与足三阳经交会；足三阳经从头面走向足趾端，与足三阴经交会；足三阴经从足趾走向腹部和胸部，在胸部内脏与手三阴经交会。这样，手三阴→手三阳→足三阳→足三阴→手三阴，就构成了一个"阴阳相贯，如环无端"的循环途径，从而体现出相为表里的两条经脉在四肢末端交接、同名手足阳经在头面部交接、手足阴经在胸部交接的规律。

（三）分布规律

头部：手足阳明经循行于额面部；手足少阳经循行于颞侧部；手足太阳经循行于面颊、头顶和后枕部。由于手足三阳经均循行于头面部，故有"头为诸阳之会"之说。

躯干部：手三阴经均从腋下出于体表；手三阳经循行于肩胛部；足三阳经中的阳明经行于前（胸腹部）、少阳经行于侧面、太阳经行于后（背部）；足三阴经均行于胸腹部。循行于腹部的经脉，自内向外的顺序为：足少阴肾经、足阳明胃经、足太阴脾经、足厥阴肝经。

四肢部：阴经行于内侧面，阳经行于外侧面。内踝上8寸内侧面三阴经的分布为：太阴经行于前缘，厥阴经行于中线，少阴经行于后缘。外侧面三阳经的分布为阳明经行于前缘，少阳经行于中线，太阳经行于后缘。

（四）表里关系

手足三阴、三阳，通过各自的经别和别络相互沟通，组合成六对"阴阳表里相合"关系（表2-3）。

表2-3　十二经脉表里关系

	上肢内侧			下肢内侧		
表	手太阴 肺经	手厥阴 心包经	手少阴 心经	足太阴 脾经	足厥阴 肝经	足少阴 肾经
	上肢外侧			下肢外侧		
里	手阳明 大肠经	手少阳 三焦经	手太阳 小肠经	足阳明 胃经	足少阳 胆经	足太阳 膀胱经

相为表里的两条经脉，分别循行于四肢内外侧的相对应的位置，并于四肢末端有顺序地进行交接，且各自络属于互为表里的脏或腑，即阴经隶属脏而联络腑，阳经隶属腑而联络脏。这样，既加强了表里两经的联系，又促进了相为表里的脏与腑在生理功能上的相互协调与配合。

（五）流注次序

十二经脉的气血运行，是按十二经脉前后衔接的顺序，依次流注，首尾相贯，循环往复（图2-7）。

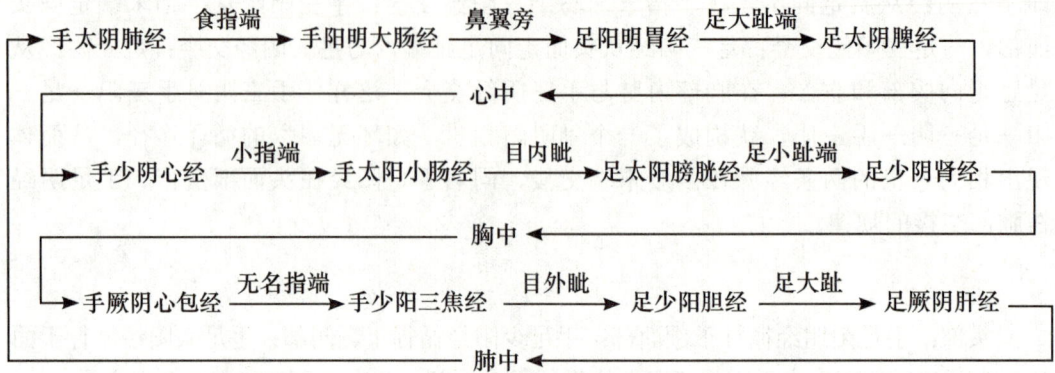

图2-7　十二经脉循行走向与交接规律次序表

三、奇经八脉

奇经八脉，是督脉、任脉、冲脉、带脉、阴跷脉、阳跷脉、阴维脉、阳维脉的总称。它们的分布不像十二经脉那样规则，同脏腑没有直接络属关系，故称"奇经"。

奇经八脉纵横交错于十二正经之间，具有以下三个方面的作用：①进一步密切十二正经的联系。如"阳维维于阳"，组合所有的阳经；"阴维维于阴"，组合所有的阴经；带脉"约束诸经"，特别是沟通腰腹部的经脉；冲脉通行上下，渗灌三阴、三阳；督脉"总督一身阳脉"，任脉为"总任一身阴脉"等。②调节十二经脉的气血。十二经脉气血有余时，则流注并储存于奇经八脉，以备急时之需；十二正经气血不足时，可由奇经"溢出"，予以补充。③与肝、肾等脏及女子胞、脑、髓等奇恒之腑的功能密切相关。

四、经络的生理功能

（一）运行渗灌气血

经脉是运行气血的主要通道，全身气血通过经脉而内溉脏腑，外濡腠理，从而发挥营养和濡润作用。所以，《灵枢·本脏》中说"经脉者，所以行气血而营阴阳，濡筋骨，利关节者也"。

（二）沟通上下、表里、内外

人体是以五脏为中心，通过经络系统将五脏六腑、五官九窍、四肢百骸、皮肉筋脉等紧密联结而成的有机的整体，从而使脏腑在生理上相互联系，在病理上相互影响。

（三）感应传导

感应传导，是指经络对体内外各种刺激信息的感应、接受，并把这种信息沿经络循行路线传导到其他部位的现象。如脏腑的生理功能、病理变化可通过经络的传导反映到体表相应的部位；针刺、艾灸体表的腧穴，可传导至体内相应的脏腑，以达到疏通气血、调整脏腑功能的目的；药物通过经络到达病所，发挥治疗作用，即"药物归经"理论。

（四）调节平衡作用

经络对人体气血、阴阳、脏腑功能具有调节作用，以维持其正常的生理平衡。当人体气血阴阳出现偏盛偏衰时，可运用针刺、艾灸等手段以刺激经络，激发经气，从而产生调节作用，以达到"泻其有余，补其不足，阴阳平复"（《灵枢·刺节真邪》）。

五、经络的临床应用

（一）阐释疾病病理变化

病理情况下，经络成为传导病邪和反映病变的途径。如病邪可以通过经络由机表皮肤内传至脏腑，由浅及深，使病情加重。内脏发生病变时，可通过经络的传导，反映于体表的某些特定部位（腧穴）或五官、九窍；当某脏腑发生病变时，可通过经络的传导，由一个脏或腑传至另一个脏或腑，称为"传变"。

（二）指导疾病诊断

当脏腑发生病变时，其病理信息可反映到体表官窍上或某些特定的部位（如腧穴）上，因此通过对表现于外的症状、体征的观察，就可推知体内的病变。某些病变可在经气聚集的腧穴处，出现明显的压痛，或有结节状、条索状的反应物；或局部皮肤出现某些形态、色泽等变化，如阑尾炎的患者，常常在阑尾穴出现明显的压痛点。

（三）指导临床治疗

如可在病变的邻近部位或经络循行的远端部位取穴，通过针灸、按摩等刺激，以调整经络气血的功能活动，从而达到防治疾病的目的；以药物治疗疾病，也是以经络为渠道，将药物传输至病灶所在，以发挥其治疗作用。古代医家根据药物对某一脏腑、经络的选择性作用，创立了"药物归经"理论。

六、十四正经经脉循行与常用腧穴

手三阴经、手三阳经、足三阴经、足三阳经十二正经和督脉、任脉合称十四正经，是临床针灸、刮痧、推拿等取穴的主要依据。

（一）手太阴肺经

1.循行部位 起于中焦，下络于大肠、复返向上沿胃的上口，穿过膈肌，隶属于肺，横行至腋下，沿着上肢内侧前线下行，至肘中，沿前臂内侧桡骨边缘进入寸口，经大鱼际部，至拇指桡侧末端。

分支：从腕后分出，前行至食指桡侧末端，与手阳明大肠经相接。

2. 常用腧穴 (图 2-8)

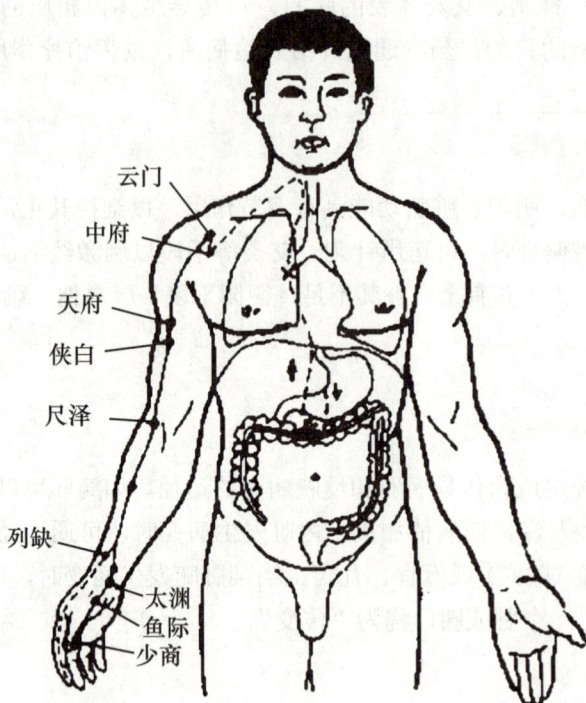

图 2-8　手太阴肺经

尺泽

【定位】肘横纹中，肘二头肌腱桡侧缘凹陷中。

【主治】咳嗽、咯血、气喘、咽喉肿痛、小儿惊风、乳痛、肘臂挛痛。

【操作】直刺 0.5～0.8 寸。

列缺

【定位】桡骨茎突上方，腕横纹上 1.5 寸。简便取穴法：两手虎口交叉，一手示（食）指按在桡骨茎突上，指尖下凹陷中是穴。

【主治】头痛项强、咳喘、咽痛、手腕无力、齿痛、口眼歪斜。

【操作】向上斜刺 0.2～0.3 寸。

少商

【定位】拇指桡侧指甲角旁约 0.1 寸。

【主治】咽喉肿痛、咳嗽、鼻出血、发热、昏迷、癫狂。

【操作】浅刺 0.1 寸或点刺出血。

（二）手阳明大肠经

1. 循行部位　起于示（食）指桡侧末端、沿示指桡侧上行，经过合谷（第 1、第 2 掌骨之间）进入两筋（拇长伸肌腱和拇短伸肌腱）之间，沿上肢外侧前缘、上行至肩前、经肩髃穴，于项后督脉的大椎穴交会，前行进入锁骨上窝、联络肺脏，下行通过膈肌，隶属大肠。

分支：从缺盆上行、经颈旁至面颊、入下齿中，复返出来夹口角，绕至上唇水沟穴，左脉右行、右脉左行，分别至鼻孔两旁，与足阳明胃经相接。

2. 常用腧穴（图 2-9）

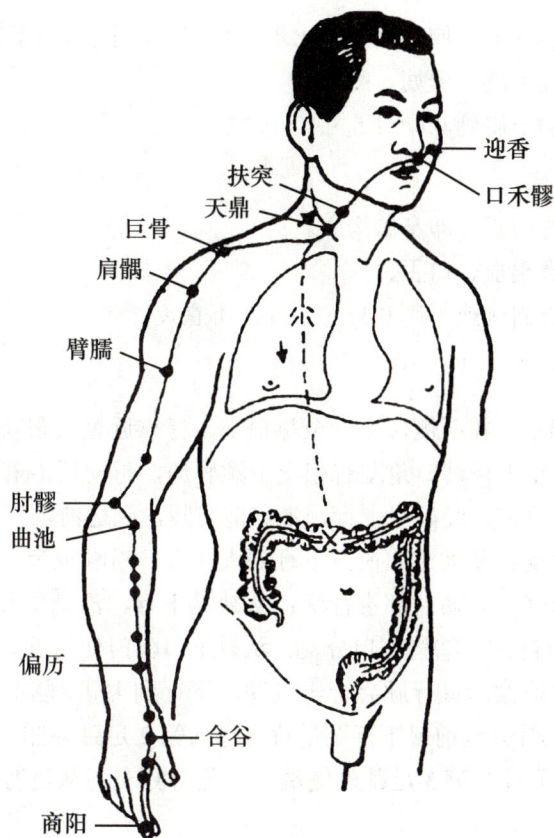

图 2-9 手阳明大肠经

商阳

【定位】示指桡侧指甲角旁约 0.1 寸。

【主治】耳聋、齿痛、咽喉肿痛、热病、昏迷、膏育、手指麻木。

【操作】浅刺 0.1 寸或点刺出血。

合谷

【定位】手背，第 1、第 2 掌骨之间，约平第 2 掌骨中点桡侧缘。简便取穴法：以拇指指横纹，对齐虎口，拇指末端处即是穴。

【主治】头痛、目赤肿痛、牙痛、鼻出血、牙关紧闭、口眼歪斜、中风口噤、热病无汗、多汗、腹痛、经闭、滞产等。

【操作】直刺 0.5～1 寸。孕妇不宜针。

曲池

【定位】屈肘成直角，即尺泽穴与肱骨外上髁连线的中点。

【主治】咽喉肿痛、齿痛、目赤痛、瘰疬、瘾疹、热病、上肢不遂。

【操作】直刺 0.8～1.2 寸。

肩髃

【定位】上臂外展向前平伸时，肩部出现两个凹陷，前方的凹陷中。

【主治】肩臂挛痛不遂、瘰疬、瘾疹。

【操作】直刺或向下斜刺 0.8～1.5 寸。

迎香

【定位】鼻翼外缘中点，即鼻唇沟中。

【主治】鼻塞、鼻出血、口歪。

【操作】向内上方斜刺或平刺 0.3～0.5 寸。不宜灸。

（三）足阳明胃经

1. 循行部位　起于鼻翼两侧，上行至鼻根部，旁靠近足太阳膀胱经，向下沿鼻的外侧，进入上齿龈内，复出绕过口角左右相交于颏唇沟，再向后沿着下颌出大迎穴，沿下额角（颊车穴），上行耳前，经颧弓上行，沿着前发际，到达前额。

分支：①画部分支：从大迎穴前方下行到人迎穴，沿喉咙旁进入缺盆，向下通过横膈，属于胃，联络脾脏。②缺盆部直行脉：从缺盆下行，沿乳中线下行，夹脐两旁（沿中线旁开 2 寸），至气冲穴。③胃下口分支：从胃下口幽门处附近分出，沿腹腔深层，下行至气街穴，与来自缺盆的直行脉会合于气冲。下行到大腿（髂前上棘与髌骨外上缘连线），经过膝盖，沿胫骨外侧前缘下行至足背，进入第 2 足趾外侧。④胫部分支：从膝下 3 寸足三里穴分出，下行至第 3 足趾外侧端。⑤足背分支：从足背分出，进入足大趾内侧，与足太阴脾经相接。

2. 常用腧穴（图 2-10）

地仓

【定位】口角旁 0.4 寸。

【主治】口歪、流涎、眼睑眴动。

【操作】斜刺或平刺 0.5～0.8 寸。

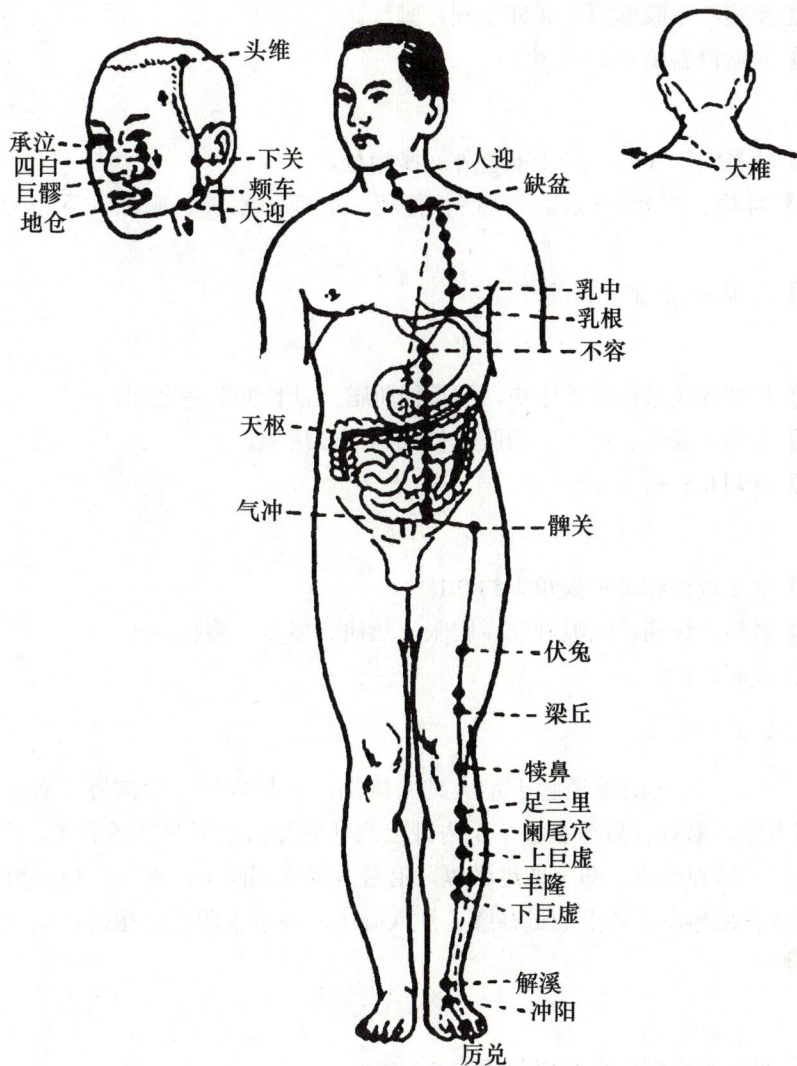

图 2-10　足阳明胃经

颊车

【定位】下颌角前上方一横指凹陷中，牙关紧咬，咬肌隆起最高点处。

【主治】口歪、齿痛、颊肿、口噤不语。

【操作】直刺 0.3～0.5 寸或平刺 0.5～1 寸。

天枢

【定位】脐旁 2 寸。

【主治】腹胀肠鸣、绕脐痛、便秘、泻泄、痢疾、月经不调、痛经。

【操作】直刺 1～1.5 寸。孕妇禁灸。

犊鼻

【定位】髌骨下缘，髌韧带外侧凹陷中。

【主治】膝痛、下肢麻痹、屈伸不利、脚气。

【操作】向后内斜刺 0.5～1 寸。

足三里

【定位】犊鼻穴下 3 寸，胫骨前嵴外一横指处。

【主治】胃痛、呕吐、泄泻、痢疾、便秘、乳痈、水肿、癫狂、下肢痿痹、虚劳羸瘦。

【操作】直刺 1～2 寸。保健穴。

解溪

【定位】足背踝关节横纹的中央，跛长伸肌腱与趾长伸肌腱之间。

【主治】头痛、眩晕、癫狂、腹胀、便秘、下肢痿痹。

【操作】直刺 0.5～1 寸。

厉兑

【定位】第 2 趾外侧趾甲根角旁约 0.1 寸。

【主治】鼽衄、齿痛、咽喉肿痛、腹胀、热病、多梦、癫狂。

【操作】浅刺 0.1 寸。

（四）足太阴脾经

1. 循行部位　足太阴脾经起于足大趾内侧端，沿足内侧赤白肉际上行，经内踝前面，上小腿内侧，沿胫骨后缘上行，至内踝上八寸处交出足厥阴肝经前面，经膝股内侧前缘进入腹部，属脾络胃，向上通过横膈，沿着食管两侧向上，连于舌根，散于舌下。

分支：从胃部分出，向上通过横膈，注入心中，与手少阴心经相接。

2. 常用腧穴（图 2-11）

隐白

【定位】足大趾内侧，距趾甲角旁约 0.1 寸。

【主治】腹胀、便血、尿血、月经过多、崩漏、癫狂、多梦、惊风。

【操作】浅刺 0.1 寸。

三阴交

【定位】内踝高点上 3 寸，胫骨内侧面后缘。

【主治】腹胀肠鸣、泄泻、月经不调、带下、阴挺、不孕、滞产、遗精、阳痿、遗尿、疝气、失眠、下肢痿痹、脚气。

【操作】直刺 1～1.5 寸。孕妇禁针。

阴陵泉

【定位】胫骨内侧踝下缘凹陷中。

【主治】腹胀、泻泄、水肿、黄疸、小便不利或失禁、膝痛。

【操作】直刺 1～2 寸。

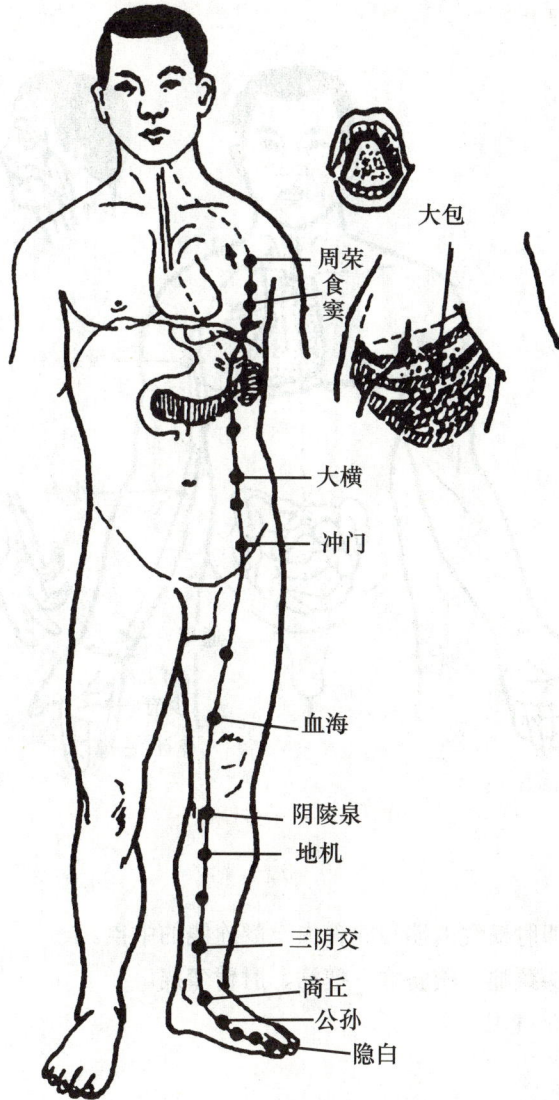

图 2-11　足太阴脾经

（五）手少阴心经

1.循行部位　手少阴心经起于心中，出属"心系"，向下穿过膈肌，联络小肠。

分支：①心系上行的分支：从心系上行，沿着咽喉两侧，连系于"目系"。②心系直行的分支：从心系上行于肺部，再向下出于腋窝下，沿上臂内侧后缘，行于手太阴、手厥阴经之后，下向肘内，沿前臂内侧后缘至腕部尺侧，进入掌内后缘，沿小指的桡侧出于末端，交于手太阳小肠经。

2. 常用腧穴（图 2-12）

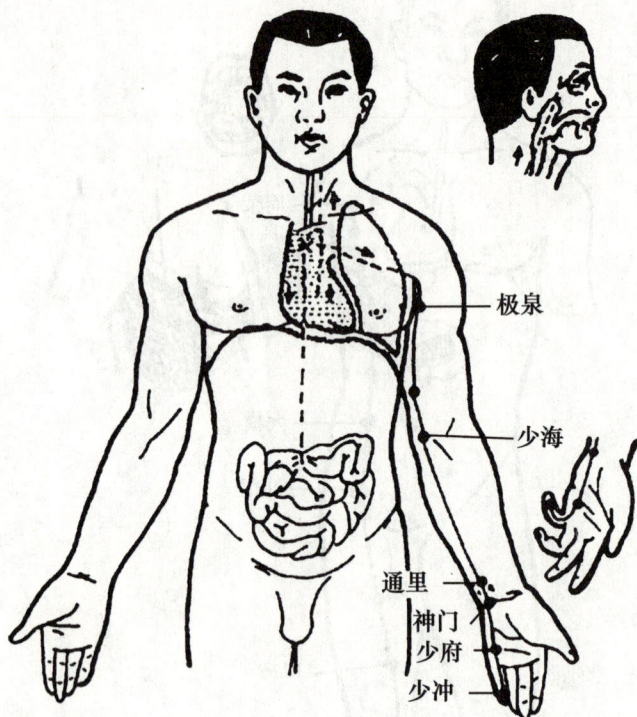

极泉

少海

通里
神门
少府
少冲

图 2-12　手少阴心经

少海

【定位】屈肘，即肘横纹内端与肱骨内上髁连线的中点。

【主治】心痛、头颈痛、腋胁痛、瘰疬、肘臂挛痛。

【操作】直刺 0.5～1 寸。

神门

【定位】腕横纹尺侧端，尺侧腕屈肌腱的桡侧凹陷中。

【主治】心痛、心烦、惊悸、怔忡、健忘、失眠、癫狂痫、胸胁痛。

【操作】直刺 0.3～0.5 寸。

少冲

【定位】小指桡侧端指甲角旁约 0.1 寸。

【主治】心悸、心痛、癫狂、热病、昏迷。

【操作】浅刺 0.1 寸或点刺出血。

（六）手太阳小肠经

1. 循行部位　起于小指尺侧端，沿手掌尺侧，直上过腕部外侧，沿前臂外侧后缘上行，经尺骨鹰嘴与肱骨内上髁之间，沿上臂外侧后缘，出于肩关节后面，绕行于肩胛冈上窝以后，交会于督脉之大椎穴，从缺盆进入胸腔，联络心脏，沿食管通过横膈，到达胃部，直属小肠。

分支：①缺盆分支：从缺盆沿着颈部向上至面颊部，上至外眼角，折入耳中。②颊部分支：从颊部，斜向目眶下缘，直达鼻根进入内眼角，与足太阳膀胱经相接。

2. 常用腧穴（图 2-13）

少泽

【定位】小指尺侧指甲角旁约 0.1 寸。

【主治】头痛、目翳、咽喉肿痛、乳痛、缺乳、昏迷、热病。

【操作】浅刺 0.1 寸或点刺出血。

后溪

【定位】握拳，第五掌指关节后尺侧，赤白肉际。

【主治】头项强痛、目赤、耳聋、咽喉肿痛、腰背痛、癫狂、手指及肘臂挛痛。

【操作】直刺 0.5～1 寸。

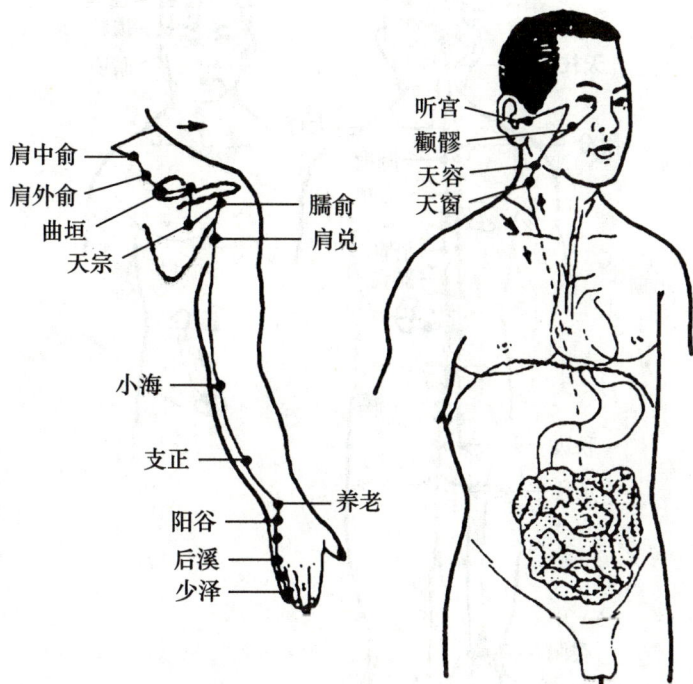

图 2-13 手太阳小肠经

小海

【定位】屈肘，即尺骨鹰嘴与肱骨内上髁之间凹陷中。

【主治】肘臂挛痛、癫痫。

【操作】直刺 0.3～0.5 寸。

听宫

【定位】耳屏前，耳屏正中与下颌骨髁突之间的凹陷中，张口呈凹陷处。

【主治】耳鸣、耳聋、聤耳、齿痛。

【操作】张口，直刺 0.5～1 寸。

（七）足太阳膀胱经

1. 循行部位 起于内眼角（目内眦），向上到额部，直至巅顶交会于百会穴。

分支：①巅顶部的分支：从巅顶分出至耳上角。②巅顶向后直行分支从巅顶入颅内络脑，复返出来下行项后，沿肩胛内侧，沿着脊柱两侧（1.5 寸），下行至腰部，联络肾脏，向下隶属膀胱。③再从腰中分出下行，沿着脊柱两侧（1.5 寸），通于臀部，进入腘窝中。④从肩胛内侧分别下行，通过肩胛，沿背中线旁三寸下行，过臀部，经过髋关节部，沿大腿外侧后边下行，会合于腘窝中，向下通过腓肠肌，经外踝后面，在足跟部折向前，经足背外侧至足小趾外侧端，与足少阴肾经相接。

2. 常用腧穴（图 2-14）

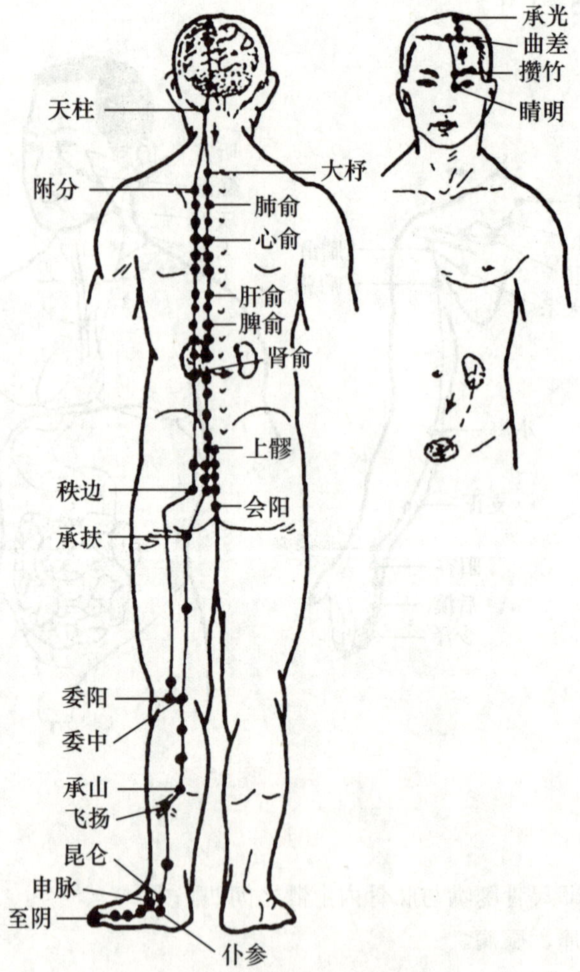

图 2-14　足太阳膀胱经

睛明

【定位】目内眦旁 0.1 寸。

【主治】目赤肿痛、流泪、视物不清、目眩、近视、夜盲、色盲。

【操作】缓慢进针，紧靠眶缘直刺 0.5～1 寸。不捻转，不提插，以防出血。本穴禁灸。

肺俞

【定位】第 3 胸椎棘突下，后正中线旁开 1.5 寸。

【主治】咳嗽、气喘、吐血、骨蒸、潮热、盗汗、鼻塞。

【操作】斜刺 0.5～0.8 寸。

心俞

【定位】第 5 胸椎棘突下，后正中线旁开 1.5 寸。

【主治】心痛、惊悸、咳嗽、吐血、失眠、健忘、盗汗、梦遗、癫痫。

【操作】斜刺 0.5～0.8 寸。

脾俞

【定位】第 11 胸椎棘突下，后正中线旁开 1.5 寸。

【主治】腹胀、黄疸、呕吐、泄泻、痢疾、便血、水肿、背痛。

【操作】斜刺 0.5～0.8 寸。

肾俞

【定位】第 2 腰椎棘突下，后正中线旁开 1.5 寸。

【主治】遗尿、遗精、阳痿、月经不调、白带、水肿、耳鸣、耳聋、腰痛。

【操作】直刺 0.5～1 寸。

委中

【定位】腘横纹中央。

【主治】腰痛、背痛、下肢痿痹、腹痛、吐泻、小便不利、遗尿、丹毒。

【操作】直刺 1～1.5 寸或用三棱针点刺腘静脉出血。

昆仑

【定位】外踝高点与跟腱的凹陷中。

【主治】头痛、项强、目眩、鼻出血、癫痫、难产、腰骶疼痛、脚跟肿痛。

【操作】直刺 0.5～0.8 寸。

至阴

【定位】足小趾外侧甲角旁约 0.1 寸。

【主治】头痛、目痛、鼻塞、鼻出血、胎位不正、难产。

【操作】浅刺 0.1 寸，胎位不正用灸法。

（八）足少阴肾经

1. 循行部位

起于足小趾端，斜向于足心，出于舟骨粗隆下，经内踝后进入足跟，再向上沿小腿内侧后缘上行，出腘窝内侧，直至大腿内侧后缘，穿过脊柱两侧，属肾络膀胱。

分支：①腰部的直行分支从肾上行，通过肝脏，上经横膈，进入肺中，沿喉咙，上至舌根两侧。②肺部的分支从肺中分出，络于心，流注于胸中，与手厥阴心包经相接。

2. 常用腧穴（图 2-15）

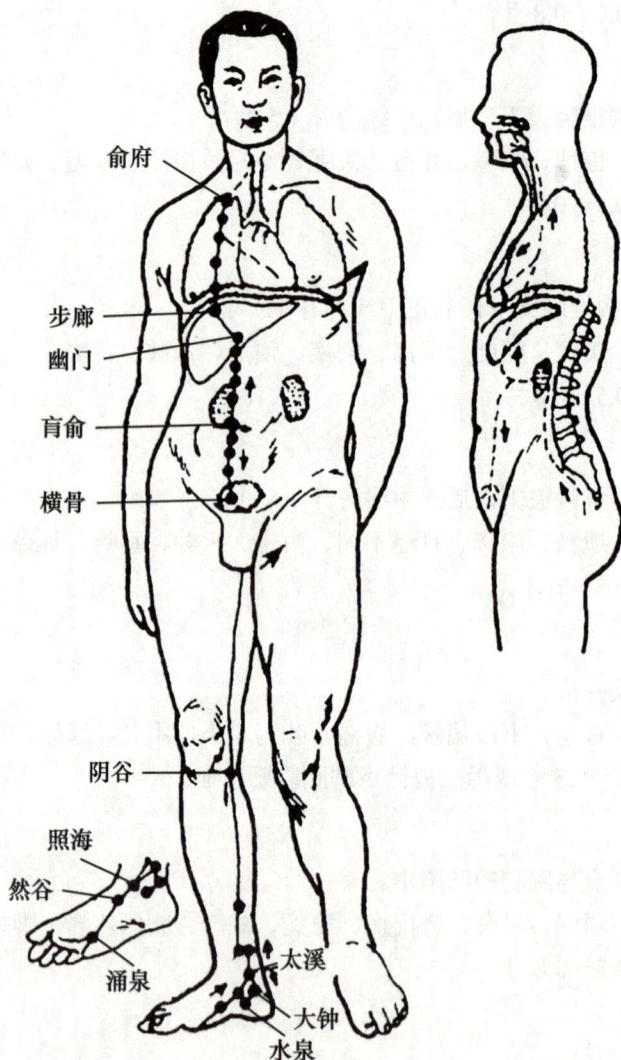

图 2-15　足少阴肾经

涌泉

【定位】足底中足趾跖屈时呈凹陷处。

【主治】头痛、头昏、失眠、目眩、失音、便秘、小便不利、小儿惊风、癫狂、昏厥。

【操作】直刺 0.5～1 寸。

太溪

【定位】内踝后方，即内踝尖与跟腱之间凹陷处。

【主治】咳喘、胸痛、咯血、头痛、眩晕、耳鸣、牙痛、咽喉痛、失眠、月经不调、遗精、腰痛、足踝痛。

【操作】直刺 0.5～1 寸。

照海

【定位】内踝正下缘凹陷中。

【主治】月经不调、带下、阴挺、尿频、癃闭、便秘、咽干、癫痫、失眠。

【操作】直刺 0.3～0.5 寸。

（九）手厥阴心包经

1. 循行部位　起于胸中，出属于心包络，穿过膈肌，依次循序下行，通过胸部、上腹、下腹，联络三焦。

分支：①胸部分支：从胸中出于胁部，经腋下 3 寸处，上行至腋窝，沿上肢内侧，于手太阴、手少阴之间，直至肘中，下向前臂，行于桡侧腕屈肌腱与掌长肌腱之间，过腕部，入掌心，到达中指桡侧末端。②掌中分支从掌中分出，沿着无名指尺侧至指端，与手少阳三焦经相接。

2. 常用腧穴（图 2-16）

曲泽

【定位】肘横纹中，肱二头肌腱尺侧缘。

【主治】心痛、心烦、胃痛、呕吐、泄泻、热病、肘臂挛痛。

【操作】直刺 0.8～1 寸或点刺出血。

内关

【定位】腕横纹上 2 寸，掌长肌腱与桡侧腕屈肌腱之间。

【主治】心痛、心悸、胸闷、胃痛、呕吐、热病、上肢痹痛、偏瘫、失眠、眩晕、偏头痛。

【操作】直刺 0.5～1 寸。

劳宫

【定位】第 2、第 3 掌骨间，握掌，中指尖下。

【主治】心痛、呕吐、癫狂痫、口疮、口臭。

【操作】直刺 0.3～0.5 寸。

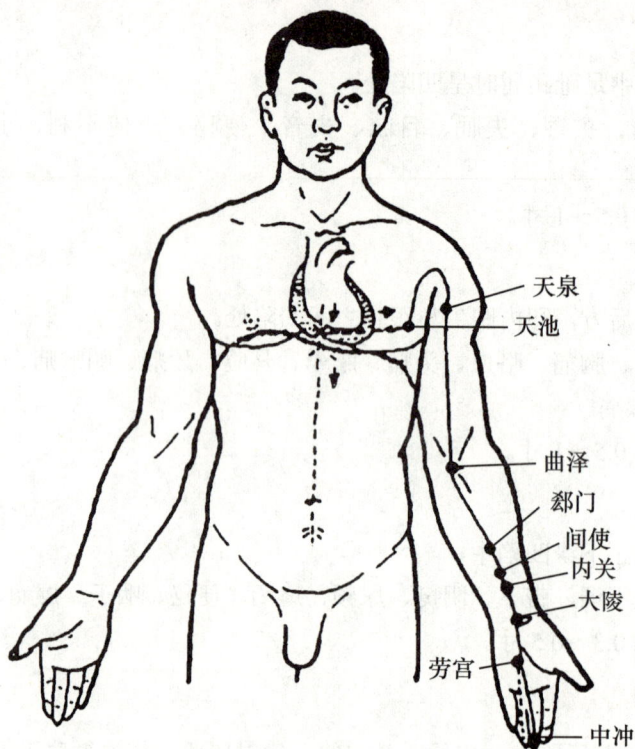

图 2-16　手厥阴心包经

中冲

【定位】中指尖端中央。

【主治】心痛、昏迷、舌强肿痛、热病、小儿夜啼、中暑、昏厥。

【操作】浅刺 0.1 寸或点刺出血。

（十）手少阳三焦经

1. 循行部位　起于无名指尺侧端，向上过手背、手腕，出于前臂尺骨、桡骨之间，穿过肘部，沿上臂外侧，上行至肩部，交出足少阳经的后面，进入缺盆，分布脑中，散络于心包，向下通过横膈广泛遍属三焦。

分支：①胸中分支从膻中穴分出，向上走出缺盆，至项后，沿耳后上行至耳上方，再屈曲向下走向面颊部，至眼眶下。②耳部分支：从耳后分出，进入耳中，出来循行于耳前，经过上关穴前，在面颊部与前一分支相交。上行至眼外角，与足少阳胆经相接。

2. 常用腧穴（图 2-17）

外关

【定位】腕背横纹上 2 寸，桡尺骨之间。

【主治】热病、头痛、目赤肿痛、耳鸣耳聋、瘰疬、胁肋痛、上肢痹痛。

【操作】直刺 0.5～1 寸。

翳风

【定位】耳垂后方，即乳突与下颌骨之间的凹陷处。

【主治】耳鸣、耳聋、外耳道肿痛、牙痛、面瘫。

【操作】直刺 0.5～1 寸。

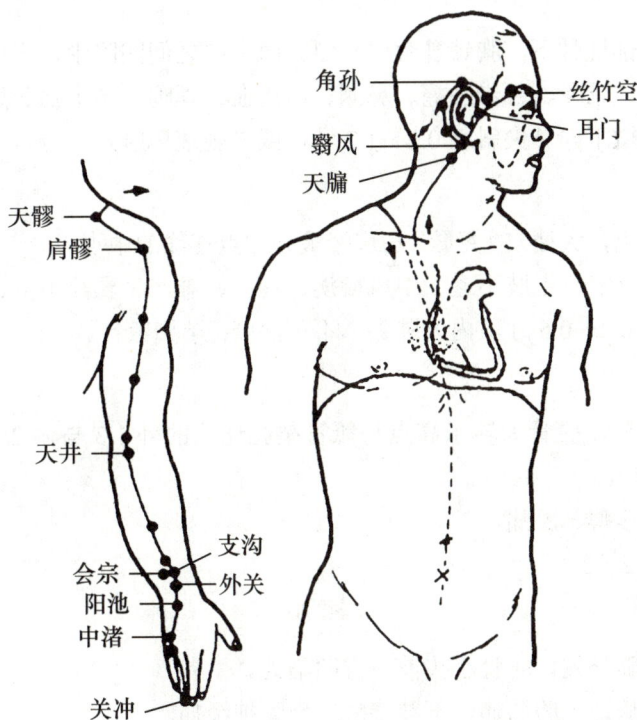

图 2-17 手少阳三焦经

耳门

【定位】耳屏上切迹前，下颌骨髁突后缘凹陷中。

【主治】耳鸣、耳聋、聤耳、齿痛。

【操作】张口，直刺 0.5～1 寸。

（十一）足少阳胆经

1. 循行部位 起于外眼角（目外眦），向上到达额角部，下行至耳后，外折向上行，经额部至眉上，复返向耳后，再沿颈部侧面行于少阳三焦经之前，至肩上退后，交出于少阳三焦经之后，进入缺盆部。

分支：①耳部分支：从耳后分出，进入耳中，出走耳前，至目外眦的后方。②心眼外角分支：从眼外角分出，下行至大迎穴附近，与手少阳经支脉相合，其经脉向下覆盖于颊车穴部，下行颈部，与前脉会合进入缺盆，下入胸中，穿过膈肌，络肝，属胆，沿胁里浅出气街，绕阴部毛际，横向进入髋关节部。③缺盆部直行分支：从缺盆分出，向下至腋窝，沿胸侧部，经过季胁，下行至髋关节部与前脉会合，再向下沿大腿外侧，出膝关节外侧，行于腓骨前面，直下至腓骨下段，浅出外踝之前，沿足背外侧进入第四足趾外侧端。④足背分支：从足背分出，沿第1、第2跖骨间，出趾端，返回通过爪甲，出于趾背毫毛部，接足厥阴肝经。

2. 常用腧穴（图 2-18）

风池

【定位】在项部枕骨下，胸锁乳突肌与斜方肌上端之间凹陷中，平风府穴处。

【主治】头痛、眩晕、目赤肿痛、鼻渊、鼻出血、耳鸣、颈项痛、癫痫、热病等。

【操作】针尖微下向鼻尖斜刺 0.8～1.2 寸，或平刺透风府穴。

肩井

【定位】在肩上，大楼穴（督脉）与肩峰最外侧点连线的中点。

【主治】肩背疼痛、上肢不遂、中风瘫痪、落枕、难产、乳汁不下、乳痈。

【操作】直刺 0.3～0.5 寸。内为肺尖，不可深刺；孕妇禁针。

环跳

【定位】在臀部，股骨大转子高点与骶管裂孔连线的外 1/3 与内 2/3 交界处。侧卧，伸下腿，屈上腿取穴。

【主治】下肢痿痹、腰痛。

【操作】直刺 2～3 寸。

阳陵泉

【定位】在小腿外侧，腓骨小头前下方凹陷处。

【主治】肝胆病证、胁肋痛、下肢痿痹、坐骨神经痛。

【操作】直刺 1～1.5 寸。

光明

【定位】外踝高点上 5 寸，腓骨前缘。

【主治】目痛、夜盲、下肢痿痹、乳房痛。

【操作】直刺 1～1.5 寸。

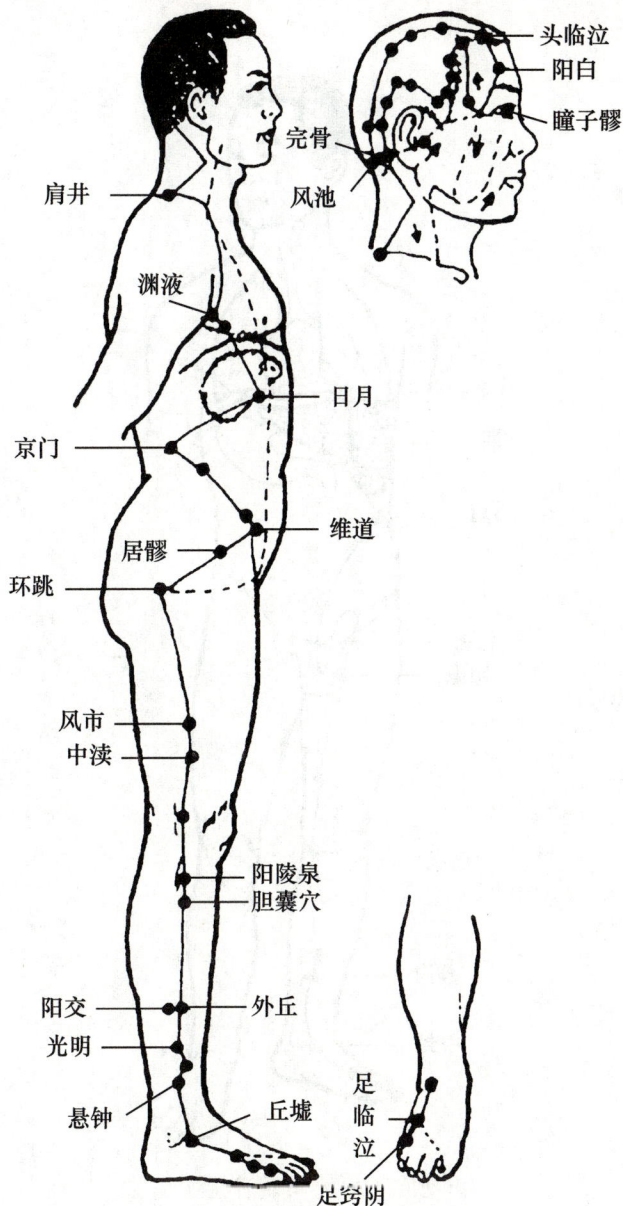

图 2-18 足少阳胆经

（十二）足厥阴肝经

1. 循行部位 起于足大趾爪甲后丛毛处，沿足背向上，经过内踝前一寸处，上行小腿内侧，至内踝上八寸处交出于足太阴脾经的后面，沿大腿内侧中线上行，进入阴毛部，环绕生殖器，至小腹，沿着胃两侧，属肝，络胆，向上穿过膈肌，分布于胁肋部，沿着喉咙之后，向上进入鼻咽部，连接目系，上经前额到达巅顶与督脉交会。

分支：①目系分支从目系向下走向面颊的深层，下行环绕口唇之内。②肝部分支：从肝分出，穿过膈肌，向上流注于肺，接手太阴肺经。

2.常用腧穴（图 2-19）

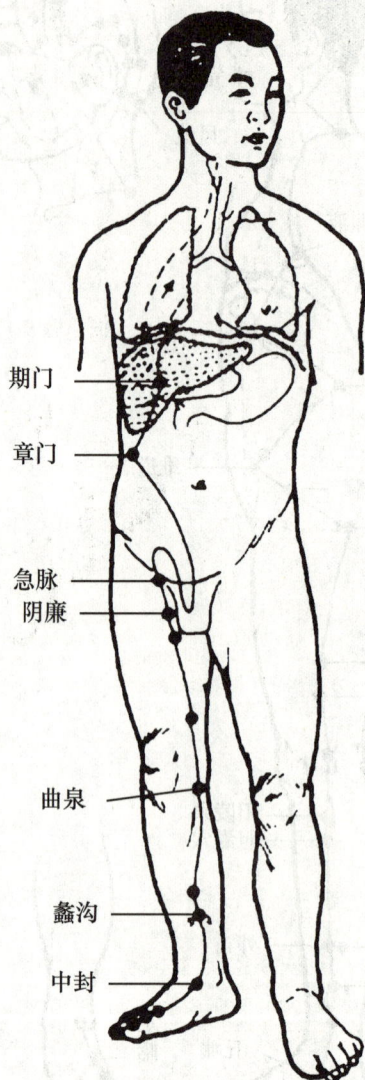

期门

章门

急脉
阴廉

曲泉

蠡沟

中封

图 2-19 足厥阴肝经

大敦

【定位】足大趾外侧趾甲角旁约 0.1 寸。

【主治】疝气、遗尿、经闭、崩漏、阴挺、癫痫。

【操作】斜刺 0.1～0.2 寸或点刺出血。

太冲

【定位】足背，第 1、第 2 跖骨结合部之前凹陷中。

【主治】头痛、眩晕、目赤肿痛、胁痛、疝气、崩漏、月经不调、呕逆、小儿惊风。

【操作】直刺 0.5～1 寸。

期门

【定位】乳头直下，第6肋间隙。

【主治】胸肋胀痛、腹胀、呕吐、乳痈。

【操作】斜刺或平刺0.5～0.8寸。

（十三）任脉

1. 循行部位　起于胞中，下出于会阴，经阴阜，沿腹部、胸部前正中线上行，经咽喉部，到达下勾，左右分行，环绕口唇，交会于督脉之龈交穴，再分别通过鼻翼两旁，上至眼眶下，下足阳明经。

2. 常用腧穴（图2-20）

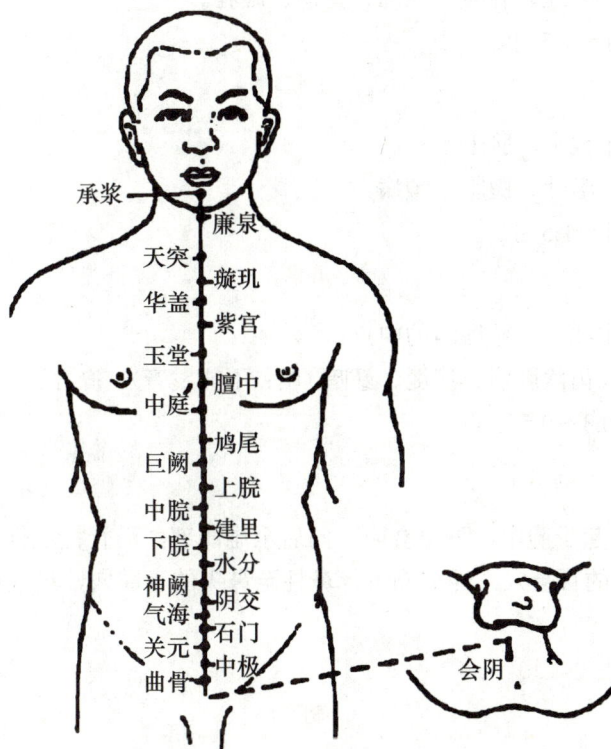

图2-20　任脉

中极

【定位】前正中线上，脐下4寸。

【主治】遗尿、尿频、尿闭、泄泻、腹痛、遗精、阳痿、疝气、月经不调、带下、不孕。

【操作】直刺1～1.5寸，针前排空膀胱。孕妇禁用。

关元

【定位】前正中线上，脐下3寸。

【主治】遗尿、尿频、尿闭、腹痛、遗精、阳痿、疝气、月经不调、不孕、中风虚脱、身体虚弱等。为培本强身的保健穴。

【操作】直刺 1～2 寸。孕妇慎用。

神阙

【定位】前正中线上，脐中央。

【主治】腹痛、腹胀，肠鸣、泄泻、脱肛、水肿、四肢厥冷、中风脱证。

【操作】禁针。多取隔盐艾柱灸或艾条灸。

中脘

【定位】前正中线上，脐上 4 寸。

【主治】胃痛、呕吐、吞酸、泄泻、黄疸、癫狂。

【操作】直刺 1～1.5 寸。

上脘

【定位】前正中线上，脐上 5 寸。

【主治】胃痛、呕吐、腹胀、癫痫。

【操作】直刺 1～1.5 寸。

承浆

【定位】前正中线上，颏唇沟的中点。

【主治】口歪、齿龈肿痛、流涎、暴喑（喑：不能发音）、癫狂。

【操作】直刺 0.3～0.5 寸。

（十四）督脉

1. 循行部位　起于胞中，下出会阴，向后至尾骶部，沿脊柱上行，经项部，沿头部正中线，上至巅顶的百会穴，经前额下行鼻柱至鼻尖的素髎穴，过人中，至上齿正中的龈交穴。

2. 常用腧穴（图 2-21）

命门

【定位】第 2 腰椎棘突下，后正中线上。

【主治】阳痿、遗精、带下、月经不调、泄泻、腰脊强痛等。

【操作】向上斜刺 0.5～1 寸。

大椎

【定位】第 7 颈椎棘突下，后正中线上。

【主治】热病、头痛项强、疟疾、喘咳、骨蒸盗汗、癫痫、风疹。

【操作】向上斜刺 0.5～0.8 寸。

百会

【定位】后发际正中直上 7 寸。简便取穴法：头正中线与两耳尖连线的交点处。

【主治】昏厥、中风失语、头痛、眩晕、癫狂、脱肛、阴挺、不寐。

【操作】平刺 0.5～1 寸。

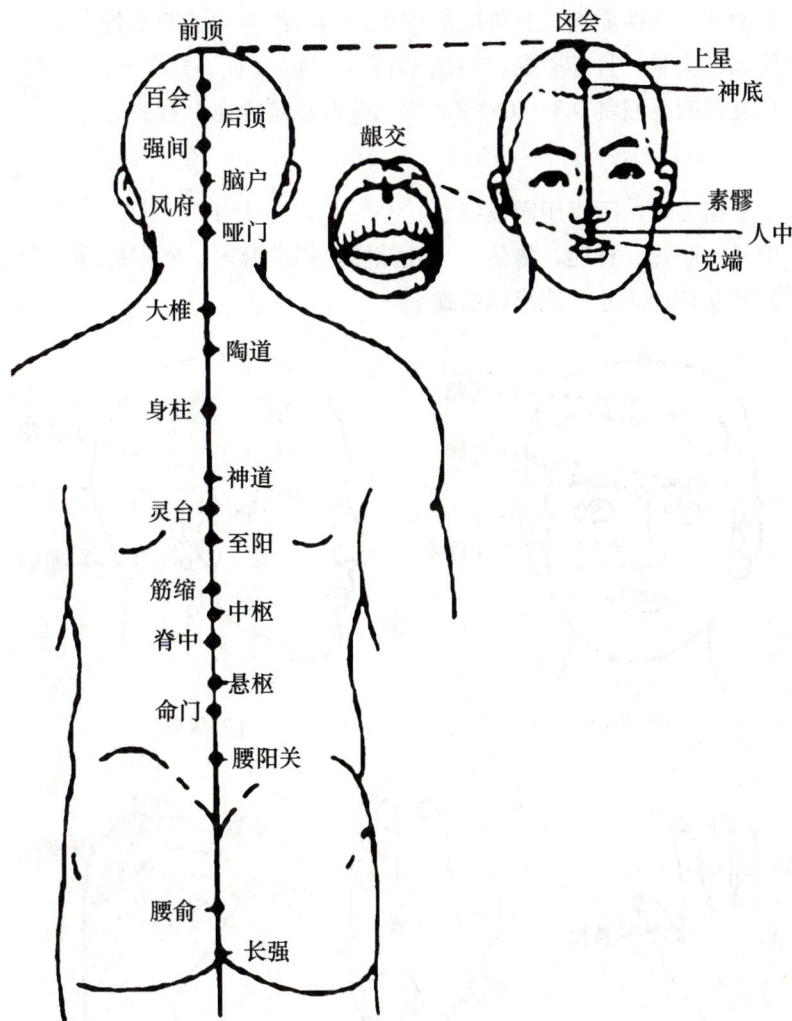

图 2-21 督脉

人中

【定位】在人中沟的上 1/3 与中 1/3 交界处。

【主治】癫狂病、小儿惊风、昏迷、口眼歪斜、腰脊强痛。为急救穴之一。

【操作】向上斜刺 0.3～0.5 寸，或用指甲掐按。

（十五）常用经外奇穴（图 2-22）

印堂

【定位】在额部，即两眉毛内侧端连线中点。

【主治】头额痛、眩晕、鼻渊、面瘫、小儿惊厥。

【操作】向下斜刺 0.3～0.5 寸。

太阳

【定位】在颞部，即两眉梢与目外眦的中点，向后约 1 寸的凹陷处。

【主治】头痛、头晕、目赤肿痛、口眼歪斜、牙痛。

【操作】直刺或向下斜刺 0.3～0.5 寸，或三棱针点刺放血，禁灸。

十宣

【定位】手十指尖端，距指甲游离缘 0.1 寸。

【主治】中暑、高热、昏迷、癫病、小儿惊厥、指端麻木、咽喉肿痛。为急救穴。

【操作】浅刺 0.1～0.2 寸，或点刺放血。

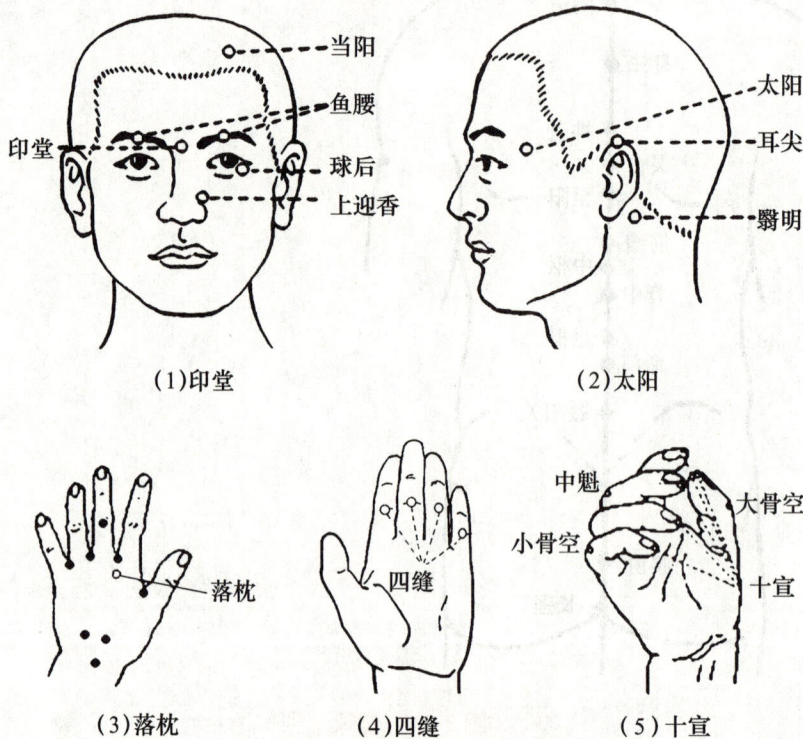

(1)印堂　　　　　　　　　　(2)太阳

(3)落枕　　　　(4)四缝　　　　(5)十宣

图 2-22　常用经外奇穴

四缝

【定位】第 2～5 手指掌侧，近端指关节横纹中点。

【主治】食欲不振、小儿疳积、小儿腹泻、形体消瘦、百日咳。

【操作】点刺放血或挤出少许黄白色透明黏液。

落枕

【定位】手背，第 2、第 3 掌骨间，掌指关节后约 0.5 寸。

【主治】落枕、肩臂痛、胃痛。

【操作】直刺或斜刺 0.5～0.8 寸。

案例评析 ◆

案　例 ⋯⋯⋯⋯⋯⋯⋯⋯⋯⋯⋯⋯⋯⋯⋯⋯⋯⋯⋯⋯⋯⋯

　　赵某，男，3岁半。其母代诉食欲不振半年余，夜间睡眠时烦躁不安，大便干结，2日一解。查患儿形体消瘦，面色少华，精神尚可，舌质偏红、苔薄。曾到多家医院检查，未发现脏器实质性病变，曾多次在医院门诊嘱服健脾益气、消食导滞类中药治疗，症状稍好转，但停药后上述症状复作。

评　析 ⋯⋯⋯⋯⋯⋯⋯⋯⋯⋯⋯⋯⋯⋯⋯⋯⋯⋯⋯⋯⋯⋯

　　1. 根据上述证候表现，可以诊断为小儿厌食症。

　　2. 采用针刺四缝穴疗法，在患儿第2、第3、第4、第5指掌面，近端指间关节横纹中点，即四缝穴处，皮肤局部消毒后，用三棱针或8号普通注射器针头，快速针刺0.2 mm深，刺后挤出黄白色黏液，隔日针刺一次。针刺三次后，该患儿食欲明显增强，主动要求进食，食量增加，其他症状逐渐消失。随访1年，该患儿食欲如常，体重明显增加。

第五节　体质

【重点提示】 ◆ ⋯

　　中医体质学说，是在中医理论指导下，研究人体体质的概念、形成、特征、类型、差异规律，及其对疾病的发生、发展、演变过程的影响，并以此指导对疾病进行诊断和防治以及养生保健的一种理论。重点掌握体质学说的基本概念及构成要素。

　　体质是一个既古老又年轻的医学命题，重视人的体质及其差异性是中医学的一大特点。早在《黄帝内经》中就有对体质的形成、分类，以及体质对临床病机、诊断、治疗、预防的详细论述，后世医学又进一步丰富和发展了《黄帝内经》的体质学说内容，并十分重视其在养生、预防及辨证论治等医疗实践中的应用。因此，重视对体质的研究，有助于分析疾病发生、发展和演变的规律，对提高疾病的预防、诊断和治疗水平，指导养生保健等都具有重要意义。

案 例

    汤某，男，32岁。患者形体偏胖，行动较迟缓，脸上常常油腻厚重，容易生"粉刺"，心情较急躁，容易发怒。平素口味较重，爱吃辣椒，但吃后易上火，眼睛常出现红丝，常觉口苦、口干，经常便秘，舌苔黄腻。患者曾去三甲医院做过较为全面的检查，各项指标没有发现明显异常。

思 考

    1.患者虽然通过西医检查各项指标没有异常，说明没有明显的疾病，但是，其表现显然属于亚健康状态，运用西医的理论无法解释。

    2.如何运用中医体质学说的理论解释患者的表现及其形成的原因？

一、体质概述

(一)体质的概念

    体质，又称禀赋、禀质、气禀、形质、气质，是人体在先天遗传和后天获得的基础上所形成的功能和形态上相对稳定的固有特性。体质禀受于先天，受后天影响，是在生长发育过程中所形成的与自然、社会环境相适应的人体形态结构、生理功能和心理因素综合的相对稳定的固有特征。

    先天禀赋是体质形成的重要因素，但体质的发展与强弱在很大程度上又取决于后天因素的影响。体质的固有特性或特征表现为功能、代谢以及对外界刺激反应等方面的个体差异性，对某些病因和疾病的易感性，以及疾病传变转归中的某种倾向性。人的体质特点或隐或显地体现于健康和疾病过程中。

(二)体质的构成要素

    中医学认为，人正常的生命活动是形与神协调统一的结果，"形神合一""形与神俱"是中医学最基本的生命观，由此就决定了中医学的体质应包括形与神两方面的内容。一定的形态结构必然产生出相应的生理功能和心理特征，而良好的生理功能和心理特征是正常形态结构的反映，二者相互依存、相互影响，在体质的固有特征中综合地体现出来。由此可见，体质是由形态结构、生理功能和心理状态三个方面的差异构成的。

    1.形态结构的差异性 人类虽然具有相同的脏腑组织结构，但每个人的形态结构往往又存在着一定的差异，这种差异性是个体体质特征的重要组成部分。人的形态结构主要包括外部形态结构和内部形态结构两方面。内部形态结构（脏腑、经络、气血、津液等）是体质的内在基础，外部形态结构是体质的外在表现。在人体内部形态结构完好协调的基础上，个体的体质特征首先通过身体外形特征（即体表形态）体现出来，而身体外形特征主要表现为体型、体格、肤色等方面的差异。

体型，是指身体各部位大小比例的形态特征，又称身体类型，为衡量人的体格和身体大小的重要指标。中医观察体型，主要是观察形体之胖瘦高矮、皮肉之厚薄与坚松、肤色之黑白苍嫩等，其中尤以胖瘦最具代表性。

体格，是指反映人体生长发育水平、营养状况和锻炼程度的状态。一般通过观察和测量身体各部分的大小、形态、匀称程度，以及体重、胸围、肩宽、骨盆宽度、皮肤与皮下软组织情况等，进行综合判断。

2. 生理功能的差异性　形态结构是产生生理功能的基础。不同的形态结构特点，决定着机体生理功能及对刺激反应的差异性；而机体生理功能的个性特征，又反映其形态结构的差异。人体的生理功能是其内部形态结构完整性、协调性的反映，是脏腑经络及精、气、血、津液盛衰的体现。

人体生理功能的差异，主要涉及消化、呼吸、血液循环、水液代谢、生长发育、生殖、感觉、精神意识思维等功能的强弱，以及机体抗病能力、新陈代谢、自我调节能力等方面的不同。具体表现在心率、心律、面色、唇色、脉象、舌象、呼吸、语声、食欲、口味、体温、对寒热的喜恶、二便、性功能、生殖功能、女子月经、形体的动态及活动能力、睡眠、视听觉、触嗅觉、耐痛的程度、皮肤肌肉的弹性、须发的多少和光泽等方面的不同。

3. 心理特征的差异性　心理是指客观事物在大脑中的反映，是感觉、知觉、情感、记忆、思维、性格、能力等的总称。形态结构上的不同，尤其是脏腑、经络、精神、气血、津液功能活动盛衰的差异，总是表现为某种特定的心理倾向。心理特征的差异性主要表现为人格、性格、气质、态度、智慧等方面的差异。

（三）体质的基本特点

1. 普遍性、全面性和复杂性　体质普遍地存在于每个个体中，每个人作为一个形神合一的统一体，都有其各自不同的身心特性，即不同的体质。这些特性全面地体现在人体形态、功能和心理等多方面的差异性上。

2. 稳定性和可变性　体质秉承于先天，得养于后天。先天禀赋决定着个体体质的相对稳定性和特异性，而后天各种环境因素、营养状况、饮食习惯、精神因素、年龄变化、疾病损害、针灸治疗等影响，又使得机体体质具有可变性。体质随个体发育的不同阶段而演变，但在生命过程中的某个阶段，体质状态具有相对稳定性。

3. 连续性和可预测性　体质的连续性，体现在不同个体体质的存在和演变时间的不间断性。体质的特征伴随着生命自始至终的全过程，或表现为生理状态下的生理反应性，或表现为病理状态下的发病倾向性。偏于某种体质类型者，在初显端倪之后，多具有循着这类体质固有的发展演变规律缓慢演化的趋势，体质的这种可预测性，为治未病提供了可能。

（四）体质的评价标志

体质的评价，应从形态结构、生理功能以及心理特征三个方面进行综合评价。

1. 体质的评价指标

（1）身体的形态结构状况：包括体表形态、体型、体格、内部的结构和功能的完整性、协调性等。

（2）身体的功能水平：包括各脏腑组织器官的功能状况。

（3）身体的素质及运动水平：包括速度、力量、耐力、灵敏性、协调性及走、跳、跑、投、攀越等身体的基本活动能力。

（4）心理的发育水平：包括智力、情感、行为、感知、人格、性格、意志等方面。

（5）适应能力：包括对自然环境、社会环境和各种不同精神刺激的适应能力，以及对病因、疾病损害的抵抗力和修复能力等。

2. 健康体质的标志 健康体质的标志包括生理和心理两个方面。

（1）生理健康标志：形体壮实，肌肉有力，动作灵敏，双目有神，呼吸微徐，双耳聪敏，声音洪亮，须发润泽，牙齿坚固，食欲旺盛，腰腿灵便，睡眠正常，二便正常，脉象和缓。

（2）心理健康标志：精神饱满，精力充沛，情绪乐观，性格随和，意志坚强，处事镇定，记忆良好。

二、体质的形成

（一）先天因素

先天因素，是小儿出生以前在母体内所禀受的一切特征，包括父母双方所赋予的遗传性、子代在母体内发育过程中的营养状态、母体在此期间所给予的种种影响等，同时，父母双方的元气盛衰、营养状况、生活方式、精神因素等都直接影响着"父精、母精"的质量，从而也会影响到子代禀赋的强弱。

（二）后天因素

后天因素是人出生之后赖以生存的各种内在因素和外界环境因素的总和。机体内在因素包括饮食、劳逸、婚育、锻炼、疾病、情志变化等；外界因素包括人们赖以生存的物质生活条件、劳动条件、卫生条件、气候条件、社会制度、生态环境及教育水平等。这些内外因素都可以促使人的体质类型发生改变。

1. 饮食 饮食营养是决定体质强弱的重要因素。合理的膳食结构、科学的饮食习惯、良好的营养水平，对维护和增强体质有重要影响。长期营养不良或营养不当，均可导致个体体质的变化。

2. 劳逸 劳，即劳动，包括体力劳动和脑力劳动；逸，指休闲、安逸的行为状态。人若劳逸适度，劳而不倦，可增强体质。但若过度劳累，将对人的体质产生不利影响；过度安逸，又可导致体质虚弱多病。

3. 锻炼　体育锻炼是增强体质的法宝，可以改善血液循环、促进新陈代谢、疏通经络气血、增强肌肉力量，提高抗病能力。

4. 婚育　房事是正常的生理活动之一，它既是人类繁衍后代的需要，也是维持自身生理、心理平衡的需要。长期戒绝房事，身心欲望得不到满足，心情久郁，可致气血不畅，体质下降，甚至产生疾病。反之，房事过度则精气大伤，肾精、肾气受损，也可致体质下降而早衰。

怀孕产子是妇女特有的生理活动，怀孕、分娩、哺乳都需要消耗母体的气血阴阳，故多产之人，往往气血衰少，体质不佳，年老后必见肾亏早衰。

5. 心理因素　情志由脏腑功能活动所产生，并以精气血津液为物质基础。因此，情志的变化，可以通过影响脏腑的功能活动和精气血津液的生成、输布运行而影响人的体质。若情志调畅，气血调和，脏腑功能协调，则体质强壮；若遭受长期或强烈的精神刺激，则可致脏腑功能和生命物质的不足或紊乱，从而影响体质。

6. 疾病　疾病发生后，由于邪正斗争，人体内的气血阴阳必然耗损。一般情况下，机体将在病愈之后逐渐自我修复，不会影响体质，但某些重病、久病、慢性消耗性疾病、营养障碍性疾病等，可使机体气血阴阳的损伤成为形成长期影响体质的因素，如肺痨（肺结核）患者，多为"阴虚质"；慢性肝炎久治不愈者，多为"湿热质"。

（三）其他因素

1. 环境因素　现代科学认为，生物体中所存在的全部化学物质都来自土壤、空气和水。人们生活在不同的地理环境条件下，受着不同水土性质、气候类型、生活习惯等方面的影响，从而形成了不同类型的体质。中国幅员广大，从而形成了体质的地区性差异。因此，中医学在诊断和治疗上强调"因地制宜"。

此外，不同的社会制度、经济发展水平、人民生活条件以及卫生设施等的不同，也是影响人的体质的重要因素。

2. 年龄因素　人体的结构、功能与代谢随着年龄的增长而发生规律性的变化，人的体质也有一个随年龄增加而逐渐成熟、定型和演变的发展变化过程。不同的年龄阶段，常表现为不同的体质特点，如小儿的体质特点为"稚阴稚阳"之体，脏腑娇嫩，形气未充，易虚易实，易寒易热；到了青春期则体质渐趋成熟，青春期末，体质基本定型；青壮年阶段是人体脏腑气血最旺盛时期，也是体质最强壮且相对稳定的时期；50岁左右的妇女和55～60岁之间的男子进入了更年期，因精血衰减，体质也随之日趋下降；到了老年阶段，脏腑生理功能减退，体质日渐虚弱。

3. 性别因素　男女体质有着各自的特点。男为阳，多禀阳刚之气，体魄健壮魁梧有力，好动而粗犷；女为阴，多禀阴柔之质，体形小巧苗条柔和，喜静而稳健。男子以肾为先天，女子以肝为先天。"男子多用气，故气常不足；女子多用血，故血常不足。所以男子病多在气分，女子病多在血分。"（《医门法律》）"男子之病，多由伤精；女子之病，多由伤血。"（《妇科玉尺》）可见，男女性别不同，其遗传性征、身体形态、脏腑结构、生理功能、物质代谢乃至心理特征等都有所不同，体质上也必然存在着性别差异。

在以上诸多的因素中，先天因素在造就体质的个体倾向中起着关键性作用，它使得个体体质的基本特征不同于他人；饮食、劳逸和情志因素对体质的影响是一个缓慢、持续的渐进性过程，且因人而异，有明显的个体化倾向。

三、体质分类

中医学体质分类的方法，主要是根据阴阳学说从生理功能特点对体质加以分类。现一般将体质大致分为生理性体质和病理性体质两类。生理性体质又分为阴阳平和质、偏阳质和偏阴质三类；病理性体质可分为阴虚质、阳虚质、痰湿质、湿热质、气虚质、瘀血质等六类。

（一）生理性体质分类

生理性体质分类如表 2-4 所示。

表 2-4 生理性体质分类表

	阴阳平和质	偏阳质	偏阴质
体型与体态	身体强壮，胖瘦适中，或虽胖而不臃滞，虽瘦而有精神	形体偏瘦，但较结实	形体偏胖，体质较弱
面色与肤色	虽有五色之偏，但都明润含蓄	面色多略偏红或微苍黑，或呈油性皮肤	面色偏白而欠华
性格	性格随和，开朗	性格外向，喜动，易急躁，自制力较差	性格内向，喜静少动或胆小易惊
饮食	食量适中	食量较大，消化吸收功能健旺	食量较少，消化吸收功能一般
寒热适应	耐寒耐热，自身调节和对外适应力强	平时畏热，喜冷，或体温偏高，易出汗	平时畏寒，喜热，或体温偏低
精力与体力	精力充沛，工作潜力大	精力旺盛，动作敏捷，反应快，性欲旺盛	精力偏弱，动作迟缓，反应较慢，易疲劳
疾病易感倾向	不易感受外邪，少生病，患病往往自愈或易于治愈	易感受风、暑、热邪，发病多表现为热证、实证，以化燥伤阴。内伤为病多见阴虚、阳亢、火旺之证	易感受寒、湿之邪，受邪后多从寒化。冬天易生冻疮。内伤杂病多见阴盛、阳虚之证
体质变化趋向	体质不易改变，常获长寿	多演化为阳亢、阴虚、痰火等病理性体质	多演化为阳痿、痰湿、痰饮等病理性体质

（二）病理性体质分类

病理性体质分类如表 2-5 所示。

表2-5 病理性体质分类表

类型\特点	阴虚质	阳虚质	痰湿质	湿热质	气虚质	瘀血质
体型	多见瘦长	多见肥胖	多肥胖丰溢	肥瘦均见，似无特异	肥瘦均有，瘦人为多	多见于瘦人
头面部	面色多偏红或有颧红，面部烘热感	毛发易落，面色少华，晃白	面色淡黄而暗	面垢滞或油亮，或易生痤疮粉刺	毛发不华，面色偏黄或淡白	发易脱落，面色黧黑或面颊部见红丝赤缕
肤色	苍赤	柔白	白滑	偏黄	黄	偏暗滞，斑迹，或肌肤甲错
目部	巩膜红丝较多或见暗浊，或眼有干湿感，视物花，目眵多等	清澈貌或目胞色晦暗	或见目胞下鲜明	眼筋红黄	目光少神	眼眶暗黑，或白珠见青紫，红筋浮起，在红筋末端有瘀点，形如针尖大小
鼻部	微干，或常鼻出血	鼻头冷或色微青	色微黑	鼻有油泽，鼻孔微干	色淡黄	色暗滞
口咽部	口燥咽干，多喜冷饮，唇红微干	口淡，唇部淡红	口黏腻或甜	口干微苦	口淡，唇色少华	口干，口唇淡暗或紫
肢体	多有怕热感，或手足心热	形寒，手足不温，倦怠，背部或脘部怕冷	肢体不爽或身重	烦恼，懈怠或怕热	易疲乏无力，寒热耐受力差，尤不耐寒	伴有疼痛时，可见红斑结节
脉象	细弦或数	沉细无力	濡或滑	多见滑数	虚缓	弦或沉，细涩或结代
舌象	舌红少苔，或无苔，或见裂纹	舌质淡，或浮胖娇嫩，边有齿印，苔白	苔多腻，或舌面罩一层黏液，或灰黑	舌质红，苔黄腻	舌淡红，边有齿印	舌质青紫或暗，或有或瘀斑瘀点，舌下静脉曲张
性情	多急躁，易怒	多沉静，内向	急躁或偏静	多急躁易怒	一般喜静，懒言	易急躁或无特异性
饮食	一般多喜偏凉食物	多喜偏热食物	嗜酒茶，淡食肥甘	多喜食甘肥厚味	食减不化，或喜食甜	无特殊
二便	大便偏干或秘结，小便短赤	大便多溏，小便清长	大便正常或不实，小便不多或微混	大便燥结或黏滞，小便短赤	大便正常或有便秘，或大便不成形，小便正常或偏多	无特殊

类型特点	阴虚质	阳虚质	痰湿质	湿热质	气虚质	瘀血质
成因	禀赋本弱，或久病，失血，或纵欲伤精，或积劳	先天禀赋不充，或后天阳气亏损	阳气素虚，脾弱不运	七情抑郁，伤及肝胆，嗜食酒肉，损及脾胃，感受湿热	先天体弱，脾胃内伤，或久病暴病之后	外伤，出血，或受寒受热，长期精神抑郁，或久病入络
病理特点	易化热伤阴，动火生风	易从寒化，伤阳	易伤阳气，易痰饮肿胀	易化热化火	易成虚损	易为症瘕积聚，失血
用药宜忌	宜滋阴降火，忌辛香燥热	宜温补助阳，忌苦寒克伐	宜健脾芳化，忌阴柔黏滞	宜清热利湿，忌滋补厚味	宜温补助阳，忌苦寒克伐	宜疏利气血，一般忌补涩

四、体质学说的应用

由于体质的特异性、多样性和可变性，形成了个体对疾病的易感倾向，及其病变性质、疾病过程、对治疗的反应性等方面的差异。因此，中医学强调"因人制宜"，并把体质学说同病因学、病机学、诊断学、治疗学和养生学等密切地结合起来，以指导临床医疗实践。

（一）体质与病因

不同体质对某些病因和疾病有特殊易感性。中医病因学中针对某种体质容易感受相应病邪的特点，有"同气相求"之说，如阴寒质者素体阳虚，形寒怕冷，易感寒邪而为寒病，且常易伤脾肾之阳气；湿热质者易致阴虚，不耐暑热而易感温邪；胖人多痰湿，善病中风；瘦人多火，易得痨嗽；年老肾衰，多病痰饮咳喘。

（二）体质与发病

中医学认为，正气虚是形成疾病的内在根据，邪气只是疾病形成的外在条件，所谓"正气存内，邪不可干；邪之所凑，其气必虚"。而正气的虚实决定于体质的强弱，因此，发生疾病的内在因素在很大程度上取决于体质因素。

体质决定发病与否及发病情况。体质的强弱决定是否感受外邪，即使感受了外邪，由于体质不同，发病情况也不尽相同，有感邪即发的，有伏而后发的，也有徐发和复发等。

（三）体质与病机

人体感受邪气之后，其病理性质往往随体质而变化，称为"从化"。如同为感受风寒之邪，阳热体质者多从阳化热，而阴寒体质者则易从阴化寒；又如同为湿邪，阳热之体得之，则湿易从阳化热，患湿热之证；阴寒之体得之，则湿易从阴化寒，患寒湿之证。

体质不同，其病变过程也迥然有别。体质强壮者，则正能敌邪而病自愈；若体质虚弱，则疾病易迅速转变而加重。

（四）体质与辨证

体质是证候形成的内在根据，是形成"证"的生理基础之一。同一致病因素或同一种疾病，由于患者体质各异，其临床证候类型则有阴阳表里寒热虚实之别。

（五）体质与治护

在疾病的防护过程中，按体质论治是因人制宜的重要内容，也是中医治疗学的特色。

1. 年龄　人体气血和脏腑盛衰随着年龄增长而发生改变，从而影响机体对致病因素的反应性与临床疗效。如小儿属"稚阴稚阳"之体，不论用温热剂还是苦寒剂，均应中病即止。因苦寒之品易伐小儿生生之气，辛热之属则易损真阴。又如老年人大多肾气已衰，中气虚乏，易受邪致病，而既病之后多见虚证，或虚中夹实，因此治病用药尤须审慎。

2. 性别　妇女在生理特点上有别于男子。女子以肝为先天而血常不足，因此在临床治疗中应特别注意女性患者是否有肝郁、血虚之证。

3. 生活条件　一般来说，膏粱厚味酿积既久，多为痰湿或湿热之质；纵欲恣情，多损真阴真阳；饥饱劳逸不节则脾胃致虚，因而治疗上须区别对待。

4. 地理环境　地区不同，生活习惯不一，人体的体质也有差异，因此中医治病讲究因地制宜。

临床护理时，也要根据患者的体质特点而辨证施护。如饮食护理时，阴虚阳盛者忌食狗肉、羊肉、辣椒、川椒、桂圆等温热食物；痰湿体质者慎食龟鳖、阿胶等滋腻之物。

（六）体质与养生

中医学的养生方法很多，无论选择何种调摄方法，都应兼顾个体的体质特点。如在饮食调养方面，体质偏阳者，饮食宜凉而忌热；体质偏阴者，饮食宜温而忌寒；形体肥胖者，食宜清淡而忌肥甘；阴虚火旺者，食宜凉润而忌辛热。在精神调摄方面，抑郁质之人，应注意情志的调节，消除其不良情绪。在体育锻炼方面，也要因人而异，不同体质的人，应根据自身的体力和爱好，选择适宜的锻炼方法和强度。

案例评析 ◆

　　案　例

　　　　张某，女，46 岁。患者体形偏胖，平素怕冷，四肢不温，膝肘关节以下尤甚，易于感冒，不喜冬天，夏天怕电风扇、空调等。现症见夜尿次数多，偶见双下肢可见凹陷性浮肿，精神不振，面色淡白少华。舌质淡，稍胖嫩，脉沉弱。经中药温补肾阳、健脾利湿治疗2个月后，诸症有所好转，夜尿次数减少，四肢渐温，精神状态也好转。

评　析

　　1.患者形体偏胖，平素怕冷，四肢不温，面色淡白少华，夜尿多，舌质淡，均为阳气偏虚的表现，为阳虚体质。

　　2.用中药温补脾肾以治本，从根本上补充人体阳气，以复脾肾之阳。

■ 第六节　病因病机

【重点提示】◆ ⋯

　　重点掌握六淫邪气及内伤病因的致病特点，熟悉邪正斗争与正气的关系。

　　中医学认为，人体脏腑组织之间，人体与环境之间，既对立又统一，维持着相对的动态平衡，保持人体正常的生理功能。当这种动态平衡遭到破坏，又不能自行恢复时，人体就发病。破坏人体相对平衡状态而引起疾病的原因即为病因。病机，即疾病发生、发展与变化的机制。疾病的发生、发展和变化与患病机体的体质强弱和致病邪气的性质密切相关。

学习导入 ◆

　　案　例

　　林某，男，18岁，学生。2天前因不慎受凉后出现恶寒，微发热，无汗，周身疼痛，鼻塞、流清涕、打喷嚏，微咳、痰色白、质稀，舌苔薄白，脉浮紧。

　　思　考

　　1.患者是因为感受何种邪气而发病？
　　2.患者感邪后为何会出现上述症状？

一、病因

（一）外感病因

外感病因是指由外而入，从皮毛、口鼻侵入机体而发病的致病因素，包括六淫、疠气两类。由外感病因而引起的一类疾病，称为外感病。

1.六淫　在正常情况下，风、寒、暑、湿、燥、火是自然界六种不同的气候变化，称为"六气"。六气在正常范围内更替变化，即春风、夏暑、长夏湿、秋燥、冬寒，是自然界万物生长的必需条件，人类赖以生存的外界环境，但如果这种气候变得异常，出现太过或不及，如气候变化过于急骤（暴寒暴暖），或非其时而有其气（春天当温而反凉，冬季当寒而反热），超过了一定的限度，使机体不能与之相适应，就会导致疾病的发生。这种异常的气候变化就称为"六淫"，故六淫是风、寒、暑、湿、燥、火六种外感病邪的统称。

六淫的性质
及其致病特点

六淫各自有不同的性质和致病特点，但因都是由气候异常变化所形成的，故其致病又具有共同点：

外感性：六淫邪气多从肌表或口鼻侵犯人体而发病。其发病初期多见恶寒、发热、头身疼痛等症状。

季节性：由于六淫本为四时气候的太过或不及，故容易形成季节性多发病。如春季多风病，夏季多暑病，长夏初秋多湿病，深秋多燥病，冬季多寒病等。

地域性：六淫致病常与生活、工作的区域和环境密切相关。如久处阴冷潮湿环境，多湿邪为病；高温环境作业又常有暑邪、燥热或火邪为害；干燥环境多燥邪为病等。

相兼性：六淫邪气既可单独致病，又可两种或两种以上同时侵犯人体而发病者，如风寒感冒、湿热泄泻、风寒湿痹等。

转化性：六淫致病以后，在疾病发展过程中，不仅可以互相影响，而且在一定条件下，其病理性质可向不同方向转化，如寒邪可郁而化热，暑湿日久又可以化燥伤阴，六淫又皆可化火等。

（1）风邪

风具有轻扬开泄、善动不居的特性，为春季的主气，故风邪致病以春季为多，但不限于春季，其他季节均可发生。

风邪的性质和致病特征：

①轻扬开泄，易袭阳位：风性轻扬升散，具有升发、向上、向外的特性，故致病多侵犯人体的头部和肌表，即阳位。如风邪客于肌表，肌腠疏松，可见恶风、发热、汗出等症；风邪上扰头面，则见头昏头痛、项强、面肌麻痹、口眼歪斜等症。故《素问·太阴阳明论》中说："伤于风者，上先受之。"

②善行而数变："善行"是指风邪具有易行且行无定处的性质，故其致病可见病位游移，行无定处。如风疹、荨麻疹之发无定处，此起彼伏；行痹（风痹）之四肢关节游走性疼痛等。"数变"是指风邪致病具有变化无常和发病急骤的特性，如风疹、荨麻疹时

隐时现、癫痫、中风之猝然昏倒，不省人事等。总之，风邪致病无论是外感还是内伤，都具有发病急、变化多、传变快等特征。

③风性主动："风性主动"是指风邪致病具有动摇不定的特征，常表现为眩晕、震颤、四肢抽搐、角弓反张等症状。

④风为百病之长：风邪常是外感病因的先导，寒、湿、燥、热等邪往往依附于风而侵袭人体，故称风为百病之长、六淫之首。

（2）寒邪

自然特性寒具有寒冷、凝结特性，为冬季的主气，故寒邪为病，冬季居多，其他季节气温骤降，亦可感寒为病。

寒邪的性质和致病特征：

①寒为阴邪，易伤阳气：寒为阴气盛的表现，故其性属阴。感受寒邪，最易损伤人体阳气，即所谓"阴盛则阳病"。如外寒侵袭肌表，卫阳被遏，则恶寒；寒邪直中脾胃，脾阳受损，则可见脘腹冷痛、呕吐、腹泻等症；心肾阳虚，寒邪直中少阴，则可见畏寒嗜卧、手足厥冷、下利清谷、小便清长、精神委靡、脉微细等症。

②寒性凝滞，主痛：凝滞，即凝结阻滞。人体气血、津液的运行，赖阳气的温煦推动，才能畅通无阻。寒邪侵入人体，经脉气血失于阳气温煦，气血凝结阻滞，不通则痛，故疼痛是寒邪致病的重要特征。如寒客肌表，凝滞经脉，则头身肢节疼痛；寒邪直中于里，气机阻滞，则胸、脘、腹冷痛或绞痛。

③寒性收引：收引，即收缩牵引之意。寒性收引是指寒邪具有收引、拘急之特性。如寒邪侵袭肌表，则毛窍收缩，腠理闭塞，卫阳闭郁，故发热恶寒而无汗；寒客经络关节，则筋脉收缩拘急，以致拘挛作痛、屈伸不利或冷厥不仁。

（3）暑邪

暑邪独见于夏令，为夏季火热之气所化，故其致病具有明显的季节性，多发于夏至以后，立秋以前。

暑邪的性质和致病特征：

①暑性炎热：暑具有酷热之性，故其伤人多见阳热症状高热、心烦、面赤、烦躁、脉象洪大等。

②暑性升散，扰神伤精耗气：升散，即上升发散之意。暑性升发，可致腠理开泄而大汗出。汗多伤津，则口渴喜饮，唇干舌燥，尿赤短少等；气随津泄，则气短乏力，甚至突然昏倒，不省人事。

③暑多挟湿：暑季气候炎热，且常多雨潮湿，热蒸湿动，湿热弥漫空间，故暑邪伤人，多兼挟湿邪，临床除发热、烦渴等暑热症状外，常兼见四肢困倦、胸闷呕恶、大便溏泄不爽等湿阻症状。

（4）湿邪

湿邪具有重浊、黏滞、趋下特性，为长夏主气。夏秋之交，湿热熏蒸，水气上腾，湿气最盛，故一年之中长夏多湿病，其他季节亦可因涉水淋雨、居处潮湿、以水为事而伤湿。

湿的性质和致病特征：

①湿为阴邪，易阻气机，损伤阳气：脏腑经络最易阻滞气机，使气机升降失常。如湿阻胸隔，则胸隔满闷；湿困脾胃，脾胃纳运失职，则纳谷不香、不思饮食、脘痞腹胀、便溏不爽。湿为阴邪，阴盛则阳病，故湿邪为害，易伤阳气。脾主运化水湿，喜燥而恶湿，对湿邪具有特殊的易感性，故湿邪侵袭人体，必困于脾，使脾阳不振，运化无权，水湿停聚，发为泄泻、水肿、小便短少等症。

②湿性重浊：湿为重浊有质之邪。所谓"重"，即沉重、重着之意，是指湿邪致病，常有头重身困、四肢酸楚沉重等症状。如湿困肌表，清阳不伸，则头昏沉重，状如裹束；湿滞经络关节，阳气布达受阻，则肌肤不仁，关节疼痛，重着不移。所谓"浊"，即秽浊垢腻之意，是指湿邪为患，常见排泄物和分泌物秽浊不清的现象。如湿浊在上，则面垢；湿滞大肠，则大便溏泻，下痢脓血黏液；湿气下注，则小便混浊，妇女黄白带下过多。湿邪浸淫肌肤，则见疮疡、湿疹、脓水秽浊等。

③湿性黏滞："黏"，即黏腻；"滞"，即停滞。所谓黏滞，是指湿邪致病具有黏腻停滞的特性。这种特性主要表现在两个方面，一是症状的黏滞性，即湿病症状多黏滞而不爽，如大便黏腻不爽、小便涩滞不畅、分泌物黏浊、舌苔黏腻等；二是病程的缠绵性。因湿性黏滞，蕴蒸不化，故起病缓慢隐袭，病程较长，往往反复发作或缠绵难愈。如在湿温病表现出起病缓、传变慢、病程长、难速愈的特征。

④湿性趋下，易袭阴位：湿邪有下趋之势，易伤及人体下部，故此病多见下部症状，如水肿多以下肢较为明显；带下、小便混浊、泄泻、下痢等，亦多由湿邪下注所致。故《素问·太阴阳明论》说："伤于湿者，下先受之。"

（5）燥邪

自然特性：燥具有干燥、收敛、清肃的特性，为秋季主气。燥邪为病，有温燥、凉燥之分。初秋有夏热之余气，燥与热相结合而侵犯人体，故病多温燥。深秋近冬之际，燥与寒相结合而侵犯人体，则病多凉燥。

燥邪的性质和致病特征：

①干涩伤津：燥为秋季肃杀之气所化，其性干涩枯涸，故燥邪为害，最易耗伤人体津液，致阴津亏损病变，如皮肤干涩皲裂、鼻干咽燥、口唇燥裂、毛发干枯不荣、小便短少、大便干燥等。

②燥易伤肺：肺喜清肃濡润而恶燥，且主气而司呼吸，直接与自然界大气相通，外合于皮毛，开窍于鼻，故燥邪最易伤肺，或痰黏难咯，或痰中带血，喘息胸痛等症。

（6）火（热）邪

自然特性火具有炎热特性，旺于夏季，但它并不像暑那样受季节气候的限制，故一年四季均可见火邪为病。

火的含义

中医学中的火，有生理之火和病理之火两类。生理之火是指维持人体正常生命活动的阳气，称为"少火"；病理之火是指阳盛太过而耗散人体正气的病邪，称为"壮火"。

火邪的性质和致病特征：

①火为阳邪，其性燔灼趋上：火性燔灼，升腾向上，其致病特点，一方面表现为机体阳盛太过的高热、面红目赤、恶热、肌肤灼热、脉洪数等热盛症，另一方面病变部位多见于上部，如心火上炎，则见舌尖红赤疼痛，口舌糜烂、生疮；肝火上炎，则见头痛如裂、目赤肿痛；胃火炽盛，可见齿龈肿痛、齿衄等。

②伤津耗气：火热之邪，蒸腾于内，最易迫津外泄，消灼津液，使人体阴津耗伤，故其临床表现除热象显著外，往往伴有口渴喜饮、咽干舌燥、小便短赤、大便秘结等津伤液耗之征。气随津耗，且阳热亢盛之壮火，最能损伤人体正气，而见少气懒言、肢体乏力等气虚之症，此即《素问·阴阳应象大论》所言"壮火食气"。

③生风动血：是指火邪易于引起肝风内动和迫血妄行。火热之邪燔灼肝经，劫耗津血，使筋脉失于濡养，而致肝风内动，临床上表现为高热、神昏谵语、四肢抽搐、颈项强直、角弓反张、目睛上视等症，称为热极生风。火热之邪，灼伤脉络，使血行加速，迫血妄行，可致吐血、衄血、便血、尿血、皮肤发斑、月经量过多、崩漏等各种出血症状。

④易致肿疡：火热之邪入于血分，聚于局部，腐蚀血肉，则发为痈肿疮疡，临床表现为局部红肿热痛。

⑤易扰心神：火与心气相通应，故火热之邪伤于人体，最易扰乱神明，出现心烦失眠、狂躁妄动，至神昏谵语等症。

2. 疠气

（1）疠气的基本概念

疠气，又名戾气、疫疠之气、毒气、异气、杂气、乖戾之气等，是一类具有强烈传染性的病邪。疠气是一种人们的感官不能直接观察到的微小的物质（病原微生物），即"毒"邪，经口鼻等途径入侵人体，故属于外感病因。由疠气而致的具有传染性的一类疾病，称为疫、疫疠、瘟疫（或温疫）等。

（2）疠气的性质及其致病特点

①发病急骤，病情危笃：疫疠之气，致病具有发病急骤、来势凶猛、病情险恶、变化多端、传变快的特点，且易伤津、扰神、动血、生风。

②传染性强，易于流行：疫疠之气可通过口鼻等多种途径在人群中传播，具有传染性强、流行广泛、病死率高的特点，诸如大头瘟、疫痢、白喉、烂喉丹痧、天花、霍

乱、鼠疫等。

③一气一病，症状相似：疠气种类不同，所致之病各异。每一种疠气所致之疫病，均有各自的临床特征和转变规律，所谓"一气致一病"。当某一疠气流行时，其临床症状基本相似。

（二）内伤病因

内伤病因，是指因人的情志或行为不循常度，超过人体自身调节范围，导致脏腑气血阴阳失调而为病的致病因素，如七情内伤、饮食失宜、劳逸失当等。由内伤病因所引起的疾病称为内伤病。

1. 内伤七情　七情，是指喜、怒、忧、思、悲、恐、惊七种正常的情志活动，是人的精神意识对外界事物的反映。七情由脏腑功能活动所化生，七情分属于五脏，就称为五志，即喜、怒、思、悲、恐。

七情是人对客观事物的不同反映，在正常的活动范围内，一般不会使人致病，只有突然强烈或长期持久的情志刺激，超过人体本身的正常生理活动范围，使人体气机紊乱，脏腑阴阳气血失调，才会导致疾病的发生。此时的七情已经成为一种致病因素，称为"内伤七情。"

七情的致病特点：

（1）直接伤及脏腑

情志活动的物质基础是五脏精气，《素问·阴阳应象大论》说"人有五脏化五气，以生喜怒悲忧恐"，所以七情致病可直接影响脏腑的功能活动。不同的情志刺激，伤及的脏腑不同，产生的病理变化也不同，正如《素问·阴阳应象大论》所说"怒伤肝""喜伤心""思伤脾""忧伤肺""恐伤肾"。由于人体是一个有机整体，七情致病往往不会局限于某一脏腑，可能影响到多个脏腑，但从临床看，七情致病以伤及心、肝、脾三脏为多见。

（2）影响脏腑气机

"百病皆生于气"。气出入有序，升降有常，周流一身，循环无端，则体健而无病。若七情内伤，或为气不周流而郁滞，或为升降失常而逆乱，使脏腑气机紊乱，血行失常，阴阳失调。不同的情志变化，其气机逆乱的表现也不尽相同，如《素问·举痛论》所言："怒则气上，喜则气缓，悲则气消，恐则气下……惊则气乱……思则气结。"

①怒则气上：气上，气机上逆之意。怒为肝之志，过度愤怒，使肝气疏泄太过而上逆为病。肝气上逆，血随气升，可见头晕头痛、面赤耳鸣，甚者呕血或昏厥。

②喜则气缓：气缓，气机弛缓之意。喜为心之志，暴喜伤心，可使心气涣散，神不守舍，出现乏力、懈怠、注意力不集中，至心悸、失神，甚至狂乱等。

③悲则气消：气消，气消耗之意。悲为肺之志，过度悲伤，耗伤肺气，使气弱消减，意志消沉，可见气短胸闷、精神委靡不振等。

④思则气结：气结，气机郁结之意。思为脾之志，思虑太过，则可导致脾气郁结，水谷不化，而见纳呆、腹胀便溏、肌肉消瘦等。

⑤恐则气下：气下，精气下陷之意。恐为肾之志，长期恐惧或突然意外惊恐，皆能导致肾气不固，气陷于下，可见二便失禁、精遗骨痿等症。

⑥惊则气乱：气乱，心气紊乱之意。心主血而藏神，大惊则心气紊乱，气血失调，心无所倚，神无所归，出现惊恐不安、心悸不宁等症状。

（3）情志波动与病情关系密切

良好的精神状态，可减轻病情，使疾病向好的方向发展。异常情志波动，可使病情加重或迅速恶化，如恼怒可使肝阳上亢症患者的肝阳暴张，气血并走于上，出现眩晕欲仆，则突然昏仆不语、半身不遂、口眼歪斜等症。

2. 饮食失宜　饮食所化生的水谷精微是气血生成的主要来源，是维持人体生长、发育，完成各种生理功能，保证生命生存和健康的基本条件。饮食物主要依靠脾胃消化吸收，若饮食失宜，则首先损伤脾胃，导致脾胃的腐熟、运化功能失常，并进而生热、生痰、生湿，产生多种病变，此时的饮食已经成为一种致病因素，称为饮食失宜，包括饮食不节、饮食偏嗜、饮食不洁等三个方面。

（1）饮食不节

饮食贵在有节，定时、定量，饥饱失常、饮食无时都将损伤脾胃。

①饥饱失常：饮食应以适量为宜，过饥、过饱均可发生疾病。过饥，则摄食不足，化源缺乏，气血衰少，表现为形体消瘦，抵抗力降低，易于继发其他疾患。过饱，超过脾胃的消化、吸收功能，则可导致食滞胃肠，出现脘腹胀满、嗳腐泛酸、厌食、吐泻等食伤脾胃之证，故有"饮食自倍，肠胃乃伤"之说。饥饱失常，在小儿尤为多见，因其脾胃较成人为弱，食滞日久，可以郁而化热；伤于生冷寒凉，又可以聚湿、生痰；婴幼儿食滞日久还可以出现手足心热、心烦易哭、脘腹胀满、面黄肌瘦等症，称为"疳积"。

②饮食无时：按固定时间，有规律地进食，则脾胃张弛有序，协调配合，水谷精微有条不紊地化生，并输布至全身。自古以来，就有一日三餐，"早饭宜好，午饭宜饱，晚饭宜少"之说。若饮食无时，可损伤脾胃，而变生他病。

（2）饮食偏嗜

饮食结构合理，五味调和，寒热适中，无所偏嗜，才能使人体获得各种需要的营养。若膳食结构失宜，或饮食过寒过热，可致机体某些营养缺乏，阴阳失调。

①种类偏嗜：饮食种类合理搭配，膳食结构合理，才能获得充足的营养，以满足生命活动的需要。人的膳食结构应该谷、肉、果、菜齐全，且以谷类为主，肉类为辅，蔬菜为充，水果为助调配合理，根据需要兼而取之，才有益于健康。若结构不适，调配不宜，有所偏嗜，则味有所偏，脏有偏盛，从而导致脏腑功能紊乱。如过嗜酵酿之品，则导致水饮积聚；过嗜瓜果乳酥，则水湿内生，发为肿满泻利。

②寒热偏嗜：饮食宜寒温适中。多食生冷寒凉，可损伤脾胃阳气，寒湿内生，发生腹痛、泄泻等症。偏食辛温燥热，可使胃肠积热，出现口渴、腹满、胀痛、便秘。

③五味偏嗜：人的精神气血，都由五味所化生。五味入五脏，各有其亲和性，如酸入肝、苦入心、甘入脾、辛入肺、咸入肾。如果长期嗜好某种食物，就会使该脏腑机能偏盛。久之，可按五脏相克关系转变，损伤他脏而为病，如脚气病、夜盲症、瘿瘤等都

是五味偏嗜的结果。所以，饮食五味应当适宜，平时饮食不要偏嗜，病时应注意饮食宜忌，食与病变相宜，能辅助治疗，促进疾病好转；反之，疾病就会加重。

（3）饮食不洁

进食不洁，会引起多种胃肠道疾病，或出现腹痛、吐泻、痢疾等或引起寄生虫病，如蛔虫病、蛲虫病、绦虫病等，临床表现为腹痛、嗜食异物、面黄肌瘦等症。若进食腐败变质有毒食物，可致食物中毒，常出现腹痛、吐泻，重者可出现昏迷或死亡。

3. 劳逸失度 劳逸失度，包括过度劳累和过度安逸两个方面。正常的劳动和体育锻炼，有助于气血流通，增强体质。适当的休息，可以消除疲劳，恢复体力和脑力，不会使人致病。只有比较长时间的过度劳累，或体力劳动、脑力劳动、房劳过度，过度安逸，完全不劳动，才能成为致病因素而使人发病。

（1）过劳

过劳，是指过度劳累，包括劳力过度、劳神过度和房劳过度三个方面。

①劳力过度：是指较长时期的不适当活动和超过体力所能负担的过度劳力。劳力过度可以损伤内脏功能，致使脏气虚少，可出现少气无力、四肢困倦、懒于语言、精神疲惫、形体消瘦等，即所谓"劳则气耗"。

②劳神过度：是指思虑劳神过度。劳神过度，可耗伤心血，损伤脾气，导致心悸、健忘、失眠、多梦及纳呆、腹胀、便溏等症，甚则耗气伤血，使脏腑功能减弱，正气亏虚，乃至积劳成疾。

③房劳过度：是指性生活不节，房事过度。正常的性生活，一般不损伤身体，但房劳过度，可致腰膝酸软、眩晕耳鸣、精神委靡，或男子遗精滑泄、性功能减退，甚或阳痿。

（2）过逸

过逸是指过度安逸。既不劳动，又不运动，使人体气血运行不畅，筋骨柔脆，脾胃呆滞，体弱神倦，或发胖臃肿，动则心悸、气喘、汗出等，还可继发其他疾病。所谓"久卧伤气"（《素问·宣明五气篇》），就是这个道理。

（三）病理产物性病因

在疾病发生和发展的过程中，原因和结果可以相互交替和相互转化。由原始致病因素所引起的病理产物，在一定条件下可以转化为另一疾病的原因，成为新的致病因素，如痰饮、血、结石等都是在疾病过程中所形成的病理产物，它们滞留体内而不去，又可成为新的致病因素，作用于机体，引起各种新的病理变化，故称为病理产物性病因。因其常继发于其他病理过程而产生，故又称"继发性病因"。

1. 痰饮 痰饮是机体水液代谢障碍所形成的病理产物，这种病理产物一经形成，就作为一种致病因素作用于机体，导致脏腑功能失调而引起各种复杂的病理变化，故痰饮是继发性病因之一。

根据痰饮的性状、致病特点不同，可分为痰和饮两大类。一般说来，痰得阳气煎熬而成，敛液为痰，其质稠黏；饮得阴气凝聚而成，聚水为饮，其质清稀。故有"积水为饮，饮凝为痰""饮为痰之渐，痰为饮之化"之说。痰又有有形和无形之分。有形之痰，是指视之可见、触之可及、闻之有声的痰，如咳嗽吐痰、呕吐的痰涎、喉中痰鸣等。无形之痰，是指由痰饮引起的特殊症状和体征，临床只见其症，不见其形，但运用化痰药治疗有效的一种"隐形痰涎"，如痰饮所致之头晕目眩、心悸气短、恶心呕吐、神昏谵狂等，多以苔腻、脉滑为重要临床特征。"饮"因其流动性大，可停留于脏腑组织间隙或疏松部位，因其停留的部位不同，表现出的症状也不同，《金匮要略》将其分为"痰饮""悬饮""溢饮""支饮"等四种。

总之，痰饮不仅指从呼吸道咳出来的痰液，更重要的是指痰饮作用于机体后所表现出来的症状和体征。痰、饮、水、湿同源而异流，都是由于人体津液运行、输布、转化失调而形成的一种病理产物，又是一种致病因素。湿聚为水，积水成饮，饮凝成痰，其中痰、饮、水三者的区别是稠浊者为痰，清稀者为饮，更清者为水。

痰饮多由外感六淫，或饮食所伤及七情内伤等，使肺、脾、肾及三焦等脏腑气化功能失常，津液代谢障碍，以致水津停滞而成。肺通调水道，脾主运化水液，肾阳主水液蒸化，三焦为水液运行之道路，故肺、脾、肾及三焦功能失常，均可聚湿而生痰。痰饮形成后，饮多留积于肠胃、胸胁及肌肤，痰则随气之升降运行，内而脏腑，外至筋骨皮肉，泛滥横溢，无处不到。既可因病生痰，又可因痰生病，互为因果，从而形成各种复杂的病理变化。

痰饮的致病特点

①阻碍经络气血运行：痰饮为有形之病理产物，一旦形成，既可阻滞气机，影响脏腑之气的升降，又可流注经络，阻碍气血的运行。如痰饮停留于肺，肺失宣降，可出现胸闷、咳嗽、喘促等症；水湿困阻中焦脾胃，可见脘腹胀满、恶心呕吐、大便溏泄等症；痰浊流注经络，经络阻滞，气血运行不畅，可出现肢体麻木、屈伸不利，甚至半身不遂等。

②影响水液代谢：痰饮本为水液代谢失常的病理产物，其一旦形成之后，便作为一种致病因素反过来作用于机体，进一步影响肺、脾、肾的水液代谢功能。如寒饮阻肺，可致宣降失常，水道不通；痰湿困脾，可致水湿不运；饮停于下，影响肾阳的功能，可致蒸化无力。

③易于蒙蔽神明：心主神明，若痰饮内停，往往蒙蔽心神，出现一系列神志失常的病症，如痰火扰心、心神被蒙，则可导致胸闷心悸、神昏谵妄，或引起癫狂等疾病。

④症状复杂，变幻多端：痰饮形成后，可随气机流窜全身，内而脏腑，外而筋骨皮肉，无处不到，从而产生各种复杂的病变，故有"百病多由痰作祟"之说。如痰滞肺脏，可见喘咳、咯痰；痰阻心脉，可见胸闷心悸、怔忡；痰迷心窍，则见神昏谵语、痴呆；痰火扰心，则发为癫狂痰停于胃，可见恶心呕吐、胃脘痞满；痰浊上扰清窍，则见眩晕、头重、自汗、耳鸣等；痰阻咽喉，可见喉中异物感（梅核气），吞之不下，吐之不出；痰在四肢、经络、筋骨，则致瘰疬痰核、肢体麻木，或半身不遂，或成阴疽流注等。

总之，痰饮停滞于体内，既可伤阳化寒，又可郁而化火；既可挟风、挟热，又可化燥伤阴；既可上犯清窍，又可下注足膝。其病症变幻多端，错综复杂，病势缠绵，病程较长。

2. 瘀血　瘀血，又称蓄血、恶血、败血、衃血，是指体内全身或局部的血液运行障碍，血液凝聚而形成的病理产物。它包括积于体内的离经之血，以及因血液运行不畅，停滞于经脉或脏腑组织内的血液。血一经形成，就成为某些疾病的致病因素，故血也是一种继发性的致病因素。

(1) 瘀血的形成

瘀血的形成，主要有两方面因素：一是因气虚、气滞、血寒、血热等原因，使血运不畅而凝滞。气虚或气滞，不能行血或寒邪侵入血脉，血液凝滞不畅；或热入营血、血热博结。二是由于内伤、外伤，或气虚不能摄血，或血热妄行等原因造成出血，积存体内而形成瘀血。

(2) 瘀血的致病特点

瘀血形成之后，不仅失去正常血液的濡养作用，而且反过来影响全身或局部血液的运行，产生疼痛、出血、经脉淤塞不通，以及"瘀血不去，新血不生"等不良后果。瘀血的病证虽然繁多，但临床表现的共同特点可概括为以下几点：

①疼痛：多为刺痛，部位固定不移，拒按，夜间加重，且久痛不愈，反复发作。

②肿块：瘀血积于体表，可见青紫肿胀；积于体内，则成症块，质地较硬，推之活动度小，或有压痛。

③出血：瘀血所致出血，血色多呈紫暗，或夹有血块。

④望诊：面色、口唇、肌肤、爪甲青紫，舌质紫暗，或有点、斑，久者还可见面色黧暗、肌肤甲错等。

⑤脉象：脉细涩、沉弦或结代等。

3. 结石　结石，是指停滞于脏腑管腔的坚硬如石的物质。其形态各异，大小不一，停滞体内又可成为继发的致病因素，而引起其他一些疾病。

(1) 结石的形成

结石的成因较为复杂，机制亦不清楚，主要包括以下几方面：

①饮食不当：偏嗜肥甘厚味，影响脾胃运化，蕴生湿热，内结于胆，久则可形成胆结石；湿热下注，蕴结于下焦，日久可形成肾结石或膀胱结石。若空腹吃进大量柿子，影响胃的受纳通降，又可形成胃结石。此外，某些地域的饮水中含有过量或异常的矿物及杂质等，也可能是促使结石形成的原因之一。

②情志内伤：情欲不遂，肝气郁结，疏泄失职，胆汁郁结，排泄受阻，日久可煎而成结石。

③服药不当：长期过量服用某些药物，致使脏腑功能失调，或药物残留于体内，诱使结石形成。

④其他因素：外感六淫、过度安逸等，可导致气机不利，湿热内生，形成结石。此外，结石的发生还与年龄、性别、体质和生活习惯有关。

(2) 结石的致病特点

①多发空腔性脏器：结石多发生在脏器的管腔内，如胆囊、胆管、肾盂、输尿管、膀胱及胃腔等。

②病程较长，轻重不一：结石多半为湿热内蕴，日久煎熬而成，故大多数结石的形成过程缓慢而漫长。结石的大小不等，停留部位不一，其临床表现各异。一般来说，结石小，病情较轻，有的甚至无任何症状；结石过大，则病情较重，症状明显，发作频繁。

③阻滞气机，损伤脉络：结石为有形实邪，停留体内，势必阻滞气机，影响气血、津液运行。临床可见局部胀闷酸痛等，程度不一，时轻时重，甚则结石损伤脉络而出血。

④疼痛：结石引起的疼痛，以阵发性为多，亦可呈持续性疼痛；或为隐痛、胀痛，甚或绞痛；疼痛部位常固定不移，亦可随结石的移动而有所变化。

（四）其他病因

1. 外伤　外伤，是指因受外力，如扑击、跌仆、利器等击撞，以及烫伤、烧伤、冻伤等而致皮肤、肌肉、筋骨损伤的因素。

（1）枪弹、金刃、跌打损伤、持重努伤

这些外伤，可引起皮肤肌肉血肿痛、出血，或筋伤骨折、脱臼。重则损伤内脏，或出血过多，可导致昏迷、抽搐、亡阳等严重病变。

（2）烧烫伤

烧烫伤又称"火烧伤""火疮"等。烧烫伤多由沸水（油）、高温物品、烈火、电等作用于人体而引起，一般以火焰和热烫伤为多见。机体受到侵害后，受伤的部位，轻者损伤肌肤，创面红、肿、热、痛，表面干燥或起水泡，剧痛，重者可损伤肌肉筋骨，痛觉消失，创面如皮革样，蜡白、焦黄或炭化、干燥。

（3）冻伤

冻伤是指人体遭受低温侵袭所引起的全身性或局部性损伤。全身性冻伤称"冻僵"；局部性冻伤常根据受冻环境而分类，如"战壕足""水浸足"等，而指、趾、耳、鼻等暴露部位受寒冷影响，出现紫斑、水肿等，则称为"冻疮"。

2. 虫兽伤　虫兽伤包括毒蛇、猛兽、疯狗咬伤等。轻则局部肿疼、出血，重可损伤内脏，或出血过多，或毒邪内陷而死亡。

（1）毒蛇咬伤

毒蛇咬伤后，可见伤口麻木、头晕头痛、出汗、胸闷、四肢无力等症，重者昏迷、瞳孔散大、视物模糊、语言不清、流涎、牙关紧闭、吞咽困难、呼吸减弱或停止。

（2）疯狗咬伤

初起仅见局部疼痛、出血，伤口愈合后，经一段潜伏期，然后出现烦躁、惶恐不安、牙关紧闭、抽搐、恐水、恐风等症。

3. 寄生虫　寄生虫寄居于人体内，不仅消耗人的气血、津液等营养物质，而且损伤脏腑的生理功能。常见的寄生虫有蛔虫、钩虫、蛲虫、绦虫（寸白虫）、血吸虫等。患病之人，或因进食被寄生虫虫卵污染的食物，或接触疫水、疫土而发病。由于感染寄生虫和寄生的部位不同，其临床表现也不一，如蛔虫病常见脐腹疼痛，则四肢厥冷等，称为"蛔厥"；蛲虫病可有肛门瘙痒，夜晚尤甚；血吸虫病晚期可见腹部症瘕、鼓胀等症。但蛔虫、钩虫、绦虫等肠道寄生虫，久寄于人体之内，必耗人体气血津液，临床多有面黄肌瘦、嗜食异物、腹痛等症。

4.先天因素

（1）胎弱

胎弱，又称胎怯、胎瘦，为小儿禀赋不足、气血虚弱的泛称。胎儿禀赋的强弱主要取决于父母的体质。胎弱常表现为皮肤脆薄、毛发不生、形寒肢冷、面黄肌瘦、筋骨不利、腰膝酸软、五迟、五软、解颅等。

（2）胎毒

胎毒是指婴儿在胎妊期间受自母体毒火，出生后出现疮疹和遗毒等病证的病因。胎毒多由父母恣食肥甘，或多郁怒悲思，或纵性淫欲，或梅疮等毒水蕴藏于精血之中，隐于母胞，传于胎儿而成。

二、病机

病机，即疾病发生、发展与变化的机制，它揭示了疾病发生、发展与演变过程中的本质特点及其基本规律。因此，研究病机是认识疾病本质的关键，也是进行正确诊断和治疗的前提。

（一）发病

发病，即疾病的发生。发病学，是研究疾病发生机制和原理的一般规律的学说。

中医学认为，疾病的发生和变化，虽然错综复杂，但不外乎正气和邪气两方面，疾病的过程就是邪正斗争的过程。所谓正气，是指人体的各种物质基础和正常功能以及由此所产生的各种维护健康的能力，包括自我调节能力、适应环境能力、抗邪防病能力和康复自愈能力。所谓邪气，泛指各种致病因素，包括六淫、疫疠、七情、饮食失调、劳逸失度、痰饮、瘀血等。

邪正斗争与发病的关系：

（1）正气不足是疾病发生的内在根据

中医学认为，在一般情况下，人体脏腑功能正常，气血充盈，卫外固密，正气能抗御邪气的侵袭，病邪便难以侵入，即使邪气侵入，亦能驱邪外出。因此，一般不易发病，即使发病也较轻浅易愈。只有当正气不足而无力抗邪时，邪气才得以入侵人体而发病。正如《内经》所言："正气存内，邪不可干""邪之所凑，其气必虚"。因此，病邪侵入人体之后，机体是否发病，取决于正气的盛衰，故正气不足是疾病发生的内在根据。

（2）邪气是发病的重要条件

中医学虽然强调正气在发病中的主导地位，但也不排除邪气对发病的重要作用，认为邪气是发病的重要条件，有时甚至起主导作用，如遇高温、高压电流、化学毒剂、枪弹杀伤、毒蛇咬伤时，即使正气强盛，机体也难免不被伤害。

（3）邪正斗争的胜负，决定发病与否

正能胜邪则不发病，邪胜正负则发病。邪气侵袭人体时，若正气强盛，抗邪有力，则病邪难于侵入，即使侵入，也能及时被清除而不发病；若邪气偏胜，正气相对不足，邪胜正负，则邪气得以入侵，并在机体内停留，造成脏腑阴阳失调、气血失常、气机逆乱，便可导致疾病的发生。

（二）基本病机

基本病机，是指在疾病过程中病理变化的一般规律及其基本原理。不同的疾病其发展与演变规律虽各不相同，但总离不开邪正盛衰、阴阳失调、气血失常等这些基本的病理变化。因此，邪正盛衰、阴阳失调、气血失常等是各种疾病发展变化的基本病机。

1. 邪正盛衰 邪正盛衰，是指在疾病过程中，机体的正气与致病邪气相互斗争中所发生的盛衰变化。邪正斗争，不仅关系着疾病的发生、发展和转归，而且也影响着病证的虚实变化。

邪正盛衰与病证虚实变化：

①虚实病机：所谓实，是指邪气盛而正气尚未虚衰，以邪气盛为主要矛盾的一种病理变化。实所表现的证候称为实证，临床表现以亢盛、有余为特点，如精神亢奋、壮热、烦躁、声高气粗、脉实有力等症。实证多见于外感六淫致病的初期或中期，或由痰饮、食积、瘀血等病邪滞留于体内而引起的病证。

所谓虚，是指正气不足，抗病能力减弱，以正气不足为主要矛盾的一种病理变化。虚所表现的证候，称为虚证，临床表现以衰弱、不足为特点，如神疲体倦、气短自汗、五心烦热、畏寒肢冷、脉虚无力等症。虚证多见于外感疾病的后期，或体质素虚，或疾病后期，或大病久病之后，气血不足，伤阴损阳，导致正气虚弱所引起的病证。

②虚实病证的变化：虚实错杂，疾病过程中，邪正消长盛衰的变化，不仅可以产生单纯的虚证或实证，而且可由于疾病的失治或误治，损伤人体正气，以致病邪久留，或因正气本虚，无力驱邪外出，而致水湿、痰饮、瘀血等停留，从而形成虚实同时存在的病理变化，如虚中夹实、实中夹虚等。

虚实转化：疾病发生后，由于邪正双方力量的对比变化，常可发生虚实证的转化，因实转虚或因虚转实的变化。

虚实真假：是指在疾病发展过程中，出现与疾病本质不一致的病理变化。一般情况下，疾病的本质和现象是一致的，疾病的临床表现能较准确地反映病机虚实，但在某些特殊情况下，会出现与疾病本质不符的临床表现（假象），如真实假虚证、真虚假实证。这些假象会把疾病的本质掩盖起来，我们必须详细地掌握临床资料，全面地分析疾病的现象，从而揭示病机的本质。

2. 阴阳失调 阴阳失调，是指机体在疾病过程中，由于致病因素的作用，导致机体的阴阳消长失去相对平衡的病理变化。阴阳失调后的病理变化，主要表现为阴阳偏盛、阴阳偏衰、阴阳格拒、阴阳亡失等几个方面。

（1）阴阳偏盛

阴阳偏盛，是指机体阴或阳绝对偏盛的病理状态，属"邪气盛则实"的实证。阳邪侵犯人体，导致阳绝对偏盛；阴邪侵犯人体，导致阴绝对偏盛。"阳盛则热，阴盛则寒"，是阳偏盛和阴偏盛的病机特点；"阳盛则阴病，阴盛则阳病"，是阳偏盛和阴偏盛的病理发展趋势。

①阳偏盛：是指机体在疾病过程中所出现的一种阳气偏盛，功能亢奋，机体反应性增强，热量过剩的病理状态。多由于感受温热阳邪，从阳化热或因情志内伤，五志过极而化火或因气滞、瘀血、食积等郁而化热所致。临床可见壮热、烦渴、面红、目赤、尿黄、便干、苔黄、脉数等实热症状，即"阳盛则热"。阳热亢盛日久，会耗伤机体阴液，出现口渴、小便短少、大便干燥等症，即"阳盛则阴病"。

②阴偏盛：是指机体在疾病过程中所出现的一种阴气偏盛，功能抑制，热量耗伤过多，病理性代谢产物积聚的病理状态。多由于感受寒湿阴邪，或过食生冷、寒邪中阻等所致。临床可见形寒、肢冷、蜷卧、舌淡而润、脉迟等实寒症状，即"阴盛则寒"。阴寒内盛，日久多伤阳气，出现面色白、溲清、便溏等症，即"阴盛则阳病"。

(2) 阴阳偏衰

阴阳偏衰，是指机体阴或阳虚衰不足的病理状态，属"精气夺则虚"的虚证。机体阴气或阳气的某一方减少或功能减退时，则不能制约对方而引起对方相对亢盛，从而形成"阳虚则寒""阴虚则热"的病理变化。

①阳偏衰：是指机体阳气虚损，功能减退或衰弱，代谢减缓，产热不足的病理状态。多由于先天禀赋不足，或后天失养，或劳倦内伤，或久病损伤阳气所致。其病机特点多表现为机体阳气不足，阳不制阴，阴气相对偏亢的虚寒证。临床可见面色白、畏寒肢冷、脘腹冷痛、舌淡、脉迟等寒象，以及喜静蜷卧、小便清长、下利清谷、脉微细等虚象。

②阴偏衰：是指机体阴气不足，阴不制阳，导致阳气相对偏盛，功能虚性亢奋的病理状态。多由于阳邪伤阴，或因五志过极，化火伤阴，或因久病伤阴所致。其病机特点多表现为阴气不足，阳气相对偏盛的虚热证。临床可见五心烦热、骨蒸潮热、消瘦、盗汗、咽干口燥、舌红少苔、脉细数等虚热症状。

(3) 阴阳互损

阴阳互损，是指在阴或阳任何一方虚损的前提下，病变发展影响其相对的一方，形成阴阳两虚的病机。

①阴损及阳：是指由于阴精亏损，累及阳气生化不足或无所依附而耗散，从而在阴虚的基础上又导致了阳虚，形成了以阴虚为主的阴阳两虚病理状态。例如肝阳上亢一证，其病机主要为肝肾阴虚，水不涵木，阴不制阳的阴虚阳亢，但病情发展，亦可进一步耗伤肝肾精血，影响肾阳化生，继而出现畏寒、肢冷、面色白、脉沉细等肾阳虚衰症状，转化为阴损及阳的阴阳两虚证。

②阳损及阴：是指由于阳气虚损，无阳则阴无以生，从而在阳虚的基础上又导致了阴虚，形成以阳虚为主的阴阳两虚病理状态。例如肾阳亏虚、水泛为肿一证，其病机主要为阳气不足，气化失司，水液代谢障碍，津液停聚而水湿内生，溢于肌肤所致。但其病变发展，则又可因阳气不足而导致阴气化生无源而亏虚，出现日益消瘦、烦躁升火，甚则阳升风动而抽搐等肾阴亏虚之征象，转化为阳损及阴的阴阳两虚证。

（4）阴阳格拒

阴阳格拒，是指在阴阳偏盛基础上由阴阳双方相互排斥而出现寒热真假病变的一类病机，包括阴盛格阳和阳盛格阴两方面。

①阴盛格阳：又称格阳，指阴寒偏盛至极，壅闭于内，逼迫阳气浮越于外，临床出现内真寒外假热的一种病理状态。阴寒内盛是疾病的本质，由于排斥阳气于外，可在原有面色苍白、四肢逆冷、精神委靡、畏寒蜷卧、脉微欲绝的阴气壅盛于内表现的基础上，又出现面红、烦热、口渴、脉大无根等假热之象，故称为真寒假热证。

②阳盛格阴：又称格阴，指阳热偏盛至极，深伏于里，阳气被遏，郁闭于内，不能外达于肢体而将阴气排斥于外，临床出现内真热外假寒的一种病理状态。阳盛于内是疾病的本质，但由于格阴于外，可在原有壮热、面红、气粗、烦躁、舌红、脉数大有力等热盛于内表现的基础上，又现四肢厥冷，脉象沉伏等假寒之象，故称为真热假寒证。

（5）阴阳亡失

阴阳亡失，是指机体的阴气或阳气突然大量地亡失，导致生命垂危的一种病理状态，包括亡阳和亡阴两类。

①亡阳：是指机体的阳气突然发生大量脱失，而致全身功能严重衰竭的一种病理状态。一般地说，亡阳多由于邪气太盛，正不敌邪，阳气突然脱失所致；也可因汗出过多，吐、利无度，津液过耗，阳随阴泄，阳气外脱。临床可见大汗淋漓、心悸气喘、面色苍白、四肢逆冷、畏寒蜷卧、精神委靡、脉微欲绝等生命垂危的征象。

②亡阴：是指由于机体阴气突然发生大量消耗或丢失，而致全身功能严重衰竭的一种病理状态。一般地说，亡阴多由于热邪炽盛，或邪热久留，大量煎灼津液，或逼迫津液大量外泄而为汗，以致阴气随之大量消耗而突然脱失。临床可见手足虽温而大汗不止、烦躁不安、心悸气喘、体倦无力、脉数疾躁动等危重征象。

3.气血失常

（1）气的失常

气的失常，主要包括两个方面：一是气的生化不足或耗散太过，形成"气虚"的病理状态。二是气的运动失常，出现气滞、气逆、气陷、气闭或气脱等"气机失调"的病理变化。

①气虚：指一身之气不足及其功能低下的病理状态。多由于先天禀赋不足，或后天失养，或肺脾肾的功能失调而致气的生成不足，也可因劳倦内伤、久病不复等，使气过多消耗而致。临床表现为精神委顿、倦怠乏力、眩晕、自汗、易于感冒、面色白、舌淡、脉虚等症状，且上述症状劳累后加重，休息后减轻。

②气滞：指气的流通不畅，郁滞不通的病理状态。多由于情志抑郁，或痰湿、食积、热郁、瘀血等引起。临床表现以胀满、疼痛为主，病位以肺、肝、脾胃为多见。

③气逆：指气升之太过，或降之不及，以致脏腑之气上逆的一种病理变化。多由情志所伤，或因饮食不当，或因外邪侵犯，或因痰浊壅阻所致。气逆最常见于肺、胃、肝等脏腑。肺气上逆，发为咳逆、气喘；胃气上逆，发为恶心、呕吐、嗳气、呃逆；肝气上逆，发为头痛头胀、面红目赤、易怒等症。

④气陷：指气的上升不足或下降太过，以气虚升举无力而下陷为特征的一种病理变化。气陷多由气虚病变发展而来，尤与脾气的关系最为密切，因此又称为"中气下陷"，主要表现为胃下垂、肾下垂、子宫脱垂、脱肛等病变。

⑤气闭：指气机闭阻，外出障碍，以致清窍闭塞，出现昏厥的一种病理状态。多由情志刺激，或外邪、痰浊等闭塞气机，使气不得外出而闭塞清窍所致。

⑥气脱：指气不内守，大量向外亡失，以致功能突然衰竭的一种病理状态。多由于正不敌邪，或慢性疾病，正气长期消耗而衰竭，以致气不内守而外脱；或因大出血、大汗等气随血脱或气随津泄而致。临床可见面色苍白、汗出不止、目闭口开、全身瘫软、手撒、二便失禁、脉微欲绝或虚大无根等症状。

（2）血的失常

血的失常，一是因血液的生成不足或耗损太过，致血的濡养功能减弱而引起的血虚；二是因血液运行失常而出现的血瘀、出血等病理变化。

①血虚：是指血液不足，血的濡养功能减退的病理状态。多由失血过多、脾胃虚弱、血液的化生功能障碍，或因久病不愈、慢性消耗等因素而导致。临床常见面色淡白或萎黄、唇舌爪甲色淡无华、神疲乏力、头目眩晕、心悸不宁、脉细等症。由于心主血、肝藏血，故血虚以心、肝两脏多见。

②血瘀：是指血液的循行迟缓，流行不畅，甚则血液停滞的病理状态。血瘀可以为全身性病变，亦可阻于脏腑、经络、形体、官窍的某一局部，从而产生不同的临床表现。

③出血：是指血液逸出血脉的病理状态。逸出血脉的血液，称为离经之血。若突然大量出血，可致气随血脱而引起全身功能衰竭。

（3）气血失调

①气滞血瘀：是指因气的运行郁滞不畅，导致血液运行障碍，继而出现血的病理状态。由于肝主疏泄而藏血，因而气滞血瘀多与肝失疏泄密切相关。临床上多见胸胁胀满疼痛，瘕聚、症积等病证。

②气虚血瘀：是指因气对血的推动无力而致血行不畅，瘀阻不行的病理状态。轻者表现为血行迟缓，运行无力；重者机体某些部位失去血液的营养而致肢体瘫痪、痿废。

③气不摄血：是指由于气虚不足，固摄失权，血不循经，逸出脉外，而导致各种出血的病理状态。临床上多见咯血、吐血、便血、尿血、崩漏等症，兼见面色不华、疲乏倦怠、脉虚无力、舌淡等气虚的表现。

④气随血脱：是指在大量出血的同时，气随着血液的流失而急剧散脱，从而形成气血并脱的危重病理状态。如外伤大失血、呕血和便血、妇女崩漏、产后大出血等病证，出现精神委靡、眩晕或晕厥、冷汗淋漓、四末不温等气脱症状。

⑤气血两虚：是指气虚和血虚同时存在的病理状态。多因久病消耗，气血两伤所致或先有失血，气随血耗或先因气虚，血化障碍而日渐衰少，从而形成气血两虚。临床上主要表现为面色淡白或萎黄、少气懒言、疲乏无力、形体瘦怯、心悸失眠、肌肤干燥、肢体麻木，甚至感觉障碍、肢体痿废不用等。

案例评析 ◆

案　例 ···

　　林某，男，36岁，农民。10天前路上淋雨，翌日发热不退（体温高达39℃），医院检查各项指标无异常，诊断为"病毒性感染感冒"，经西药治疗后热势已减，但傍晚仍低热，入夜更甚（体温38℃左右）。现患者低热不退，持续近10日，微恶寒，伴头昏头重，胸闷不展，周身困重，四肢怠倦，不思饮食，稍食则恶心欲吐，大便溏薄，小便混浊。舌质淡，苔白腻，脉濡滑数。

评　析 ···

　　1. 该患者因淋雨外感寒湿之邪而致病，属于邪盛则实的实寒证。

　　2. 病因为寒湿之邪，寒为阴邪，外感寒邪，困于肌肤腠理，郁而发热，故见恶寒、发热。因湿性重浊，故致病见头昏头重、周身困重、四肢怠倦。湿为阴邪，易阻滞气机，损伤阳气，而脾喜燥恶湿，故湿邪最易伤及脾阳，出现不思饮食、稍食则恶心欲吐、大便溏薄等症状。湿性黏滞，难以速化，故有分泌物排泄物黏腻不爽、病情缠绵难以治愈的特点，因此临床见小便混浊、苔白腻、病情持续近10日不愈的表现。

【知识拓展】 ◆ ……

以中医理论为指导实施中医护理

　　1. 指导病情观察：在患者入院评估时，通过望、闻、问、切四诊收集有关病情资料，可分辨病症的阴阳性质，判断病变的脏腑部位。如患者表现为面赤、口苦、心烦、口舌生疮、小便短赤、脉数等症，可判断为心火炽盛。

　　2. 指导生活起居护理：不同脏腑疾患，其临床症候不同，对生活起居环境的要求也不同。如心病患者居室环境应保持安静，避免室内外噪声刺激和干扰，肺病患者室内温湿度应适宜，居室应通风，保持空气流通、清新，但又不能直接吹风，保持适宜的温度和湿度，脾病患者居室应清洁、干燥、向阳，避免潮湿、寒冷。

　　3. 指导用药护理：按照药物归经理论，药物进入人体后可通过经络到达相应的脏腑，直达病所。因此，临床护理时应根据病变所在的脏腑，选择相应经络的药物，以提高临床用药的针对性和疗效。如同为火热证，肺热用黄芩、胃热用黄连、肾阴虚火旺用黄柏。

　　4. 指导饮食：调护阳虚质或阴寒证患者，饮食宜温热，忌生冷瓜果等凉性食物；阴虚质患者或阳热证，饮食宜甘寒凉润，忌辛辣、醇酒、炙搏等热性食物；痰湿质患者，饮食宜清淡疏利，忌肥甘油腻厚味之物。

▌学习检测

一、名词解释

阴阳　五行　藏象　气机　六淫

二、选择题

1. 既有季节特点，又不受季节限制，常为外感病先导的邪气是（　　）。

A. 热邪　　　　　　　　　B. 风邪　　　　　　　　　C. 疠气

D. 寒邪　　　　　　　　　E. 湿邪

2. 最易侵犯人体上部和肌腠的外邪是（　　）。

A. 风邪　　　　　　　　　B. 寒邪　　　　　　　　　C. 湿邪

D. 暑邪　　　　　　　　　E. 燥邪

3. 寒邪的性质是（　　）。

A. 其性开泄　　　　　　　B. 其性重浊　　　　　　　C. 其性凝滞

D. 其性黏腻　　　　　　　E. 其性干涩

4. 六淫中最易导致疼痛的邪气是（　　）。

A. 寒邪　　　　　　　　　B. 火邪　　　　　　　　　C. 风邪

D. 燥邪　　　　　　　　　E. 湿邪

5. 六淫中具有病程长，难以速愈的邪气是（　　）。

A. 寒邪　　　　　　　　　B. 火邪　　　　　　　　　C. 风邪

D. 暑邪　　　　　　　　　E. 湿邪

6. 湿邪、寒邪的共同致病特点是（　　）。

A. 损伤阳气　　　　　　　B. 阻遏气机　　　　　　　C. 黏腻重浊

D. 凝滞收引　　　　　　　E. 易袭阴位

7. 六淫中最易致肿疡的是（　　）。

A. 风邪　　　　　　　　　B. 湿邪　　　　　　　　　C. 火邪

D. 燥邪　　　　　　　　　E. 寒邪

8. 症见头痛、耳鸣、咽喉红肿疼痛、唇舌糜烂等，是由于（　　）。

A. 热邪侵扰心神　　　　　B. 热邪伤津耗气　　　　　C. 热邪易生风

D. 热邪易致动血　　　　　E. 热邪燔灼向上

9. 七情皆从哪项而发（　　　）。

A. 肝　　　　　　　　　　B. 心　　　　　　　　　　C. 肾

D. 肺　　　　　　　　　　E. 脾

10. 疠气最主要的致病特点是（　　　）。

A. 发病急　　　　　　　　B. 病势重　　　　　　　　C. 症状相似

D. 传染性强　　　　　　　E. 老少皆能致病

11. 劳力过度则（　　　）。

A. 伤肉　　　　　　　　　B. 伤血　　　　　　　　　C. 耗气

D. 伤津　　　　　　　　　E. 伤筋

12. 痰致病广泛，变化多端的原因是（　　　）。

A. 痰可扰乱神明　　　　　B. 痰可化火化风　　　　　C. 痰阻碍气血运行

D. 痰似风善行数变　　　　E. 痰可随气升降无处不到

13. 瘀血形成之后可致疼痛，其特点为（　　　）。

A. 胀痛　　　　　　　　　B. 掣痛　　　　　　　　　C. 隐痛

D. 灼痛　　　　　　　　　E. 刺痛

14. 结石阻滞不通临床表现为（　　　）。

A. 胀痛　　　　　　　　　B. 绞痛　　　　　　　　　C. 灼痛

D. 隐痛　　　　　　　　　E. 掣痛

15. 下列哪项与绦虫病的形成及临床表现无关（　　　）。

A. 肛门奇痒　　　　　　　B. 食欲亢进　　　　　　　C. 形体消瘦

D. 大便中排出白色虫体节片　E. 食生的或未经煮熟的猪、牛肉

16. 疾病的发生是（　　　）。

A. 邪正相搏　　　　　　　B. 禀赋强弱　　　　　　　C. 正胜邪负

D. 邪胜正负　　　　　　　E. 邪气不盛，正气也不虚

17. 阴偏衰的病机是指（　　　）。

A. 阳热病邪侵袭　　　　　　　　B. 阳气亢盛，阴气相对不足

C. 精血津液亏乏，导致阳不敛阴　D. 精血津液不足，机能虚性亢奋

E. 阳热盛极，格阴于外

18. 阳偏衰的病机是指（　　　）。

A. 阳气虚损，机能减退，热量不足　B. 阴寒邪侵，伤及阳气

C. 脏腑机能减退　　　　　　　　　D. 阴寒病邪积聚，阳气受抑而不升

E. 阳气虚损导致精血津液不足

19. 阴偏盛的产生多由于（　　　）。

A. 感受阴邪，过食生冷　　　B. 阳病及阴　　　C. 阴病及阳

D. 久病耗伤气血　　　E. 先天禀赋不足

20. 阴损及阳的病理状态是指（　　　）。

A. 阴虚为主的阴阳两虚　　B. 阳虚为主的阴阳两虚　　C. 阴虚为主

D. 阳虚为主　　　E. 阴阳在低水平上的平衡

三、简答题

1. 分述五行的特性。

2. 简述风邪的性质和致病特征。

第三章
病情观察 ——————

学习目标

1. 掌握正常舌象及病理舌象的特征和临床意义。

2. 掌握寒热、汗、疼痛的病理变化及临床意义。

3. 熟悉全身望诊、问睡眠、问饮食口味、问二便的基本内容及临床意义。

4. 熟悉正常脉象和常见病理脉象的特征及临床意义。

　　中医学将临床诊查疾病、观察病情的方法概括为望、闻、问、切四个方面。望，指观气色；闻，指听声息；问，指询问症状；切，指摸脉象，合称四诊。正如《医宗金鉴·四诊心法要诀》所言："望以目察，闻以耳占，问以言审，切以指参。"中医病情观察，正是运用中医的望、闻、问、切四种基本诊察方法，了解疾病的病因、病性、病位及内在联系与转归的过程，是临床辨证施护的前提和依据。望、闻、问、切四种诊法，是从不同侧面、不同角度来诊察和了解病情，它们各有其独特作用，不能互相替代。因此临床运用时须将其有机结合起来，综合判断，称为"四诊合参"。

学习导入 ◆

案　　例 ....

　　张某，男性，28岁。
　　患者身体素盛。三天前因气温骤升，汗出当风，次日即见咳嗽，发热微恶风寒，今上症加剧而来门诊。症见咳嗽，咳痰黄稠，发热，微恶风寒，鼻塞流涕，咽喉肿痛，口微渴，少汗，舌尖红，苔薄黄，脉浮数。

第一节　望诊

　　望诊，是运用视觉对人体外部情况进行有目的的观察，包括观察患者的神色、形态、局部表现、舌象、分泌物和排泄物的色与质的变化等情况，以诊察病情的方法。望诊是根据脏腑、经络等理论诊察疾病的方法。人体外部和五脏六腑关系密切。五脏六腑和体表由十二经脉沟通在一起，又分别和全身的筋、骨、皮、肉、脉（五体）相配，观察体表和五官形态功能的变化征象，可推断内脏的变化，同时还可反映全身精气的盈亏。望诊主要内容包括：全身望诊、局部望诊、望舌、望分泌物及排泄物、望小儿指纹等。

一、全身望诊

（一）望神

　　望神是通过观察人体生命活动的综合外在表现及精神意识思维活动，判断整体病情的方法。望神可判断脏腑精血的盈亏、病情的轻重，因此，对判断疾病的预后具有重要意义。望神的重点是神情、眼神、气色等，尤以眼神最为重要。

　　1. 得神　得神又称有神，表现为神志清晰，语言清楚，目光明亮，呼吸平稳，表情丰富自然，反应灵敏，动作灵活等。提示精充气足，脏腑功能正常，正气未伤，预后良好。

　　2. 少神　少神又称神气不足，表现为精神倦怠，动作迟缓，少气懒言，反应迟钝，面色无华等。提示正气已伤，脏腑功能不足，多见于虚证或恢复期患者。

　　3. 失神　失神又称无神，是精亏神衰或邪盛神乱的重病表现。

　　（1）精亏神衰而失神

　　精神委靡，意识模糊，反应迟钝，两目晦暗，目无光彩，面色无华，晦暗暴露，手撒尿遗，骨枯肉脱，形体羸瘦。提示精气大伤，机能减退，多见于久病重病患者，预后不良。

　　（2）邪盛神乱而失神

　　神昏谵语，寻衣摸床，撮空理线，或猝然神昏，两手固握，牙关紧闭。提示邪气亢盛，热陷心包，扰乱神明，或肝风夹痰蒙蔽清窍，阻闭经络。多见于急性危重患者。

　　4. 假神　假神是指危重患者暂时出现的精神突然好转的假象。如患者原本神昏不清，目无光彩，不欲语言，突然神志清醒，精神转佳，目光明亮，语言不休；或面色晦暗，突见颧赤如妆；或不欲饮食，突然食欲增强等。提示精神衰竭已极，阴不敛阳，虚阳外越，是阴阳即将离决的表现，为临终前的预兆。古人将其比喻为"回光返照"。

得神、失神、假神的鉴别如表3-1所示。

表3-1 得神、失神、假神的鉴别

观察点	得神	失神	假神
形色	形色如常，肌肉不削，面色形羸色败，大肉消削，面色明润、含蓄	形羸色败，大肉消削，面色晦暗	突见颧赤如妆
眼神	活动灵敏，精彩内含，炯炯有神	活动迟钝，目无精彩，目暗睛迷	目光突然转亮
神态	神志神清，语言动作如常不清	语言动作失常	突然转佳，言语清亮

（二）望色

望色又称色诊，是通过观察人体皮肤的色泽变化来诊查病情的方法，包括对体表黏膜、分泌物、排泄物色泽的观察，重点在于面部的色泽。由于面部皮肤薄嫩、外露、血脉充盛，面部皮肤颜色的变化，可反映气血的盛衰和运行情况，一定程度上反映疾病的不同性质和不同脏腑的病证。光泽，是指皮肤的荣润或枯槁，可反映脏腑精气的盛衰，判断病情的轻重和预后。因此，观察面部色泽变化，可以了解脏腑气血的盛衰和疾病的发展变化。面色可分为常色和病色两类。

1.常色 常色，即健康人的面部皮肤颜色，因种族不同而异。我国健康人的面色是红黄隐隐，明润含蓄。这是人体精充神旺、气血津液充足、脏腑功能正常的表现。但由于体质禀赋的差异，客观环境的不同，常色也有差别，故常色又可分为主色与客色。主色，又称正色，是指人生来就有的基本面色，属个体素质，一生基本不变。客色，是指受各种非疾病因素（如季节气候、生活工作环境、情绪及运动等）影响所致面部发生的正常范围内的色泽变化。

2.病色 病色，即人体在疾病状态下面部出现的色泽。病色的特点是晦暗、枯槁、暴露，受疾病的轻重浅深及病性等多种因素的直接影响。病色大致可分为青、赤、黄、白、黑五种，分别提示不同脏腑和不同性质的疾病。五色善恶主要通过色泽变化反映出来。明润光泽而含蓄者，为善色，提示病情较轻，预后较佳；晦暗枯槁或色泽显露者，为恶色，提示病情较重，预后欠佳。

（1）青色

较常色更青者，青色多属经脉瘀滞、气血运行不畅，外现于面部所致。主瘀血、肝病、寒证、痛证、惊风。面色苍白淡青，多属寒邪外侵，或阴寒内盛；面色青灰，口唇青紫，伴心前区闷痛或刺痛，为心阳不振，血行不畅；小儿鼻柱、眉间及口唇周围青紫，常见于惊风或惊风先兆。

(2) 赤色

较常色更红者，多因热盛而脉络扩张，面部气血充盈所致。主热证，亦见于戴阳证。满面通红，为外感发热或脏腑阳盛之实热证；两颧潮红娇嫩，为阴虚阳亢之虚热证；久病、重病面色苍白，却时而泛红如妆，游移不定者，属戴阳证，是脏腑精气衰竭殆尽，阴不敛阳，虚阳浮越所致属病危。

(3) 黄色

黄色较常色更黄者，多由脾虚不运，气血不足，面部失荣，或湿邪内蕴所致。主脾虚、湿证。面色淡黄而晦暗无泽，称为萎黄，多为脾胃虚弱、气血不足；面黄而虚浮，称为黄胖，多为脾气虚衰、湿邪内盛。面目、尿俱黄者，称为黄疸。其中，黄而鲜明如橘皮色，为阳黄，乃湿热熏蒸为患；黄而晦暗如烟熏，为阴黄，乃寒湿阻滞所致。

(4) 白色

较常色更白者，多由气虚血少，或阳气虚弱，无力行血上充于面部络脉所致。主虚寒、气血不足、失血。面色淡白者，多属气血不足；面色㿠白（面淡白而虚浮）者，为阳虚或阳虚水泛；面色苍白（白中透青）者，多属阳气暴脱之亡阳证，或阴寒凝滞、血行不畅之实寒证，或大失血之人。

(5) 黑色

较常色更黑者，多因肾阳虚衰，血失温养，脉络拘急，血行不畅，或肾精亏虚，面部失荣所致。主肾虚、寒证、水饮、血瘀。面色或周身黧黑，多为肾阳衰微；面黑而干焦，多为肾阴亏虚；色黑而肌肤甲错，为有瘀血；眼眶黑为肾虚或有水饮。

3. 望形体 望形体是观察患者体型、体质等特征以诊察病情的望诊方法。主要是观察患者体型的强弱、胖瘦及体质类型等情况。

(1) 形体强弱

①强壮：表现为骨骼粗大，胸廓宽厚，肌肉结实，皮肤光滑润泽、筋强力壮等，表明内脏坚实，气血旺盛，抗病力强，不易患病，即使患病也预后良好；②羸弱：表现为骨骼细小，肌肉瘦削，筋弱无力，皮肤干枯不泽等，表明脏腑虚衰，气血不足，抗病力弱，易患病，且病后多迁延难愈，预后较差。

(2) 形体胖瘦

形体宜胖瘦适中，过于肥胖或过于消瘦皆非所宜。观察形体胖瘦时，应注意与精神状态、食欲、食量等结合起来综合判断。

4. 望姿态 姿即姿势、体位，态即形体的动态。望姿态，主要是观察患者身体的动静姿势与动态以诊察病情的望诊方法。在疾病中，由于阴阳气血的盛衰，姿态也随之发生异常变化，不同的疾病产生不同的病态。所以观察患者的动静体位和特殊姿势对于判断病性具有重要意义。一般喜动者多属阳证，喜静者多属阴证。如从坐形看，坐而喜伏，少气懒言者，多为肺虚少气；坐而喜仰，胸胀气粗者，多属肺实气逆；但坐不得卧，卧则气逆行，多为心阳不足、水气凌心所致；但卧不能坐，坐则神疲或昏眩者，多为气血俱虚或肝阳化风。从卧式看，卧时向外，身轻能向转侧者，为阳证、热证、实证；反之，如卧时喜向里，身重不能转侧，多为阴证、寒证、虚证；若病重至不能自己翻身转侧时，多属气血衰败已极，预后不良。

二、局部望诊

（一）望头面

1. 望头部 头为诸阳之会，精明之府、中藏脑髓。发为血之余；望头部主要是观察头的大小、外形、囟门、动态及头发的色泽与分布情况，可以诊察脑、肾及脏腑精气的盛衰。

望头面

（1）望头形

头颅的大小异常及畸形多见于婴幼儿期。小儿头颅均匀增大，颅骨骨缝裂开，面部较小，智力低下者，多属先天不足，肾精亏损，水液停聚于脑。小儿头颅狭小，头顶尖圆，颅缝闭合早，智力低下者，多属肾精不足，发育异常。小儿前额角突出，头顶平坦，称为方颅，属肾精不足，或脾胃虚弱，发育不良，多见于佝偻病、先天性梅毒等患儿。

（2）望头动

头摇不能自主，不论成人或小儿，多为肝风内动之兆，或为老年气血虚衰、脑神失养所致。

（3）望头发

发为血之余，肾之华。头发的生长、色泽与肾气及精血的盛衰密切相关。通过观察头发的稠密、色泽，可以了解肾气强弱及精血的盛衰。正常人发黑浓密润泽，是肾气旺盛而精血充足的表现。

发黄干枯，稀疏易落，多属精血不足，可见于大病后精血未复或慢性虚损患者。突然片状脱发，脱落处显露圆形或椭圆形光亮头皮而无自觉症状，称为斑秃，多为血虚受风所致或长期精神紧张或焦虑惊恐等刺激损伤精血所致。青壮年头发稀疏易落，伴头昏、耳鸣、健忘、腰膝酸软者，为肾虚。青少年白发，可因肾虚、劳神伤血引起，亦有发白而无任何不适者，先天禀赋所致，不属病态。小儿头发稀疏黄软，生长迟缓，或头发稀疏不匀者，多因先天不足，肾精亏损或喂养不当，气血亏虚所致；小儿发结如穗，枯黄无泽，伴面黄肌瘦，多为疳积。

2. 望面部 面部是脏腑精气上荣的部位，观察面部的色泽、形态变化，可以诊察脏腑精气的盛衰和有关的病变。

（1）面肿

面部浮肿，压之凹陷者多为水肿病，常为全身水肿的一部分。多因肺、脾、肾三脏功能失调，水液停聚外渗肌肤所致。若眼睑颜面先肿，发病较迅速者，为阳水，多由外感风邪、肺失宣降所致；若全身水肿，面色白，发病缓慢者，属阴水，多由脾肾阳衰，水湿泛溢所致；患者面唇青紫，心悸气喘，不能平卧者，多属心肾阳衰，血行瘀阻，水气凌心所致。若颜面红肿甚，灼热疼痛，压之褪色，目不能睁者，称为抱头火丹，重者头肿如斗，称大头瘟。多为热毒内结，血热壅盛，或感染时疫，火毒上攻所致。

（2）腮肿

一侧或两侧腮部以耳垂为中心肿起，边缘不清，局部灼热疼痛者，称为痄腮，为外感温毒所致，多见于儿童，属于传染病。若颧下颌上耳前发红肿起，伴有寒热疼痛者，称为发颐，常因阳明热毒上攻所致。

（3）口眼㖞斜

口眼㖞斜指患侧口角向健侧歪斜，而患侧眼睑不能闭合。突发单侧口眼㖞斜而无半身瘫痪，患侧面肌弛缓，额纹消失，眼不能闭合，鼻唇沟变浅，口角下垂，向健侧㖞斜者，为风邪中络。若见口角㖞斜兼半身不遂者，则为中风，是由于肝阳化风，风痰阻闭经络所致。

（4）特殊面容

患者面部表情惊恐，为"惊恐貌"，多见于小儿惊风、狂犬病。患者面肌痉挛而呈苦笑面容，为"苦笑貌"，多见于新生儿脐风、破伤风。

（二）望五官

1. 望目 目为肝之窍，心之使，五脏六腑之精气皆上注于目。五轮学说将目按不同部位分属于不同的脏腑：目眦属心为血轮，白睛属肺为气轮，黑睛属肝为风轮，瞳子属肾为水轮，眼胞属脾为肉轮。目赤红肿，迎风流泪，多属肝火或肝经风热；目眦红赤为心火，淡白为气血亏虚；眼胞赤烂为湿热；白睛发黄为黄疸之征；眼睑浮肿，为水湿内停；目窠凹陷，是阴液耗损所致；瞳孔散大，为肾精枯竭；小儿睡而露睛，多为脾虚气血不足之象；两目上视、斜视，均为肝风内动。

2. 望耳 耳为肾窍，少阳胆经环绕耳周入耳中，所以望耳主要反映肾与肝胆的病变，望耳应注意耳轮色泽、形态及分泌物的变化。耳轮瘦薄，色淡白为肾气虚；耳轮干枯，甚则焦黑，多为肾精不足、肾水亏极之象；耳道流脓，多为肝胆湿热。

3. 望鼻 鼻为肺窍，是呼吸之气出入的门户。鼻梁属肝，鼻头应脾，鼻翼属胃，足阳明经分布于鼻旁。鼻流清涕，多为外感风寒；鼻流浊涕，多属外感风热；久流浊涕而有腥臭味者，多为"鼻渊"；鼻翼翕动，呼吸喘促，初病多为肺热，久病为肺肾虚衰。

4. 望口唇 口为饮食通道，脾开窍于口，其华在唇，手足阳明经环绕口唇。故望口唇的异常变化，主要诊察脾胃的病变。望口与唇主要是观察色泽与形态的变化。应注意观察口唇色泽、形态及润燥变化。唇色淡白为血虚；口唇青紫，多为血瘀；唇色深红而干为实热；唇深红而于焦为热极伤津；口唇糜烂，多为脾胃湿热；口唇爆裂，多为燥热伤津；口角流涎，多属脾虚湿盛或胃中有热；口角㖞斜，多为中风。

5. 望齿龈 齿为骨之余，骨为肾所主，手足阳明经穿过上下齿龈，望齿龈的变化可诊察肾胃的病变及津液的盈亏。望齿龈应注意其色泽、形态和牙齿的脱落情况。牙齿干燥，多为胃热津伤；齿燥如枯骨，是肾阴枯涸。龈色淡白，多属血虚不荣；牙龈红肿，多属胃火上炎；龈肉萎缩而色淡，多是胃阴不足或肾气亏虚。睡中啮齿，为胃热或虫积或消化不良，牙齿松动稀疏，齿眼外露，多为肾虚或虚火上炎。

6.望咽喉 喉咽分别为肺、胃之门户，足少阴肾经循喉咙挟舌本与咽喉关系密切。咽喉主要反映肺、胃、肾的病变，应注意观察咽喉的色泽和形态的变化。咽喉红肿而痛，为肺胃有热；如兼有黄白脓点甚或溃烂，为肺胃热盛；咽喉嫩红，肿痛不甚，多属肾水不足，阴虚火旺；咽喉腐点成片，色呈灰白，不易拭去，重剥出血者为白喉。

（三）望躯体

1.望颈项部 颈项是头和躯干的连接部位，其前部称颈，后部为项，望颈项注意观察其外形有无包块及动态等。

（1）外形

正常人颈项直立，两侧对称，气管居中，患者颈前喉结处，有肿物如瘤，或大或小，或单侧或双侧，可随吞咽上下移动者，称为"瘿瘤"，俗称"大脖子"，多因肝郁气结痰凝所致，或与地方水土有关。患者颈侧颔下有肿块如豆，累累如串珠，称为"瘰疬"，多因肺肾阴虚，虚火灼津，炼液成痰，结于颈部，或外感风火时毒，化痰结于颈部所致。

（2）动态

正常人颈项转侧活动自如，颈侧动脉在安静时不易见到，其异常表现如下：

①项强：指项部拘紧强直，活动受限。若以拘紧为主，兼恶寒发热等症者，为外感风寒太阳经脉、经气不利；若以强直为主，兼壮热头痛，甚则神昏抽搐者，则多为温病火邪上攻。

②项软：颈项软弱、抬头无力，称为项软，常见于小儿，为"五软"之一。小儿项软多为先天不足，肾精亏损，或脾胃虚弱，以致发育不良；久病重病项软、头垂不抬，眼窝深陷，多为脏腑精气衰竭之危象。

③颈脉怒张：颈部脉管明显胀大，坐时明显，卧时更甚，兼见面青唇紫浮肿，多为心血瘀阻，肺气壅塞，或心肾阳衰，水气凌心。

2.望胸胁 胸，内藏心肺，为宗气所聚；胁肋乃肝胆经脉循行之处。察胸胁可了解心肺、肝胆病变、宗气盛衰及乳房疾患。

（1）形状

正常胸廓呈扁圆柱形，两侧对称，左右径大于前后径（比例约为1.5：1），老人及小儿胸廓左右径略大于前后径或相等。常见的胸廓变形有：

①扁平胸：胸廓较正常扁，前后径小于左右径之一半，故称"扁平胸"。多属肺肾阴虚或气阴两虚，也可见于形瘦之人。

②桶装胸：胸廓呈圆形桶装，前后径及左右径约相等，称"桶状胸"。可见于肺胀病，因久病咳喘，耗伤肺肾，肺气不宣，壅滞日久而使胸廓变形。

③鸡胸：胸骨下段明显前突，胸廓前后径大于左右径，胸部侧壁凹陷，形似鸡胸。胸骨剑突显著内陷，形似漏斗者，称为漏斗胸；肋如串珠，肋骨与肋软骨连接处变厚增大，状如串珠，属肾气不足，发育异常所致。以上三种多见于佝偻病患儿，多由先天不

足，后天失养，肾气亏虚，骨骼发育异常所致。

④两侧胸廓不对称：一侧胸廓塌陷，肋间变窄，肩部下垂，多见于肺痿或肺部手术后患者；一侧胸廓膨隆，肋间变宽或兼外凸，气管移向健侧者，多见于气胸、悬饮等。

（2）呼吸

正常人呼吸均匀轻松，胸廓起伏左右对称，节律整齐，每分钟 16～18 次。

两侧胸部呼吸不对称，胸部一侧呼吸运动较对侧明显减弱，可见于悬饮、肺部肿瘤等。吸气时间延长，吸气时见胸骨上窝、锁骨上窝及肋间隙凹陷较明显，多因吸气困难所致，常见于白喉、急喉风等。呼气时间延长，伴口张目突，端坐呼吸，多因呼气困难所致，可见于哮病、肺胀、尘肺等。

3. 望腹部 腹部内藏肝、胆、脾、胃、肾、膀胱、大肠、小肠及胞宫等脏腑，亦为诸经循行之处，故望腹部可诊察内在脏腑的病变和气血的盛衰变化。

（1）腹部膨隆

仰卧时，腹壁明显高于胸骨与耻骨中点连线，又称为舟状腹。若仅腹部膨胀，四肢消瘦者，为肝郁气滞，湿阻血瘀的臌胀病；腹部胀大兼有周身肿者，为肺、脾、肾三脏功能失调，水湿泛溢而形成的水肿。若腹之局部膨隆，常见于腹内有症积的患者；患者腹大坚满，伴腹壁青筋怒张暴露，属肝郁气滞，脾虚湿阻日久，导致血行不畅，脉络瘀阻，可见于臌胀重证。

（2）腹部凹陷

仰卧时，腹壁明显低于胸骨与耻骨中点连线。若腹部凹陷，形体消瘦，属脾胃虚弱，气血不足，可见于久病脾胃气虚，或新病吐泻太过，津液大伤的患者。若腹深凹着脊，肉消着骨者，属精气耗竭之危重病证。

（3）腹壁有肿物突起

每于直立、行走、用力后发生者，为疝气，多发于脐孔、腹正中线及腹股沟等处。

4. 望腰背部 正常人腰背部两侧对称，转侧俯仰自如，脊柱直立居中，无左右侧弯。若胸椎部或胸腰部脊柱过度弯曲而致前胸塌陷，称为驼背，多见于肾精亏虚，发育异常，或脊椎病变，亦可见于年老体弱之人。若脊柱偏离正中线向左或右侧，为脊柱侧弯，多因小儿发育期坐姿不良所致，也见于先天不足、发育不良或一侧胸部有病变者。患者病中出现脊柱后弯，反折如弓，常兼见颈项强直，四肢抽搐，称为角弓反张，多见于肝风内动及破伤风等患者。腰部疼痛活动受限，难以转侧屈曲者，多因寒湿阻滞，腰部经脉拘急，或跌扑闪挫，局部气滞血瘀所致。

（四）望四肢

五脏均与四肢有关，而脾与四肢关系尤为密切，全身主要经脉分布于四肢，故望四肢可以诊察五脏六腑病变与循行四肢的经脉病变，望四肢主要观察四肢的形色和动态变化。

1. 形态

（1）膝关节畸形

患者直立时两踝并拢而两膝分离，称为"膝内翻"，又称"O型腿"。直立时两膝并拢而两踝分离，称为"膝外翻"，又称"X型腿"。二者均为先天不足，后天失养，肾气不充，精气亏虚，发育不良所致。膝部肿大、股胫消瘦，形似鹤膝者，称为"鹤膝风"，为寒湿阻滞经脉日久、气血亏虚所致。

（2）指关节畸形

指趾末节膨大如杵，称"杵状指"，为久病心肺气虚，血瘀痰阻所致手指关节呈梭状畸形，活动受限，称"梭状指"，多为风湿久蕴、痰结聚所致。

（3）四肢水肿

多见于水肿病。轻者仅见足跗或踝关节部肿胀，按之凹陷；重者伴全身浮肿，为肺、脾、肾三脏功能失调所致。

2. 动态

（1）手足颤动

手或下肢颤抖或摇振不定，不能自制，多由血虚筋脉失养或饮酒过度所致，亦可为动风先兆。

（2）手足拘急

手足筋肉挛急不舒，屈伸不利。表现为腕部屈曲，手指强直，拇指内收，踝关节后弯，足趾强直而内收。多因寒湿凝滞或气血亏虚、筋脉失养所致。

（3）肢体痿废

肢体痿废指肢体肌肉萎缩，筋脉弛缓、痿废不用者。多因精津亏虚或湿热侵淫，筋脉失养所致。

（五）望二阴

前阴为生殖和排尿器官，后阴指肛门，为排便之门户。前、后阴的功能与肾、脾胃、肠的功能密切相关。望外阴主要看有无硬结、肿胀和其他形色改变。

1. 望前阴

（1）外阴肿胀

男性阴囊或女性阴户肿胀，称为阴肿。阴肿不痒不痛者，多见于水肿病。阴囊或阴户红肿、瘙痒、灼痛，则多属肝经湿热下注所致。阴囊肿大，由小肠坠入囊中，或睾丸肿胀引起，称为"疝气"。

（2）外阴收缩

男性阴茎、阴囊，女性阴户收缩，拘急疼痛并为阴缩。常因寒袭肝经，气血凝滞，肝脉拘急所致。

（3）外阴生疮

外阴部生疮，或有硬结破溃腐烂，时流脓水、血水者，称为阴疮。多由肝经湿热，或感染梅毒所致。若硬结溃后如菜花样腐烂恶臭者，多属外阴癌肿，病属难治。

2. 望后阴

（1）肛痈

肛门周围局部红肿疼痛，则重坠刺痛，破溃流脓，多因湿热下注或外感邪毒阻于肛周而发。

（2）肛裂

肛门及肛管皮肤黏膜有狭长裂伤，排便时疼痛流血，称为肛裂。多因热结肠燥或阴津不足，燥屎内结、难于排出，排便努挣所致，或湿热下注所致。

（3）痔疮

指肛门内外有紫红色肿物突起。多因肠中湿热蕴结或血热肠燥，或久坐、负重、便秘等，而使肛门血脉瘀滞所致。

（4）脱肛

指直肠黏膜组织或直肠全层脱出肛外。轻者仅在便时脱出，便后自然回缩，重者脱出后不能自行回缩，需用手慢慢还纳。多见于久泻久痢之人，由脾气虚衰、中气下陷所致。

（六）望皮肤

皮肤居一身之表，内合于肺，卫气循行其间，有保护机体的作用。脏腑气血通过经络荣养于皮肤，凡感受外邪或内脏有病变，皆可引起皮肤发生异常改变而反映于外，故望皮肤可以诊察肺和其他脏腑的疾病。望皮肤应注意色泽以及形态的变化。

1. 形色变化 皮肤大片红肿，色赤如丹者，名"丹毒"，多为实热火毒之气所致；皮肤、面目俱黄者，多为黄疸；皮肤青紫者，常见于中毒；皮肤干瘪枯槁者，为津液耗伤；皮肤虚浮肿胀，按之凹陷，多属水湿泛滥；皮肤粗糙如鱼鳞，抚之涩手者，称肌肤甲错，常见于血瘀证。

2. 斑疹 斑疹是指出现于肌肤表面的红（或紫）色片状或点状的皮疹。其点大成片，平摊于皮下，摸之不碍手者谓"斑"；点小如粟，高出皮肤，摸之碍手者为"疹"，一般来说，疹轻斑重，斑疹同见则更重。

三、望排出物

排出物是排泄物（人体排出的代谢废物）、分泌物（人体官窍所分泌的液体）及排出的病理产物总称。望排出物是观察患者排出物，如痰涎、呕吐物、二便、涕、唾、汗、泪、带下等，审察其形、色、质、量等变化以诊断病情的方法。一般而言，排出物色泽清白，质地稀，多为寒证、虚证；色泽黄赤，质地黏稠，形态秽浊不清，多属热证、实证。

1. 望痰涎 痰为体内水液代谢失常所形成的一种病理产物，因肺、脾、肾三脏与水液代谢密切相关，所以望痰对于诊察肺、脾、肾三脏的功能状态及病邪的性质有一定意义。

痰稀色白而量多，易咯出者，属湿痰，多因脾失健运，湿聚成痰，上犯于肺；痰稠色黄者，或有块者，属热痰，多因邪热内盛浓缩津液为痰。痰少而黏，难于咯出者，属燥痰，多因燥邪伤肺。痰中带血，血色鲜红者，称咯血，多由火热灼伤肺络。咳吐脓血痰二气腥臭者，为肺痈，是热毒壅肺日久，肉腐血败成脓所致。

涎为脾之液，由口腔分泌，具有濡润口腔、协助进食和促进消化的作用。望涎可以诊察脾胃的疾病。口留清涎量多者，多属脾胃虚寒，气不摄津；口中时吐黏涎者，多属脾胃虚热，湿浊上泛。

2. 望呕吐物 呕吐为胃气上逆所致，外感内伤皆可引起。呕吐物清稀无臭味，多属寒呕，乃脾胃阳虚，腐熟无力，或寒邪犯胃，胃失和降而致。呕吐酸腐、不消化食物，为伤食，多因暴饮暴食，损伤脾胃所致。呕吐物秽浊酸臭，多属热呕，因热邪犯胃，蒸腐胃中食物，胃失和降所致。呕吐血色鲜红，夹杂食物残渣，多属胃有积热或肝火犯胃，或胃腑血瘀所致。呕吐黄绿苦水，多属肝胆郁热或湿热，因肝气犯胃，胆汁上溢而致。

3. 望大便 大便的形成主要与脾胃、肠的功能关系密切，同时还受肝的疏泄、肾阳的温煦、肺气的宣降等的影响。故观察大便的形、色、质、量，可以诊察脾胃、肠及肝、肾、肺的功能及病变情况，对判定病性的寒热虚实也有重要意义。

大便清稀如水样，伴腹胀或冷痛，属于寒湿泄泻；大便黄褐如糜，伴烦渴灼肛，属湿热泄泻；大便灰白呈陶土色，多见于黄疸。大便干结燥如羊粪，排出困难，属肠燥津亏，多因热盛伤津，肠道津亏所致，亦可见于老年人津亏肠燥者。大便带血，或全为血液，或便血相混，称为便血。若血色鲜红，附在大便表面，或排便前后滴出者，为近血，多见于风热灼伤肠络所致的肠风下血或痔疮、肛裂等；若血色暗红或紫黑，与大便均匀混合者，为远血，多因肝胃郁热、脾胃虚寒或气血滞等所致。大便如黏冻而夹有脓血，兼腹痛，里急后重者，见于痢疾，为湿热蕴结大肠，大肠传导失职所致。

4. 望小便 小便的形成与肺、脾、肾、膀胱、三焦的功能及津液的盈亏密切相关，故观察小便的色、量、质的变化，可了解相关脏腑的病变和津液的盈亏。

小便短黄，多属热证，亦见于汗、吐、下伤津者。小便清长量多，伴有形寒肢冷，多属虚寒证。尿中带血，可见于尿血或血淋等病证，多因热伤血络，或脾肾失摄，或湿热蕴结膀胱所致；尿血并伴有排尿困难而灼热刺痛者，为血淋。尿混浊如米泔水或滑腻如膏脂，见于尿浊或膏淋等病证，多因脾肾亏虚，清浊不分，或湿热下注所致。尿有砂石，小便困难而痛，为石淋，因湿热内蕴，煎熬尿中杂质结成砂石所致。

四、舌诊

望舌又称为舌诊，是观察舌象以了解病情的诊察方法，所谓舌象，是指舌质和舌苔的外部形象。舌质，是舌的肌肉脉络组织，又称舌体。舌苔，是附着于舌面上的一层苔状物，舌面上附着的苔状物，由胃气上蒸而成。正常舌象的特征：舌质淡红明润，胖瘦适中，柔软灵活，舌苔均匀，薄白干湿适中，可概括为"淡红舌，薄白苔"。

（一）脏腑在舌面上的分属

脏腑通过经络与舌相连，气血精津由此而上注于舌，因此脏腑的病变、气血津液的盈亏及运行状况，均可反映于舌面。舌尖多反映上焦心肺的病变，舌中多反映中焦脾胃的病变，舌根多反映下焦肾的病变，舌边多反映肝胆的病变（图3-1）。

脏腑在舌面上的分属

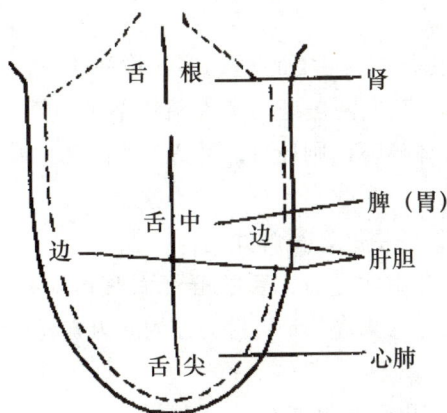

图 3-1 舌面脏腑分布图

（二）望舌的方法及注意事项

1.**姿势** 张口将舌自然伸出，舌体尽量放松，舌面平展，不可卷缩，也不可用力太过。

2.**光线** 最好在充足柔和的自然光线下进行，灯光下望舌，容易失真。诊察时应细心敏捷，以免患者厌烦。

3.**顺序** 先看舌苔、后看舌质，从部位观察，依次为舌尖、舌中、舌根和舌边。

4.**识别染苔** 某些药物、食物可使舌苔着色，称为染苔，应注意识别。如橄榄、乌梅、咖啡、茶、药丸等可使舌苔染黑；蛋黄、橘子、黄连、核黄素等可使舌苔染黄；牛奶、豆浆、椰汁等可使舌苔染白；饮水可使舌苔湿润；进食、漱口影响舌苔厚薄；刺激性食物使舌质变红等。

（三）望舌的意义

1.**判断正气盛衰** 通过观察舌神、舌色、舌形、舌态的变化，判断脏腑虚实、气血的盛衰，津液的盈亏。如舌质淡红润泽，说明气血津液充盈；舌质淡白，说明气血亏虚。

2.**分辨病位深浅** 舌苔的厚薄，反映病位的深浅。薄苔多主邪气在表，病轻邪浅；厚苔多为邪入脏腑，病较深重。

3.**区别病邪性质** 不同的舌象变化可反映不同性质的病邪。如舌质红、苔黄为热证；舌质淡、苔白为寒证。

4.**推断病情进退** 舌苔由薄渐厚，为病势渐增；舌苔由厚变薄，为正气渐复。舌苔从有苔到剥苔，为胃的气阴不足、正气渐衰的表现，提示病情恶化；舌苔剥落之后，复生薄白苔，乃邪去正胜，胃气渐复，提示病情好转。

（四）望舌质

主要观察舌质的颜色和形态变化，以候脏腑虚实、气血盛衰。

1.**舌色** 舌色主要有淡白舌、红舌、绛舌、紫舌。

舌色

（1）淡白舌

【舌象特征】比淡红色更浅淡，舌色红少白多，称为淡白舌。

【临床意义】主阳虚证、气血两虚证。多因阳气不足，气血亏虚，运血无力、血不上荣所致。若淡白不泽或舌体瘦薄，则属气血亏虚；舌体胖嫩或有齿痕，多为阳气虚弱。

（2）红舌

【舌象特征】舌色较淡红色更红，呈鲜红色。

【临床意义】主热证，有虚实之分。舌色鲜红而有芒刺或兼黄厚苔，多属实热证；鲜红少苔、或无苔或有裂纹，常为虚热证；舌尖红为心火亢盛；舌边红为肝胆火旺。

（3）绛舌

【舌象特征】舌色比红舌更深，呈深红色。

【临床意义】主热如营血，阴虚火旺及瘀血。一般认为绛舌常是红舌进一步发展而来，表示邪热已深入营血，多见于热病极期。外感热病见绛舌，为邪热深入营血；内伤杂病见绛舌少苔，无苔，或裂纹，多属阴虚火旺。若舌降而色暗或有瘀斑、瘀点，是血瘀夹热。

（4）紫舌

【舌象特征】舌色呈青或紫色，或舌上有青紫斑块、斑点。

【临床意义】主瘀血、寒证、热证。青紫舌为气血不畅所致，主病有寒热之分。若全舌青紫湿润者，多属寒凝血瘀；全舌青紫，且干枯少津，多属热盛伤津、气血壅滞；若见舌质部分青紫瘀斑，又称瘀斑舌，多属内有瘀血之症；如瘀斑、瘀点见于舌尖，为心血瘀阻；见于舌边，为肝郁血瘀；见于舌中，多为血瘀胃络。

2. 舌形 舌形是指舌体的形状，包括老嫩、胖瘦、裂纹、芒刺、齿痕舌等。

（1）老嫩

【舌象特征】苍老舌纹理粗糙，形色粗硬不柔软，胖嫩舌纹理细腻，形色浮胖、娇嫩。

【临床意义】老舌主实证、热证；嫩舌主湿证、寒证。

（2）胖大舌

【舌象特征】舌体较正常舌胖大，称为胖大舌或肿胀舌。

【临床意义】若舌体胖嫩色淡，多属脾肾阳虚、津液不化、痰湿水饮停滞所致；舌体肿胀满口，色深红，多为心脾热盛所致；舌肿胀色青紫而暗，多见某些中毒之症。

（3）瘦薄舌

【舌象特征】舌体瘦小而薄，称为瘦薄舌。

【临床意义】多是气血阴液不足，不能充盈舌体所致。瘦薄色淡者，多是气血两虚；瘦薄色红绛而干，多是阴虚火旺、津液耗伤。

（4）齿痕舌

【舌象特征】舌体边缘见有牙齿痕迹，称为齿痕舌。

【临床意义】多因脾虚湿盛，舌体胖大而受齿痕压迫所致，故齿痕舌常与胖大舌同见。若舌淡白而湿润，多为脾虚寒湿壅盛。

（5）裂纹

【舌象特征】舌上有不同形状的裂纹，称为裂纹舌。

【临床意义】多因阴血亏虚，舌体失养所致。若舌红绛而有裂纹，多为热盛伤津、阴精亏损；舌淡白而有裂纹，为血虚失养；淡白胖嫩，边见齿痕而有裂纹，为脾虚湿盛。若无任何临床表现，则多为生理性裂纹舌。

（6）芒刺舌

【舌象特征】舌面乳头增生肥大，高起如刺，触之棘手，称为芒刺舌。

【临床意义】多由邪热内盛入营，营热郁结，充斥于舌所致。若舌尖芒刺，为心火亢盛；舌中芒刺为胃肠热盛；舌边芒刺为肝胆火盛。

3. 舌态　舌体的动态变化，包括强硬、痿软、颤动、歪斜、吐弄、短缩舌。

（1）强硬

【舌象特征】舌体不柔软，活动不灵，屈伸不便，致使语言謇涩，称为强硬舌或舌强。

【临床意义】多见于外感热病，为热入心包，内扰神明，舌失主宰所致，若见于内伤杂病，多属痰浊内阻，蒙蔽心窍，或肝风挟痰上阻舌络所致，常为中风之兆。

（2）痿软

【舌象特征】舌体软弱，伸缩无力，称为痿软舌或舌痿。

【临床意义】多为气血虚极，阴液亏损，舌脉失养所致。新病舌红干而痿者，为热灼津伤；久病舌淡而痿，是气血两虚，舌绛而痿，为阴亏已极。

（3）颤动舌

【舌象特征】舌体震颤抖动，不能自主，称为颤动舌。

【临床意义】多因气血津伤，舌脉失养，或热极伤阴动风所致。舌淡白而颤动者，属血虚生风；舌红绛而颤动者，为热极生风。

（4）歪斜舌

【舌象特征】舌伸出偏于一侧，称为歪斜舌。

【临床意义】主风证。多因风邪中络或风痰阻络所致。

（5）吐弄舌

【舌象特征】伸出口外为吐，舌吐出微露又立即收回，或不时舔口唇上下为弄。

【临床意义】属心脾有热。全舌青紫而吐舌者，可见疫毒攻心或正气已绝。弄舌多为动风之兆或小儿智力发育不全。

（五）望舌苔

舌苔是附着于舌面的一层苔状物，乃脾胃阳气蒸化水谷之气，上聚于舌面而形成。包括苔质和苔色。

1. 苔色

（1）白苔

【舌象特征】舌面附着白色的苔状物，称为白苔。

【临床意义】一般主表证、寒证。苔薄白，多属表寒；苔白厚，为里寒；苔白厚腻，多为湿浊、食积。

（2）黄苔

【舌象特征】黄苔有淡黄、深黄、焦黄。

【临床意义】一般主里证、热证。淡黄为热轻；深黄为热甚；焦黄为热极。黄色越深厚，说明热邪越重。苔黄腻为湿热或食积。在外感病中苔由白转黄，为表邪入里化热的征象。

（3）灰黑苔

【舌象特征】灰苔和黑苔同类，黑苔多在久病而病情较重时出现。灰黑苔可由白苔或黄苔转变而来。

【临床意义】主里热证，或里寒证。灰苔是病情加重的表现。苔灰而润滑，为寒湿内阻或痰饮内停；苔灰而干燥，舌质红绛，为热炽津伤或阴虚火旺。

2. 苔质　主要观察舌苔的厚薄、润燥、腐腻、剥落等变化。

（1）厚薄

【舌象特征】舌苔厚薄以"见底"或"不见底"作为衡量标准。透过舌苔能隐隐看到舌体的苔，称为薄苔，不能见到舌体的苔，为厚苔。

【临床意义】主要反映病位之深浅。苔薄多主邪气在表，病较轻浅；苔厚多为邪入脏腑，病较深重。在疾病过程中，舌苔由薄渐厚，为病势渐增；由厚变薄，为正气渐复。

（2）润燥

【舌象特征】舌苔干湿适中，称为润苔；舌面水分过多，伸舌欲滴，扪之湿而滑，称为滑苔；舌苔干燥，扪之无津，甚则干裂，称为燥苔；舌苔毫无水分，苔质粗糙，称为糙苔。

【临床意义】润苔可见于健康人，若见于患者则提示津液未伤，如风寒表证、湿证初起等。滑苔，多是阳虚痰饮或水湿内停，可见寒证、痰饮、水肿等证；糙苔可由燥苔加重而形成，多见于热盛伤津之重症。

（3）腐腻

【舌象特征】舌苔颗粒粗大，疏松而厚，形如豆腐渣堆积，揩之可去，称为腐苔，舌苔颗粒细腻，上有一层黏滑如米糊不易刮去的黏液，称为腻苔，

【临床意义】腐苔多为实热蒸腾胃中食腐浊气上升而成，常见于食积胃肠或湿浊内蕴者。腻苔多因湿浊内盛，阳气被遏所致，常见于痰饮、食积、湿温等病证。总之，腐苔属阳热有余，腻苔属阳气被遏。

（4）剥落

【舌象特征】舌面的苔状物部分或全部剥落，称为剥落苔。若苔剥落不全，剥落处见色红干燥，界限明显，称为花剥苔；若舌苔骤然全部退去，舌面光洁如镜，称为光剥苔，又叫镜面舌。

【临床意义】剥落苔多由正气亏虚，阴液耗损所致。花剥苔为胃之气阴两伤；光剥苔又叫镜面舌，是胃阴枯竭、胃气大伤之征象。

五、望小儿指纹

望小儿指纹，是指对3岁以内小儿食指桡侧浮露可见之络脉的形色变化进行观察，以诊察病情的方法。该络脉由手太阴肺经分支而来，因此，望小儿指纹与诊寸口脉的原理一致。

（一）观察部位及方法

小儿食指络脉分为风、气、命三关，即食指第一节为风关，第二节为气关，第三节为命关，合称三关。观察时，医生用左手握住小儿食指，以右手大拇指指腹的左侧缘轻推其食指内侧络脉。一般由指尖向指根方向轻推数次，使指纹显露，以便于观察（图3-2）。

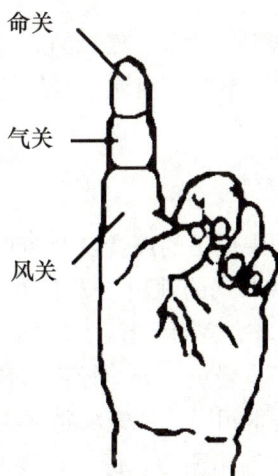

图 3-2　小儿指纹三关示意图

（二）观察内容及意义

正常小儿指纹色泽红黄相兼，隐现于风关以内，多为单支、斜形，粗细适中。病理指纹有纹位、纹色、纹形、纹态的变化。

1. **浮沉**　浮沉分表里。指纹浮现明显者，主病在表；指纹沉隐不显者，主病在里。

2. **色泽**　红紫辨寒热。指纹色鲜红，多属外感风寒；色紫红，多主热证；色青主风证、痛证；色紫黑为邪热深重或气滞血瘀。

3. **淡滞**　淡滞定虚实。指纹色淡主虚证，多为气血不足，指纹色瘀滞是病邪滞留，营卫阻遏之象，常见于痰湿、食滞、邪热郁结。

4. **部位**　三关测轻重。指纹显于风关之内，表示邪浅而病轻；指纹显至气关，表示病情较重；指纹延伸至命关者，表示病情更重，可能危及生命，故曰命关。若指纹一直延伸至指甲端，称为透关"射甲"，主病情凶险，预后不佳。

■ 第二节　闻诊

闻诊是通过听声音和嗅气味了解患者病情的诊察方法。听声音包括语声、语言、呼吸、咳嗽、呕吐、呃逆、嗳气、太息、喷嚏、呵欠、肠鸣等各种声音；嗅气味是辨患者身体发出的各种气味以及排出物和病室的异常气味。由于气味和声音都是在患者脏腑生理活动和病理变化中产生的，所以通过诊察声音和气味的变化有助于诊断脏腑病症，为临床辨证提供依据。

一、听声音

听声音，主要是听辨患者语声、语言、气息的高低、强弱、清浊、缓急等变化，以及脏腑功能失调所发出的如咳嗽、呕吐，呃逆、嗳气等声响的异常，以分辨病情的寒热虚实等性质的诊病方法。

（一）语声

语声主要指患者在疾病过程中说话的声音以及呻吟、惊呼等异常声响。语声的强弱可以反映真气的盛衰，也能反映邪气的性质。一般而言，语声高亢洪亮，多言而躁动，多属实证、热证；语声低微无力，少言而沉静，多属虚证、寒证。

1. 音哑与失音　音哑与失音有轻重之分，轻者为音哑，即声嘶，重者为失音，即完全不能发音。二者病因、病机基本相同，当先辨别虚实。新病多属实证，因外感风寒或风热袭肺，或因痰浊壅肺，肺失清肃所致，即"金实不鸣"。久病多属虚证，因多种原因导致阴虚火旺，肺肾精气内伤，即"金破不鸣"。

2. 惊呼　指患者突然发出的惊叫声，其声尖锐，表情惊恐，多为剧痛或惊恐所致，小儿发作阵发性惊呼，多为惊风；成人惊呼，多因气机闭阻而惊痛，其病位常在骨节、脏腑。

3. 呻吟　呻吟是患者因痛苦而发出的声音，多见于疼痛、胀满之证。若呻吟不止，以手护胸腹者，多是胸脘疼痛或腹痛；动则呻吟，多是肢体筋骨疼痛等。

（二）语言

语言主要是指患者语言表达与应答能力有无异常、吐词是否清晰流利等。语言是神明活动的一种表现，是表达思维的一种重要的形式，受心神的主宰，故语言异常多属心神的病变。一般来说，沉默寡言者多属虚证、寒证；烦躁多言者，多属实证、热证。

1. 谵语　神志不清，语无伦次，声高有力，称为谵语，多因邪热内扰心神所致，常见于外感病的高热阶段，如温病热入心包或阳明腑实证等。

2. 郑声　精神恍惚，语言重复，语声低弱，时断时续者，称为郑声，为心气大伤，精神散乱所致，常见于多种疾病的晚期、危重阶段。

3. **狂言**　狂躁妄言，精神错乱，谩骂不避亲疏者称为狂言。多因情志不遂，气郁化火，痰火互结，内扰心神所致，属阳证、实证。

4. **独语**　自言自语，喃喃不休，见人则止，首尾不续者，多因心气不足，心神失养，或气郁痰阻，蒙蔽心神所致。

5. **错语**　语言错乱，语后自知，不能自主者称为错语。有虚实之分，虚证为心脾两虚，心神失养，多见于久病体虚或老年脏气衰微之人；实证为痰浊、瘀血、气滞、阻闭心窍所致。

6. **言謇**　神志清楚、思维正常，但语言表达迟钝，或言辞不流畅，或吐字不清晰，常与舌强并见，为风痰阻络，多见于中风先兆或中风后遗症。

(三) 呼吸与咳嗽

闻呼吸包括诊察患者呼吸频率的快慢，气息的强弱粗细，呼吸音的清浊等。呼吸与肺肾诸脏密切相关，所以闻呼吸的变化能判断五脏以及宗气的虚实。

1. **呼吸异常**　呼吸异常主要表现为喘、哮、短气、少气、气微、气粗等现象。

(1) 喘

喘指呼吸困难，短促急迫，甚至张口抬肩，鼻翼翕动，端坐呼吸，不能平卧的现象。实喘发病急骤，呼吸困难，声高息涌气粗，唯以呼出为快，甚则仰首目突，多因外邪袭肺或痰浊阻肺所致。虚喘发病缓慢，呼吸短促，似不相接续，但得引一长息为快，活动后喘促更差，多因肺之气阴两虚，或肾不纳气所致。

(2) 哮

哮是指呼吸急促，喉间有哮鸣音。多因有痰饮宿疾，复感外邪引动而发；或有感受外邪，失于发散，肺气逆滞引起。

(3) 短气

短气是指呼吸短促，不相接续。声低息微者属虚，多由肺气虚弱或元气不足而致；声高息粗者属实，常因痰饮、气滞所致。

(4) 少气

少气是指呼吸微弱，语声低微无力，闻之气息自然或稍显微弱，唯说话时感觉气不接续。多伴有倦怠懒言，面色不华，自觉气不足以言，常深吸一口气后再继续说话。少气主诸虚劳损，是身体羸弱的表现。

2. **咳嗽**　肺主咳，咳嗽是肺失清肃、肺气上逆最常见的表现。有声无痰谓之咳，有痰无声谓之嗽，有痰有声谓之咳嗽。一般说来，外感咳嗽，起病较急，病程较短，多兼表证，属实证；内伤咳嗽，起病缓慢，病程较长或反复发作，以虚证居多。咳声重浊，痰清稀白，多为外感风寒；咳声不扬，痰稠色黄，不易咯出，咽干而痛，为肺热；干咳无痰，或痰少而黏，难以咯出，多为燥咳；咳而声低，痰多而易咳出，多为痰饮阻肺。

(四) 呕吐、嗳气与呃逆

1. **呕吐**　有声有物称为呕；有物无声称为吐；有声无物，或仅呕出少量涎沫，为干呕。临床上统称为呕吐，总由胃气上逆所致。吐势徐缓，声音微弱者，为虚寒呕吐，多因脾胃阳虚所致；吐势较急，声音响亮者，为实热呕吐，多因邪气犯胃、浊气上逆所致。

2. 嗳气　是胃中气体上出于咽喉时发出的长而缓的声音，古名"噫"，俗称"打饱嗝"。饱食之后，偶有嗳气不属病态。虚证嗳气，其声低弱无力，多因脾胃虚弱所致；实证嗳气，其声洪亮有力，多因食滞胃脘或肝郁犯胃所致。

3. 呃逆　是胃气上逆，引起横膈拘挛，声音从咽部冲出，发出呃呃连声的症状，古称为"哕"。呃声高亢，音响有力，多属实、属热；呃声低沉，气弱无力，多属虚、属寒。正常人在刚进食后，或遇风寒，或进食过快，亦可见呃逆，往往是暂时的，大多能自愈。

（五）太息

太息是指患者情绪抑郁时，因胸胁胀闷不畅，发出的长吁叹声，又称为叹息。为情志不遂、肝气郁结的表现。

（六）肠鸣

肠鸣是指胃肠运动产生的声响，又称腹鸣。腹中肠鸣如雷，脘腹痞满，大便溏泄者，则属风、寒、湿邪客于胃肠；若寒甚者，兼见腹痛、肢厥、吐逆等症。

二、嗅气味

（一）病体气味

1. 口气　是指口中发出异常气味，多见于口腔本身的病变或胃肠有热之人。口臭可由牙疳、龋齿、口腔不洁或胃热引发口气酸臭，为宿食内停，口气腐臭，或兼咳吐脓血，多为内有溃疡腐疮。

2. 汗气　是指患者身体随排汗所散发出的气味。腋下随汗散发阵阵膻臊气味者，是湿热内蕴所致，可见于狐臭病。

（二）排出物气味

排出物之气，包括大小便及妇人经带等异常气味，应该结合问诊进行综合分析判断。一般而言，湿热或热邪致病，其排出物多混浊而臭秽、难闻；寒邪或寒湿邪气致病，其排出物多清稀而微有腥臭气味。

小便臊臭，其色黄而混浊，属实热证；小便清长，微有腥膻或无特殊气味，属虚证、寒证。大便恶臭难闻者，多为热结肠道；大便溏泻而腥者，多属脾胃虚寒；大便酸臭，为食积内停。

月经或产后恶露臭秽，多因热邪侵袭胞宫所致。带下臭秽而色黄，为湿热下注；带下气腥而色白，为寒湿下注。

（三）病室气味

病室的气味由病体身体及其排出物的气味散发于室内而成。室内血腥味，多为失血证；室内腐臭气味，多为浊腐疮疡；室内尸臭气味，是脏腑败坏，病属危重；室内氨味（尿臊味），多见于水肿病晚期患者；室内有烂苹果气味（酮体气味），多见于消渴病重证。

■ 第三节　问诊

问诊是医生通过询问患者或陪诊者以了解病情、病史的一种诊察方法，其内容包括一般情况、主诉、现病史、既往史、个人生活史、家族史等。问诊时应根据就诊对象有针对性地、灵活地、有主次地询问。

一、问诊的内容

（一）一般情况

一般情况包括患者的姓名、性别、年龄、民族、职业、婚否、籍贯、现单位、现住址等。询问和记录一般情况，可以加强医患联系，随访患者，也可作为诊断疾病的参考。

（二）主诉

主诉是指促使患者就诊的最感痛苦的主要症状或体征及其持续的时间，如"反复咳嗽咳痰 2 月""四肢关节胀痛 1 月"等；主诉通常是患者就诊的主要原因，也是疾病的主要矛盾。准确的主诉可以帮助医生初步判断疾病的范畴类别，病情的轻重缓急等，结合其他三诊的结果全面、综合辨证，从而较快做出正确诊断。

（三）现病史

现病史是指围绕主诉从起病到此次就诊时疾病的发生发展变化和诊疗的全部过程。基本内容包括发病情况、病程经过、诊治经过及现在症状几大部分。

1. 发病情况　询问起病的环境与时间，是否有明显的起病原因或诱因，是否有传染病接触史，起病的轻重缓急，疾病初起的临床症状及其部位、性质和程度、持续时间以及当时曾做过何种处理等。

2. 病程经过　按时间顺序询问从起病到就诊时病情发展变化的主要情况，症状的性质、部位、程度有无明显变化，其变化有无规律性，是否存在影响变化的原因或诱因等。

3. 诊治经过　询问从起病到就诊前的整个过程中所做过的诊断与治疗情况，包括曾到何处就医，做过何种检查，检查结果如何，诊为何病，做何治疗，服用的药物及剂量、用法、时间、效果等，是否出现不良反应等。

4. 现在症状　现病史也是问诊的最重要内容，是辨病辨证的基本依据，其内涵丰富，因其内容较多，将另列一节介绍。

【知识拓展】◆

《十问歌》(张景岳)

一问寒热二问汗，三问头身四问便，五问饮食六胸腹，七聋八渴俱当辨，九问旧病十问因，再兼服药参机变，妇女尤必问经期，迟速闭崩皆可见，再添片语告儿科，天花麻疹全占验。

（四）既往史

既往史，又称过去病史，包括患者平素身体健康状况和过去患病的大致情况。既往健康状况与患病情况常常与现患疾病有一定的联系，可作为诊断现有疾病的参考。

（五）个人生活史

个人生活史，主要包括患者的生活习惯、经历、饮食嗜好、劳逸起居、工作情况、婚姻生育等情况。应询问其出生地、居住地及生活时间较长的地区，尤其应注意地方病或传染病流行的区域的生活经历。妇女应询问月经及生育史。

（六）家族史

家族史是指患者直系亲属或者血缘关系较近的旁系亲属的患病情况，是否有传染性疾病或遗传性疾病，如肺结核、癫狂等，必要时应询问直系亲属的死亡原因。

二、问现在症

问现在症是指询问患者就诊时所感到的一切痛苦和不适，以及与病情相关的全身情况。问现在症内容较多，初学者可参考张介宾的《十问歌》："一问寒热二问汗，三问头身四问便，五问饮食六胸腹，七聋八渴俱当辨，九问旧病十问因，再兼服药参机变，妇女尤必问经期，迟速闭崩皆可见，再添片语告儿科，天花麻疹全占验。"

（一）问寒热

问寒热是询问患者怕冷或发热的感觉。寒与热是疾病常见症状之一，是辨别病邪性质、人体阴阳盛衰及病属外感或内伤的重要依据。寒，即指患者怕冷的感觉，有恶寒、恶风、畏寒、寒战之分。患者自觉寒冷，虽加衣被或近火取暖仍不能缓解者，称为"恶寒"。患者遇风觉冷，避风则寒冷缓解，称为恶风。热，是指发热的感觉，即患者体温高于正常，或体温正常但患者自觉全身或某一局部发热。问诊时应注意询问患者有无寒与热的感觉，二者是单独存在还是同时并见，还要注意询问寒热症状的轻重程度、出现时间、特点等。临床常见的寒热症状有恶寒发热、但寒不热、但热不寒、寒热往来等。

1.恶寒发热 恶寒发热是指恶寒与发热同时出现，见于外感表证。恶寒重发热轻，为外感风寒之邪引起的风寒表证；发热重恶寒轻，为外感风热所致的风热表证；发热轻而恶风，为外感风邪所致的伤风表证。

2. 但寒不热　患者只有寒冷的感觉而无发热者，称为但寒不热，多见于里寒证。新病恶寒，多为寒邪直中脏腑，郁遏阳气，机体失于温煦所致；久病畏寒多为阳气虚衰。

3. 但热不寒　患者但觉发热而无怕冷的感觉，称为但热不寒，多见于里热证。由于热势轻重、时间长短及其变化规律的不同，临床上有壮热、潮热、微热之分。

（1）壮热

即患者身发高热（体温超过39℃），持续不退，称为壮热。为风寒入里化热或邪热内传于里，里热炽盛，多见于温病气分证或伤寒阳明经证。

（2）潮热

即患者定时发热或定时热甚，如潮汐之有定时，称为潮热。由于潮热的热势高低、持续时间不同，临床上又有以下三种情况：

①阳明潮热：以日晡（申时，下午3～5时）发热明显或热势更甚为特点，故又称"日晡潮热"，为邪热蕴结阳明的阳明腑实证。

②湿温潮热：午后热甚，身热不扬（肌肤初扪之不觉很热，但扪之稍久即感灼手），为湿遏热伏的湿温病。

③阴虚潮热：午后或入夜低热，表现为五心烦热，骨蒸发热（热自骨内向外蒸发的感觉），又称"骨蒸潮热"，为阴虚火旺证。

（3）微热

热势较轻微，体温一般在37℃～38℃之间，时间较长，又称低热。可见于温病后期或内伤久病，气阴亏虚，或小儿夏季热等。

4. 寒热往来　恶寒与发热交替发作，为半表半里证，可见于少阳病、疟疾；寒热往来，发无定时，见于伤寒、少阳病；寒热往来，发有定时，为疟疾或热入血室。

（二）问汗

汗乃阳气蒸发津液从腠理汗孔外泄于肌表而成。正常情况下，具有调整阴阳、滋润肌肤等作用。问汗时应询问患者有无出汗，出汗的时间、部位，出汗的特点，主要兼症等。

1. 无汗

（1）表证无汗

兼恶寒重、发热轻、头身疼痛、脉浮紧等症，属表寒证，为风寒袭表，肌腠闭塞，汗液不得外泄所致。

（2）里证无汗

多因阳气不足，蒸化无力，或津血亏耗，汗失化源所致，常见于久病虚证。

2. 有汗

（1）表证有汗

若兼发热恶风、脉浮缓等症，属太阳中风证，为风邪袭表，腠理开张，津液外泄所致。若兼发热重、恶寒轻、头咽疼痛、脉浮数等症，属表热证，为风热袭表，腠理开启，热蒸津液外泄而致。

（2）里证有汗

多为里热炽盛，迫津外泄或阳气不足，肌表不固或阴虚内热上蒸，迫津液外泄。

3. 特殊汗出

（1）自汗

日间汗出过多，活动尤盛者，称为自汗。多为气虚或阳虚。因阳气亏虚，不能实卫固表，腠理疏松，津液外泄，故见自汗。

（2）盗汗

凡入睡后汗出，醒后则汗止者，称为盗汗。为阴虚或气阴两虚。

（3）绝汗

病情危重时，见大汗淋漓不止，称为"绝汗"或"脱汗"，可由亡阴、亡阳而致。若冷汗淋漓、面色苍白、四肢厥冷、脉微欲绝，属亡阳之汗；若汗出如油，热而黏手、高热烦渴、脉细数疾，则为亡阴之汗。

（4）战汗

患者先恶寒战栗，表情痛苦，几经挣扎，而后汗出者，称为"战汗"。多见于伤寒邪正相争剧烈之时，是疾病发展的转折点。若汗出热退，脉静身凉，则为邪去正安，疾病好转的表现；若汗后身热不退，烦躁不安，脉来急疾，则为正不胜邪，邪盛正交，疾病恶化的表现。

4. 局部汗出

（1）头汗

仅头部或头颈部出汗较多，多因上焦邪热或中焦湿热上蒸，迫津外泄。

（2）半身汗出

身体一半出汗，另一半无汗，称为半身无汗。或上或下、或左或右。多因风痰或痰瘀、风湿等邪阻滞经络，营卫不得周流，半身肌肤缺乏气血充养所致。

（3）手足心汗

指患者手心、足心出汗较多，多因热邪郁于内或阴虚阳亢，迫津外出达于四肢所致。手足微汗者一般为生理现象。

（4）阴汗

男女外阴部及其周围汗出过多者，称为阴汗。多由下焦湿热郁蒸所致。

（三）问疼痛

疼痛是临床上最常见的自觉症状，其形成的机理不外两个方面：一是因感受外邪，或气滞血瘀，或痰浊凝滞，或食滞虫积等阻滞经络、脏腑，使气血运行不畅而致疼痛，属于"不通则痛"，为实证疼痛；二是因气血不足，或阴精阳气亏损等，使经脉空虚、脏腑失养而致疼痛，属于"不荣则痛"，为虚证疼痛。

询问疼痛，重点在于询问疼痛的部位、性质、程度、时间及喜恶及兼症等。

1. 问疼痛部位

（1）头痛

指整个头部或头颅某一部位的疼痛，根据头痛的部位结合经络的循行部位，可以确定头痛属于何经。前额及眉棱骨痛，为阳明经病；后头部连及项痛，属太阳经病；两侧痛，属少阳经病；巅顶痛，属厥阴经病。

（2）胸痛

指胸部正中或偏于一侧局部疼痛，多为心肺病变。左胸心前区憋闷作痛，时痛时止者，多因痰、瘀等阻滞心脉所致，可见于胸痹等病；胸痛剧烈，面色青灰，手足青冷者，多因心脉急骤闭塞所致，可见于真心痛等病。胸痛兼颧赤、盗汗、午后潮热者，多因肺阴亏虚，虚火灼络所致，可见于肺痨等病；胸痛兼咳喘气粗，壮热面赤者，多因热邪壅肺，肺络不利所致，可见于肺痈等病。

（3）胁痛

指胁一侧或双侧疼痛，多与肝胆病有关，或为肝郁气滞，或为肝胆湿热，或为肝胆火盛，或为悬饮等。

（4）脘痛

指上腹部剑突下疼痛，即胃脘疼痛，多属胃的病变，常因寒、热、食积、气滞等原因引起胃失和降而致。一般而言，食后痛剧者，多为实证；食后痛减者，多为虚证。

（5）腹痛

指胃脘以下、耻骨毛际以上的部位发生疼痛。由于腹腔内包含的脏腑较多，故问诊时常须与按诊相结合，以判断病变部位之所在，再结合疼痛的性质及兼症，以辨别病证之虚实。一般而言，脐腹痛，多属脾与大小肠病变；小腹痛，属肾与膀胱病变；少腹痛，则属肝之病变。疼痛是由寒凝、热结、气滞、血瘀、食积、虫积等因素所致者，多属实证；疼痛由气虚、血虚、阳虚等因素所致者，多为虚证。

（6）腰痛

指腰脊正中或腰部两侧疼痛。腰为肾之府，腰部单侧或双侧疼痛，多与肾相关，亦可因寒湿痹阻，或瘀血阻络而致。腰脊或腰骶疼痛，多属寒湿痹证，或为瘀血阻络，或由肾虚所致；腰痛以两侧为主，多为肾虚；腰脊痛连及下肢者，多属经络阻滞；腰痛连腹，绕如带状，为带脉受损。

（7）四肢痛

指四肢的肌肉、筋脉、关节等部位疼痛。多由风寒湿邪侵犯经络、肌肉、关节，阻碍其气血运行所致，亦有因脾胃虚损，水谷精微不能布达于四肢而引起。四肢关节疼痛，游走不定者，为风痹；关节疼痛，重着不移者，为湿痹关节痛剧，得温痛减者，为寒痹关节灼痛喜冷，或有红肿者，多为热痹。足跟或胫膝酸痛者，多因肾虚引起，常见于老年人或体弱者。久病周身疼痛，多属虚证，由气血亏虚，形体失养而致。

2. 问疼痛性质

（1）胀痛

指疼痛且有胀感，多主气滞作痛。头目胀痛，则为肝阳上亢或肝火上炎。

（2）刺痛

指疼痛有针刺感，多主瘀血致痛。多因气滞、血寒等使血行不畅而瘀滞。

（3）重痛

指疼痛有沉重感，多主湿邪为患。

（4）灼痛

指疼痛有灼热感并喜凉者，多主火热邪气或虚火窜扰经络所致。

（5）冷痛

指疼痛有寒冷感并喜暖者，多主感受寒邪或机体阳气不足，经络、脏腑失于温煦而致。

（6）掣痛

疼痛抽掣牵引，由一处而连及他处者，为掣痛，又称引痛或彻痛，多主筋脉失养或经脉阻滞不通所致。

（7）走窜痛

指疼痛部位游走不定，多主风邪或气滞为患。

（8）绞痛

指疼痛剧烈如刀绞，多主有形实邪闭阻气机。如心脉痹阻引起的"真心痛"。结石阻滞胆管引起的上腹痛，寒邪犯胃所引起的胃脘痛等。

（9）隐痛

指疼痛轻微，时发时止，绵绵不休，持续时间较长者，多主阳气精血不足，脏腑、经络、组织失养所致。

（10）空痛

指疼痛时有空虚感觉，多主气血亏虚，阴精不足，脏腑、经络失于充养。

（四）问头身胸腹不适

问头身胸腹不适，是指询问周身各部除疼痛以外的其他症状，常见的周身其他不适症状有头晕、目眩、目涩、视力减退、耳鸣、耳聋、重听、胸闷、心悸、腹胀、麻木等。

1. 头晕　自觉头脑有昏沉晕糊之感，轻者闭目可缓解，重者感觉天旋地转，不能站立，闭目亦不能缓解。头晕胀痛，口苦，易怒，脉弦数者，多因肝火上炎、肝阳上亢所致头晕面白，神疲乏力，舌淡脉弱者，多由气血亏虚，脑失充养所致；头晕而重，如物缠裹，痰多而苔白腻者，多因痰湿内阻，清阳不升所致；头晕耳鸣，腰膝酸软，遗精者，多因肾精亏虚，髓海失养所致。

2. 胸闷　自觉胸部有堵塞、满闷之感，多因胸部气机不畅所致。胸闷、心悸气短者，多见于心气虚或心阳不足；胸闷、咳喘痰多者，多由痰饮停肺所致；胸闷、壮热、鼻翼翕动者，多由热邪或痰热壅肺所致；胸闷气喘、畏寒肢冷者，多因寒邪客肺所致。

3. 心悸怔忡　患者自觉心跳异常，心慌不安，不能自主者，称为心悸。因受惊而心悸或心悸易惊者，称为惊悸；心中跳动剧烈，悸动不安，持续时间较长，病情较重者，称为怔忡。引起心悸的原因很多，或因心阳亏虚，鼓动乏力；或因气血不足，心失所养；或因阴虚火旺，心神被扰；或因水饮内停，上犯凌心；或因痰浊阻滞，心气不调；或因气滞血，扰动心神等。

4.腹胀　自觉腹部胀满不舒，如有物支撑，或伴腹部增大者，称为腹胀。实证可见于寒湿犯胃、阳明腑实、食积胃肠、肝气郁滞、痰饮内停等证；虚证多见于脾胃虚弱，腐熟运化无力。

5.麻木　肌肤感觉减退乃至消失的症状，称为麻木，亦称为不仁。多因气血不足，或风痰湿邪阻络，或气滞瘀血，使肌肤、筋脉失去气血营养所致。

6.乏力　自觉肢体倦怠，运动无力，称为乏力。多以气血亏虚或阳气虚衰为主要病机，也可见于湿证与肝、脾、肾脏关系最为密切。

（五）问耳目

耳为肾之窍，少阳经循行于耳周、耳中，故耳的病变常与肾和肝胆的病变相关。目为肝之窍，五脏六腑之精气皆上注于目，故目的病变常与肝及其他脏腑的病变有关。

1.问耳

（1）耳鸣

自觉耳内鸣响，如闻蝉鸣或潮水声，时发时止，或持续不停，妨碍听觉者，称为耳鸣。暴起耳鸣声大，以手按之而鸣声不减者，属实证，多因肝胆火盛；渐觉耳鸣，声音细小，以手按之而鸣声减轻者，属虚证，多由肾虚精亏，髓海不充，耳失所养而成。

（2）耳聋

听觉减退甚至丧失的症状，常由耳鸣发展而来。新病突发耳聋，多属实证，为邪气蒙蔽清窍；久病渐聋，多属虚证，为脏腑虚损，清窍失养。

（3）重听

重听指患者听力减退，听音不清，声音重复，日久渐成者，以虚证居多，常因肾之精气亏虚，耳窍失荣所致；若骤发重听，以实证居多，常用痰浊上蒙或风邪上袭耳窍所致。

2.问目

（1）目痛

单目或双目疼痛的症状。目痛而赤，属肝火上炎；目赤肿痛，畏光多眵，多属风热；目痛较剧，伴头痛、恶心呕吐、瞳孔散大，多是青光眼；目隐隐痛，时作时止，多为阴虚火旺。

（2）目眩

俗称眼花，指患者两眼发黑、眼冒金花，或眼前如有蚊蝇飞动的症状。多因肝肾阴虚，肝阳上亢，或肝血不足，目失所养而致。

（3）目涩

指眼目干燥涩滞，或似有异物入目等不适感觉。伴目赤，流泪者，多属肝火上炎；目涩久视加重，闭目静养减轻者，多属血虚阴亏。

（4）目昏、雀目

视物昏暗，模糊不清，称为目昏；若白昼视力正常，黄昏时视物不清，又称夜盲。二者多因肝血不足或肾阴损耗，目失所养而成。

（六）问睡眠

睡眠的情况与人体卫气的循行、阴阳的盛衰、气血盈亏及心肾的功能密切相关。正常情况下，卫气昼行于阳经，阳气盛则醒夜；行于阴经，阴气盛则眠。若人体气血充盈，阴平阳秘，心肾相交，则睡眠正常，精力充沛；若阴阳失调，气血亏虚，心肾不交，则可出现各种睡眠异常的症状。

问睡眠主要询问睡眠时间的长短、入睡的难易、是否易醒、有无多梦等情况，并结合其他兼症，以探求其病因病机，睡眠失常可分为失眠和嗜睡两类。

1. 失眠　失眠又称"不寐"或"不得眠"。是指经常不易入睡，或睡而易醒，不易再睡，或睡而不酣，易于惊醒，甚至彻夜不眠的病症。虚证多因气血不足，神失所养或阴虚阳亢，虚热内生或肾水不足，心火亢盛等所致。实证多因痰火、食积化热、瘀热等上扰心神。

2. 嗜睡　嗜睡是指神疲困倦，睡意很浓，经常不自主地入睡。湿邪困阻，清阳不升；或脾气虚弱，中气不足，不能上荣，皆可使精明之府失于清阳之荣而出现嗜睡。若邪扰清窍，热蔽心神，则可出现神识朦胧，昏睡不醒，可见于温病邪陷心包。

（七）问饮食口味

饮食口味是指对病理情况下的口渴、饮水、进食、口味等情况的询问。可以了解患者体内津液的盈亏和水谷精气的盛衰，识别脾胃及相关脏腑功能的病理变化，因而对临床诊断具有重要意义。

1. 问口渴与饮水

（1）口不渴

为津液未伤，见于寒证或无明显热邪之证。

（2）口渴多饮

即患者口渴明显，饮水量多，是津液大伤的表现，多见于实热证、消渴病及汗、吐、下之后。

（3）渴不多饮

即患者虽有口渴的感觉，但饮水量不多，或不想喝水，是津液轻度损伤或津液输布障碍的表现，可见于阴虚、湿热、痰饮、热血等证。

2. 问食欲与食量　食欲指进食的要求和对进食的欣快感觉，食量是实际的进食量。询问患者的食欲与食量，可以判断患者脾胃功能的强弱、疾病的轻重及预后。

（1）食欲减退与厌食

食欲减退，包括不欲食、纳少、纳呆。不欲食，又称食欲不振，是指不想进食，或食之无味，食量减少。纳少，是指进食量减少，常由不欲食所致。纳呆，是指无饥饿和进食要求，甚则厌食。厌食，是指厌恶食物，甚或恶闻食气。患者食欲减退，食量减少，多见于脾胃气虚、湿邪困脾等证。厌食，多因伤食而致。妇女妊娠初期，厌食呕吐者，为妊娠恶阻。

（2）饥不欲食

是指患者感觉饥饿而又不想进食，或进食很少，为胃阴不足，虚火内扰。

（3）消谷善饥

是指患者食欲亢进，食量较多，食后不久即感饥饿。为胃火亢盛或胃强脾弱，亦可见于消渴病。

（4）偏嗜食物

是指嗜食某种食物或某种异物。小儿异嗜泥土、生米等异物，多属虫积；妇女已婚停经而嗜食酸味者，多为妊娠。

此外，在疾病过程中，若食欲恢复，食量渐增，是胃气渐复，疾病向愈之佳兆；若食欲逐渐下降，食量逐渐减少，是脾胃功能衰退的表现，提示病情加重。久病或重病患者，本不欲食或不能进食，若突然欲食或暴食，称为"除中"，是中气衰败，脾胃之气将绝的危象。

3.口味　是指患者口中的异常味觉。

口淡乏味，多因脾胃气虚而致。口甜，多见于脾胃湿热证。口黏腻，多属湿困脾胃。口中泛酸，可见于肝胆蕴证。若口中酸腐，多见于伤食证。口苦，属热证的表现，可见于火邪为病和肝胆郁热之证。口咸，多属肾病及寒证。

（八）问二便

问二便，是询问患者大小便的有关情况，如大小便的形状、颜色、气味、便量、排便的时间、排便时的感觉等。问二便的情况可以判断机体消化功能的强弱、津液代谢的状况，同时也是辨别疾病的寒热虚实性质的重要依据。

1.问大便

（1）便次异常

是指排便次数增多或减少，有便秘与泄泻之分。

①便秘：指粪便在肠内滞留过久，排便间隔时间延长，便次减少，或时间虽不延长但排便困难的症状。便秘多因热结肠道，或津液亏少，或阴血不足，以致肠道燥化太过，肠失濡润而传导不利所致，亦可因阳虚寒凝，或腹内症块阻结等。

②泄泻：便次增多，而且便质稀薄，甚至粪如水样者，称为泄泻。多由脾胃功能失调、小肠不能分清别浊、大肠传导亢进、水湿下趋所致。临床可见于脾虚、肾阳虚、肝郁乘脾、伤食、湿热蕴结大肠、外感风寒湿热疫毒之邪等。

（2）便质异常

①完谷不化：粪便中含有较多未消化的食物，称为完谷不化。多见于脾胃虚寒或肾阳虚衰所致的泄泻。

②溏结不调：指大便时干时稀，或先结后溏。大便时干时稀者，多因肝郁脾虚，肝脾不调；大便先结后溏者，多属脾胃气虚。

（3）排便感觉异常

是指排便时有明显不适感觉。

①肛门灼热：是指排便时肛门有烧灼感。多由大肠湿热蕴结，或热结旁流，热迫直肠而致。

②排便不爽：是指腹痛且排便不爽，有滞涩难尽之感。多由肠道气机不畅所致，可

见于肝郁犯脾、伤食泄泻、湿热蕴结等。

③里急后重：是指腹痛窘迫，时时欲泻，肛门重坠，便出不爽，是痢疾的主症，为湿热内阻、肠道气滞所致。

④大便失禁：是指久泻不愈，大便不能控制，呈滑出之状，又称"滑泻"。多因久病体虚，脾肾阳虚，肛门失约而致，可见于脾肾阳衰。

⑤肛门下坠：是指肛门有重坠之感，则肛欲脱出，多因脾气虚衰，中气下陷而致。

2. 问小便 在一般情况下，健康成人一昼夜排尿量为1000～1800 mL，尿次白天3～5次，夜间0～1次。排尿次数、尿量，可受饮水、气温、出汗、年龄等因素的影响而略有不同。

（1）尿量异常

是指昼夜尿量过多或过少，不在正常范围。

①尿量增多：多因肾阳虚衰，寒凝气机，水气不化，水液外泄。可见于肾阳虚证及消渴病。

②尿量减少：因机体津液亏乏，尿液化源不足，或尿道阻滞，或阳气虚衰，气化不利而致。常见于实热证，汗吐下伤津、癃闭不在该病证之中。

（2）尿次异常

是指昼夜尿次过多或过少，不在正常范围。

①小便频数：指排尿次数增多，时欲小便的症状。新病小便频数，短赤而急迫者，多属膀胱湿热、气化失职所致；久病小便频数，量多色清，夜间尤甚者，多因肾阳不足，肾气不固，膀胱失约所致。

②癃闭：指尿量减少而排尿困难，甚至小便不通的症状。小便不畅，点滴而出为癃；小便不通，点滴不出为闭。实证多为湿热蕴结、肝气郁结或瘀血、结石阻塞尿道而致，虚证多为年老气虚、肾阳虚衰、膀胱气化不利而致。

（3）排尿感异常

①小便涩痛：即排尿不畅，且伴有急迫灼热疼痛感。多为湿热内蕴、热灼津伤、结石或瘀血阻塞、肝郁气滞、阴虚火旺等所致。

②余沥不尽：即小便后仍有余沥点滴不尽，又称尿后余沥，为肾气不固所致。

③小便失禁：是指小便不能随意识控制而自行溢出。多为肾气不足，下元不固，膀胱失约；下焦虚寒，膀胱失煦，不能制约尿液。若患者神志昏迷，小便自遗，则病情危重。

④遗尿：是指成人或3岁以上小儿于睡眠中小便经常不自主地排出，俗称尿床。多因禀赋不足、肾气亏虚，或脾虚气陷，或膀胱虚寒所致；也可因肝经湿热，下迫膀胱引起。

（九）问妇女

经、带、胎、产是妇女特有的生理现象。因此，对女性患者的问诊，除一般问诊内容外，还应询问其月经、白带、妊娠、产育等情况。

1. 问月经 主要询问月经的周期、经期、经量、经色、经质、末次月经，以及有无行经腹痛等表现。

　　月经的周期是指每次月经间隔的时间，正常为28天左右。月经的出血量，称为经量，正常为20~60 mL。经血红色无血块，质地不稀不调。女性14岁左右出现月经初潮，49岁左右绝经。

（1）经期异常

①月经先期：指连续2个月经周期提前八九天以上，多因血热妄行或气虚不摄等所致。

②月经后期：指连续2个月经周期错后八九天以上，多因血寒、血虚、血瘀等所致。

③月经先后不定期：指月经超前与错后不定，相差时间在八九天以上，又称月经紊乱，多因情志不舒，肝气郁结，气机逆乱，或脾肾虚衰，气血不足，冲任失调，或瘀血内阻，气血不畅等而致，致经期错乱。

（2）经量异常

①月经过多：指每次月经量超过80 mL，多因血热妄行、瘀血内阻、气虚不摄等所致。

②月经过少：指每次月经量少于20 mL，甚至点滴即净，多因寒凝，经血不至，或血虚，经血化源不足，或血瘀，经行不畅而致。

③崩漏：指在非行经期间妇女阴道不规则的出血。来势迅猛，出血量多者，称为崩（中）；势缓而量少，淋漓不断者，称为漏（下）。多因血热损伤冲任，迫血妄行，或脾虚中气下陷，冲任不固，血失摄纳，或瘀血阻滞、血不行常道而致。

④闭经：女子年逾18岁，月经来潮，或来而中止，停经3个月以上者，称为闭经。但在妊娠期、哺乳期及绝经期的月经停闭，属于生理现象。病理性闭经多因肝郁气结、瘀血阻滞、湿盛痰阻等，引起经血闭塞或阴虚血枯，经血失不闻而不行而致。

（3）痛经：指在月经期间或行经前后，出现小腹部疼痛或痛引腰骶，甚至剧痛难忍者，称为痛经，又称经行腹痛。多因寒凝、气滞血瘀、气血亏虚等所致。一般痛在经前者多属实，痛在经后者多属虚；按之痛增者为实，按之痛减者为虚；得热痛减者为寒，得热痛不减或益甚者为热。

2.问带下 应注意询问带下量的多少，色、质和气味等。带下色白量多，淋漓不绝，清稀如涕，多属寒湿下注；带下色黄，黏稠臭秽，多属湿热下注；白带中混有血液，为赤白带，多属肝经郁热。

（十）问小儿

小儿科古称"哑科"，故问诊时主要询问其亲属。问小儿，除一般问诊内容外，还要注意询问出生前后情况、喂养情况、生长发育情况、预防接种情况、传染病史及传染病接触史等。

案例评析 ◆

案　例 ⋯⋯⋯⋯⋯⋯⋯⋯⋯⋯⋯⋯⋯⋯⋯⋯⋯⋯⋯⋯⋯⋯⋯⋯⋯

　　某患者，女，25岁。因突发腹痛1小时就诊，为收集病史资料，应如何对该患者进行问诊？

评　析 ⋯⋯⋯⋯⋯⋯⋯⋯⋯⋯⋯⋯⋯⋯⋯⋯⋯⋯⋯⋯⋯⋯⋯⋯⋯⋯

　　1.采集现病史主要询问：①发病的诱因，有无饮食不慎、寒热不调等情况。②腹痛的性质如何，如冷痛、灼痛、胀痛、刺痛、隐痛、空痛，是喜按还是拒按，是否有放射痛，疼痛的持续时间，疼痛有无规律，疼痛加重或缓解的因素等。③是否有恶寒身蜷、手足不温、烦渴引饮、便结尿赤、神疲气短、形寒肢冷、嗳腐吞酸、厌食、痛窜两胁、痛引少腹、尿血等伴随症状。④有无呕吐、腹泻、排便改变等情况。

　　2.采集相关病史主要询问：①月经情况，是否能排除妇科疾病。②有无阑尾炎、尿路结石等外科病史。③有无排赤白脓血便、上吐下泻、腹部包块等。④既往有无类似病史，家族中有无类似疾病史，有无腹部手术史。是否做过腹部B超、肠镜钡餐等检查？结果如何？用过什么止痛药物治疗？使用方法如何？是否有效？有无食物、药物过敏史？

第四节　切诊

　　切诊是医生运用指端的触觉，对机体的一定部位进行触、摸、按、压，以了解病情的方法，包括脉诊和按诊两个部分。

一、脉诊

　　脉诊，又称切脉。脉诊是用手指指腹触按患者一定部位的脉搏诊察脉象。通过诊脉，体察患者不同的脉象，以了解病情，诊断疾病。它是中医学一种独特的诊察方法。根据脉象的变化，可以了解疾病的原因、病位、病性、邪正关系、病情轻重及其预后情况。

（一）诊脉的部位

诊脉的常用部位是手腕部的寸口脉，即桡动脉的腕后浅表部分。寸口脉分为寸、关、尺三部。正对腕后高骨（桡骨茎突）为关部，关之前为寸部，关之后为尺部。两手各有寸、关、尺三部，共六脉。其临床意义为左寸候心，左关候肝，左尺候肾；右寸候肺，右关候脾，右尺候肾（命门）（图3-3）。

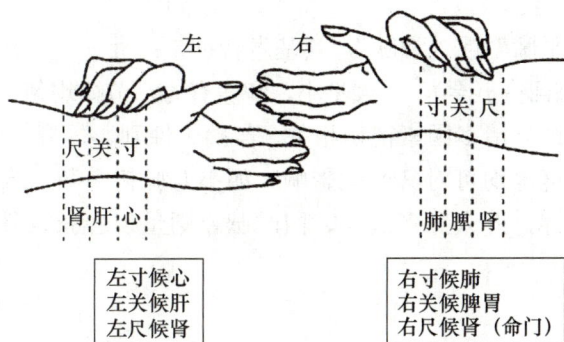

左寸候心
左关候肝
左尺候肾

右寸候肺
右关候脾胃
右尺候肾（命门）

图3-3 寸口脉示意图

（二）诊脉的方法

1.时间 诊脉常以清晨（平旦）未起床，未进食为最佳，但不必拘泥。诊脉前，应先让患者休息，使呼吸均匀，脉象平和，同时周围环境力求安静，以便于医者体会脉象。医生每次切脉时间，每手至少1分钟以上，以3～5分钟为宜。

2.布指定位 患者坐位或仰卧位，伸出手臂自然平放，掌心向上，与心脏处于同一水平，并在腕关节部垫上脉枕。医者先将中指按在掌后高骨（桡骨茎突）处，定为关部，再用食指按在关前定寸部，无名指按在关后定尺部。三指布指可视患者身高胖瘦而调整。小儿寸口脉狭小，可用"一指（拇指）定关法"，而不细分三部。每次诊脉的时间不少于1分钟（图3-4）。

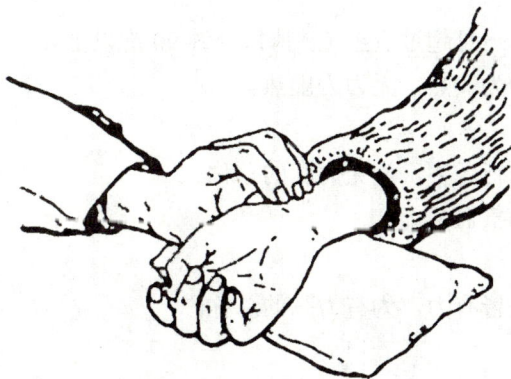

图3-4 布指示意图

3.指力 三指用同等的指力按诊三部脉象，称为"总按"；用一指单按在其中某一部脉，其余两指微微提起，但不离开皮肤，以重点体会某一部脉象特征，称为"单按"。诊脉时，轻轻用力在皮肤上，为"浮脉"，又称"举"；用中等指力按至肌肉的为"中取"，又称"寻"；重力按至筋骨的为"沉取"，又称"按"。

4. 平息 诊脉时，医生的呼吸要自然均匀，以医生正常的一呼一吸（称为一息）的时间去计算患者的脉搏至数。

（三）正常脉象

正常脉象又称"平脉"或"常脉"，其基本特征是：寸、关、尺三部都有脉，不浮不沉，不快不慢（一息四～五至），不大不小，和缓有力，节律均匀。

正常脉象与人体内外诸多因素密切相关，年龄、性别、体型、情绪、劳逸、饮食、季节气候、地理、环境等均可对其产生影响。如小儿脉搏多数，老人脉搏多弱，女性脉搏略快，瘦人脉多浮，胖人脉多沉等，四时脉象则呈现春弦、夏洪、秋浮、冬沉的变化。

（四）病理脉象

疾病反映于脉象的变化，称为病理脉象，简称病脉。病脉有 28 种，现将临床常见的 16 种脉象及其主病分述如下。

1. 浮脉
【脉象】轻取即得，重按稍弱。特点是脉搏显现部位表浅。
【主病】表证。浮而有力为表实，浮而无力为表虚。

2. 沉脉
【脉象】轻取不应，重按始得。特点是脉搏显现部位较深。
【主病】里证。有力为里实，无力为里虚。

3. 迟脉
【脉象】脉来迟缓，一息不足四至（脉搏每分钟不足 60 次）。
【主病】寒证。有力为实寒，无力为虚寒。

4. 数脉
【脉象】脉来疾速，一息超过五至（脉搏每分钟 90 次以上）。
【主病】热证。有力为实热，无力为虚热。

5. 虚脉
【脉象】三部脉举按皆无力，为无力脉的总称。
【主病】虚证。多为气血两虚。

6. 实脉
【脉象】三部脉举按皆有力，为有力脉的总称。
【主病】实证。

7. 滑脉
【脉象】往来流利，应指圆滑，如珠走盘。
【主病】痰饮、食积、实热。亦常是青壮年的常脉，妇女的孕脉。

8. 涩脉

【脉象】往来艰涩，极不流利，如轻刀刮竹。

【主病】精血亏少，气滞血瘀，夹痰，夹食。

9. 洪脉

【脉象】状若波涛汹涌，来盛去衰。特点是脉体宽大，充实有力。

【主病】阳热亢盛。

10. 细脉

【脉象】脉细如线，但应指明显。

【主病】气血两虚，诸虚劳损，湿证。

11. 弦脉

【脉象】端直以长，如按琴弦。特点是脉体的硬度大。

【主病】肝胆病，痰饮，痛证。

12. 紧脉

【脉象】脉来绷急，应指有力，如牵绳转索。

【主病】寒证，痛证。

13. 濡脉

【脉象】浮而细软无力，如絮浮于水中。

【主病】虚证、湿证。

14. 促脉

【脉象】脉来急促，时而一止，止无定数。

【主病】阳热亢盛，气血痰食瘀滞。亦见于脏气衰败。

15. 结脉

【脉象】脉来缓慢，时而中止，止无定数。

【主病】阴盛气结，寒痰血瘀，癥瘕积聚。

16. 代脉

【脉象】脉来缓慢，时而一止，止有定数。

【主病】脏气衰微。

脉象分类比较如表 3-2 所示。

图 3-2　脉象分类比较表

脉纲	共同特点	脉名	特征	临床意义
浮脉类	脉位表浅	浮脉	轻取即得，重按稍弱	表证
		洪脉	状若波涛汹涌，来盛去衰	阳热亢盛
		濡脉	浮而细软无力，如絮浮于水中	虚证、湿证
沉脉类	脉位深沉	沉脉	轻取不应，重按始得	里证

脉纲	共同特点	脉名	特征	临床意义
迟脉类	脉率较慢	迟脉	脉来迟缓，一息不足四至	寒证
		涩脉	往来艰涩，极不流利，如轻刀刮竹	精血亏少，气滞血瘀，夹痰，夹食
		结脉	脉来缓慢，时而中止，止无定数	阴盛气结，寒痰血瘀，癥瘕积聚
数脉类	脉率较快	数脉	脉来疾速，一息超过五至	热证
		促脉	脉来急促，时而一止，止无定数	阳热亢盛，气血痰食瘀滞
虚脉类	应指无力	虚脉	三部脉举按皆无力	虚证
		细脉	脉细如线，但应指明显	气血两虚，诸虚劳损，湿证
		代脉	脉来缓慢，时而一止，止有定数	脏气衰微
实脉类	应指有力	实脉	三部脉举按皆有力	实证
		滑脉	往来流利，应指圆滑，如珠走盘	痰饮、食积、实热
		紧脉	脉来绷急，应指有力，如牵绳转索	寒证、痛证
		弦脉	端直以长，如按琴弦	肝胆病，痰饮，痛证

在临床上，脉象既可以单一出现，也可以复合出现。复合脉又称相兼脉，是指由两种或两种以上单一脉同时出现的脉象。相兼脉的主病，一般为各单一脉象主病的相合。例如浮紧脉，浮脉主表，紧脉主寒，故浮紧脉主表寒证；浮数脉，浮脉主表，数脉主热，故浮数脉主表热证；沉细脉，沉脉主里，细脉主虚，故沉细脉则主里虚证；弦数滑脉，弦脉主肝胆病，数脉主热，滑脉主痰湿，故弦数滑脉主肝胆湿热证，余可类推。

二、按诊

按诊是指医生用手直接触摸或按压患者某些部位，以了解局部冷热、润燥、软硬、压痛、痞块或其他异常变化，从而推断疾病部位、性质和病情轻重等情况的一种诊断方法。

(一) 按胸胁

胸部为心肺之所居。按胸部可以诊查心、肺及胸腔内脏器组织的病变。主要了解心、肺、肝、胆病变。前胸高起按之气喘者，为肺胀；胸胁按之胀痛者，为痰热气结或水饮内停；胁下肿块，多属气滞血瘀。

(二) 按脘腹

脘腹疼痛喜按，局部柔软者为虚证；疼痛拒按，局部坚硬者为实证。腹中肿块，坚实有形，推移难动者，称为"积"或"癥"，多属血瘀；腹中肿块，时聚时散，痛无定处，按之无定形者，称为"聚"或"瘕"，多属气滞；脐周包块，起伏聚散，往来不定，按之指下蠕动者为虫积。

（三）按手足

手足冷凉者属寒证，多为阳虚或阴盛；手足俱热者属热证，多为阴虚或阳盛；手足心热甚于手足背者，多为内伤发热。两足皆凉，多为阴寒证；两足心热，多为阴虚证。

（四）按肌肤

主要了解肌肤寒热、润燥、肿胀等情况。肌肤灼热为热证，清冷为寒证。肌肤湿润，多为汗出或津液未伤；干燥多为无汗或津液已伤。肌肤甲错，为内有瘀血。肌肤按之凹陷，应手而起者为气胀，不能即起者为水肿。

（五）按腧穴

主要审查有无结节、条索状物、压痛及其他敏感反应，并据此推断相关脏腑的某些病变。如在肺俞穴摸到结节或中府穴有压痛可提示肺病；肝病可在肝俞和期门穴有压痛；胃俞和足三里有压痛则提示胃病。

【知识拓展】◆┅

以中医四诊方法进行全面病情观察

在临床护理工作中，运用四诊对患者进行有效的观察，及时发现病情变化，从而采取有针对性的护理措施，往往可起到事半功倍的效果。

1. 望诊与护理：在护理过程中，通过观察患者的神、色、形、态等变化，可作为诊断依据并指导护理实践。如黄疸患者身目俱黄如橘黄色，小便短黄，舌红苔黄腻，此为阳黄证，此类患者饮食护理宜进清热利湿、通利之物，如苦瓜、绿豆粥等，忌辛辣刺激、油煎、肥甘厚味之品。

2. 闻诊与护理：通过对患者言语、气息、咳嗽等声音及排出物气味的听闻，可判断病证的虚实、病情的轻重。如语气平和、声音洪亮者，病多较轻；病情较重或久治不愈者，多痛苦呻吟，声音低沉。腹泻粪便臭秽者，多为湿热；粪便腥臭者，多为寒湿；粪便酸臭者，多为伤食。

3. 问诊与护理：在患者入院时和日常护理工作中，通过对患者一般情况、主诉、现病史、现在症状、个人生活史等情况的询问，可及时了解患者的病情、诊治经过、心理状态等，从而有利于正确地诊断，并建立良好的医患关系。如患者头痛，其性质胀痛者，多为肝阳上亢；刺痛者多为瘀血；重痛者多为湿困；空痛者多为气血亏虚。

4. 切诊与护理：脉诊是中医诊断的特色，可反映体内气血的细微变化。护理人员通过对脉位、脉率、脉力、脉律、脉势等方面的观察，可及时发现病情变化，如心脏病患者出现促、结、代等脉象时，应警惕心律不齐的发生；育龄期妇女出现滑脉、停经，可考虑妊娠。

■ 学习检测

一、名词解释

主诉　谵语　潮热

二、选择题

1. 望神最主要的是可以判断（　　）。

A. 气血的盛衰　　　　　　　B. 津液的盈亏　　　　　　　C. 病性的寒热

D. 精气的盛衰　　　　　　　E. 邪正的强弱

2. 关于鉴别假神，下列选项中最有意义的是（　　）。

A. 本已失神，忽然神识转清　　　　　B. 两目晦暗，忽然目光转清

C. 本不能进食，忽然欲进饮食　　　　D. 久不能言，忽然言语不休

E. 局部症状好转与整体病情恶化不符合

3. 小儿惊风的典型面色是（　　）。

A. 面色淡青或青黑　　　　　B. 面色与口唇青紫　　　　　C. 眉间、鼻柱、唇周发青

D. 面色青黄　　　　　　　　E. 两颧发红

4. 面色青，喜食酸味，脉见弦，可诊为（　　）。

A. 肺病　　　　　　　　　　B. 脾病

C. 肝病　　　　　　　　　　D. 肾病

5. 午后两颧潮红，属于（　　）。

A. 湿热证　　　　　　　　　B. 阳虚证　　　　　　　　　C. 阴虚内热证

D. 气虚证　　　　　　　　　E. 肝阳上亢证

6. 舌质淡，舌苔薄黄，属（　　）。

A. 痰湿内蕴证　　　　　　　B. 风热表证　　　　　　　　C. 里热轻证

D. 正常　　　　　　　　　　E. 以上都不是

7. 胃火炽盛，腐熟太过，可导致（　　）。

A. 厌食，食欲减退　　　　　B. 消谷善饥

C. 饥不欲食　　　　　　　　D. 口淡

8. 神识不清，语无伦次，声高有力为（　　）。

A. 郑声　　　　　　　　　　B. 谵语　　　　　　　　　　C. 独语

D. 狂言　　　　　　　　　　E. 语言謇涩

9.王某，男，21岁，主诉一个月来睡时大汗淋漓，醒后汗止，手心、足心热，大便干，舌红少苔，考虑为（　　）。

A.肾阴虚　　　　　　　B.肾精不足　　　　　　　　C.肾气不固

D.肾阳虚　　　　　　　E.肺肾阴虚

10.田某，男，5岁。素体虚弱，近来不思饮食，嗳腐吞酸，大便量多而臭，脘腹饱胀，考虑为（　　）。

A.虫积食积　　　　　　B.胃火炽盛、腐熟太过

C.肝气犯胃　　　　　　D.湿浊停滞

三、简答题

1.简述五色主病。

2.简述寒热的主要表现和临床意义。

第四章
方药基础知识 ————

学习目标

1. 掌握中药的性能。

2. 熟悉常用中药的性味、归经、功效、应用和禁忌。

3. 掌握方剂的组成原则。

4. 熟悉方剂的变化规律及常用方剂的功效和临床应用。

中药，是对我国传统药物的总称。中药包括植物药、动物药、矿物药及部分化学、生物制品类药物。由于植物药较多，应用最广泛，故历代将记载于专著的中药称为"本草"，我国中药材资源种类繁多，目前有记载的药材已达 5000 多种。方剂，是在中医辨证审因、确定治法的基础上，按照组方原则，选择恰当的药物合理配伍并酌定合适的计量、剂型、用法而成。药物是方剂的基础，方剂是药物有法度的运用。药物有个性之特长，方剂有合群之妙用，药物的作用只有在方剂中才能更好地发挥。

学习导入 ◆

案 例

　　患者，女性，36 岁，素有头痛病史，头痛以前额疼痛为主。昨日与朋友吵架之后，出现头痛而来门诊就诊。患者诉眉棱骨部位疼痛，伴左侧头部胀痛，胸胁胀满不适，喜叹息，舌红苔白，脉弦。

思 考

1. 治疗时宜首选何药？为什么？

2. 用什么引经药？

第一节 中药基础知识

一、中药的性能

中药的性能，是对中药作用的基本性质和特征的高度概括，是中药理论的核心，主要包括四气、五味、归经、升降浮沉及有毒无毒等。

（一）四气五味

1. 四气 四气，即寒、热、温、凉四种不同的药性，又称四性。四气是根据药物作用于机体所发生的不同反应或治疗效果所概括出来的，主要反映药物对人体阴阳盛衰、寒热变化的作用倾向。

四气中温热与寒凉属于两类不同性质的药物，温热属阳，寒凉属阴。温次于热，凉次于寒，有程度的差别。寒性和凉性药物，具有清热泻火、凉血解毒等作用，能够减轻或消除热证，如黄芩、黄连、黄柏等；温性或热性药物，具有温里散寒、助阳通脉、回阳救逆等作用，能够减轻或消除寒证，如附子、干姜、肉桂等。温热药可用于治寒证；寒凉药可用于治热证。

此外，还有一类寒热性质不明显的药物，因其药性平和、作用较缓，故称为平性药，如党参、山药、甘草等。平性仍有偏于微温、微凉的不同，并未超出四气的范围，故仍称四气。

2. 五味 五味，是指辛、甘、酸、苦、咸五种不同的药味。五味不仅是指药物的实际滋味，更重要的是对药物功效的高度概括。辛散酸收苦能泄，甘缓补益咸软坚。此外，还有淡味和涩味，但习惯上把淡味归之于甘，把涩味归之于酸，故仍称为五味。 五味具有不同的阴阳属性，辛、甘、淡属阳，酸、苦、咸属阴。药物的味不同，其功效作用也不同。

辛：能行、能散，具有发散、行气、活血、开窍、化湿等作用。常用于表证、气滞、血瘀、窍闭神昏、湿阻等证。一般解表药、行气药、活血药、开窍药、化湿药，多具有辛味，如干姜、香附、川芎、石菖蒲等。

甘：能补、能和、能缓，具有补益、和中、调和药性和缓急止痛的作用。常用于正气虚弱、脏腑不和、挛急疼痛、调和药性等方面。一般滋养补虚、调和药性、缓解疼痛的药物多有甘味，如人参、熟地、甘草等。

酸：能收、能涩，具有收敛、固涩的作用。常用于体虚多汗、肺虚久咳、久泻肠滑、遗精、滑精、遗尿、尿频、崩漏、带下等症。一般固表止汗、敛肺止咳、涩肠止泻、固精缩尿、固崩止带的药物多具有酸味，如五味子、乌梅、金樱子等。

苦：能泄、能燥、能坚，具有清热泻火、降泻气逆、通泻大便、燥湿祛湿、泻火存阴等作用。常用于治疗实热证，实证如喘咳、呕恶、便秘，湿证等。一般清热泻火、降气平喘、降逆止呕、通利大便、清热燥湿的药物多具有苦味，如大黄、杏仁、黄连、苍术、黄柏、知母等。

咸：能下、能软，具有泻下通便、软坚散结的作用。常用于大便燥结、瘰疬痰核、瘿瘤、癥瘕痞块等证。一般泻下或润下通便及软化坚硬、消散结块的药物多具有咸味，如芒硝、昆布、牡蛎等。

淡：能渗、能利，具有渗湿利尿的作用。常用于水肿、小便不利等证，如茯苓、猪苓、赤小豆等。

涩：与酸味药作用相似，常用于治虚汗、泄泻、尿频、遗精、滑精、出血等证，如芡实、罂粟壳等。

药物同时具有气与味，两者必须结合起来才能全面反映药物的功效。例如，都是寒性药，但苦寒药和辛寒药，其作用就有差异；相反，都是甘味药，但甘寒药和甘温药，其作用也不同。所以，不能把性与味孤立地来看，只有认识和掌握了药物的全部性能，才能全面而准确地使用药物。

（二）升降浮沉

升降浮沉，是指药物对人体作用的不同趋向。升，即上升、升提；降，即下降、降逆；浮，即升浮、上行、发散；沉，即重沉、下行、泄利。一般来说，升浮药能上行、向外，具有升阳举陷、发散表邪、宣毒透疹、涌吐开窍等作用；沉降药能下行、向内，具有清热泻下、潜阳熄风、降逆止呕、利水渗湿、重镇安神、降气平喘、消积导滞等作用。

一般而言，味属辛甘淡、性属温热的药物，大都升浮；味属苦酸咸、性属寒凉的药物，大多沉降。花、叶、皮、枝等质轻的药物多升浮；种子、果实、矿物、贝壳等质重的药物多沉降。此外，药物炮制也可改变药物的升降浮沉之性，如酒制则升，姜炒则散，醋炒收敛，盐炒下行等。在复方配伍中，少量升浮药配伍大量沉降药，或少量沉降药配伍大量升浮药，均可使其药性受到一定程度的制约。

（三）归经

归经是药物对机体某部分的选择性作用，是以脏腑经络为基础的药物作用的定位概念。药物的归经决定了药物对某经或某几经的疗效明显，而对其他经的作用则相对较弱甚至没有作用，如羌活善治太阳经（项部）头痛；葛根、白芷善治阳明经（前额）头痛；柴胡善治少阳经（两侧）头痛；吴茱萸善治厥阴经（巅顶）头痛。

二、中药的应用

（一）配伍

配伍是指根据病情需要和药物的性能，选择两种以上的药物合用。前人在长期的用药实践中把药物配伍关系总结为七个方面，称为"七情"。包括单行、相须、相使、相畏、相杀、相恶、相反。

1. 单行　仅用一味药治疗疾病。如人参（独参汤）治气虚欲脱证。

2. 相须　是指两种以上性能和功效相似的药物合用，以增强疗效。如石膏配知母能增强清热泻火的作用。

3. 相使　是指以一种药为主，余药为辅，以提高主药的功效。如黄芪配茯苓治脾虚水肿，茯苓能提高黄芪补气利水的作用。

4. 相畏　是指一种药物的毒性或副作用被另一种药物减轻或消除。如生姜配半夏可减轻或消除半夏的毒性，称为半夏畏生姜。

5. 相杀　是指一种药物能减轻或消除另一种药物的毒性或副作用。如防风可解除砒霜之毒，绿豆能杀巴豆毒等。

6. 相恶　是指一种药可使另一种药的功效降低，甚至丧失。如莱菔子与人参同用，莱菔子能削弱人参的补气作用。

7. 相反　是指两种药物合用会产生剧烈的毒副作用。如甘草反甘遂，贝母反乌头，细辛反黎芦等。

七情配伍除单行外，相须、相使可以起到协同作用，能提高药效，是临床常用的配伍方法；相畏、相杀可以减轻或消除毒副作用，以保证安全用药，是使用毒副作用较强药物的配伍方法，也可用于有毒中药炮制及中毒解救；相恶、相反则是配伍用药的禁忌。

（二）禁忌

中药用药禁忌，包括配伍禁忌、证候禁忌、妊娠禁忌、服药禁忌四个方面。

1. 配伍禁忌　配伍禁忌是指相反药物的禁忌应用。有关中药的配伍禁忌，金元时期概括为"十八反"和"十九畏"，累计为37种反药。

> 【知识拓展】◀…
>
> 十八反歌：本草明言十八反，半蒌贝蔹及攻乌，藻戟遂芫俱战草，诸参辛芍叛藜芦。
>
> 十九畏歌：硫磺原是火中精，朴硝一见便相争；水银莫与砒霜见，狼毒最怕密陀僧；巴豆性烈最为上，偏与牵牛不顺情；丁香莫与郁金见，牙硝难合京三棱；川乌草乌不顺犀，人参最怕五灵脂；官桂善能调冷气，若逢石脂便相欺；大凡修合看顺逆，炮爁炙煿莫相依。

2. 证候禁忌　药物的性能不同，其作用各有专长，并有一定的适应范围，临床使用时应有所禁忌，称"证候禁忌"。如麻黄辛温发散，解表发汗力强，适用于外感风寒表实无汗证，而表虚自汗者禁用；黄精质润甘平，滋阴补肺，适用于肺虚燥咳及肾虚精亏者，而脾虚湿盛，中寒便溏者忌用等。

3. 妊娠禁忌　凡会损害胎元或引起流产的药物，为妊娠禁忌药物。根据药物对胎元损害程度的不同，又分为禁用和慎用两类。禁用药多系毒性药或药性峻猛、堕胎作用较强的药物，慎用药是具有活血祛瘀、行气破滞、攻下导积、辛热滑利等作用的药物。常见的妊娠禁用药有：斑蝥、水蛭、巴豆、牵牛、麝香、三棱、莪术、大戟、芫花、甘遂、商陆、水银、轻粉、雄黄、砒霜等。慎用药有：川芎、牛膝、桃仁、红花、乳香、没药、王不留行、枳实、附子、大黄、干姜、肉桂、天南星等。

4. 服药禁忌 是指服药期间对某些食物的禁忌，俗称"忌口"。一般在服药期间，应忌食生冷、油腻、腥膻和有刺激性的食物。此外，病情不同，饮食禁忌也有区别，如热性病忌食辛辣、油腻、煎炸类食物；寒性病忌食生冷类食物；疮疡及皮肤病患者忌食腥膻发物及辛辣刺激性食物等。

（三）剂量

中药剂量是指每味药物的成人一日用量。一般而言，药物单用时剂量可较大，复方中则较小；主要药物剂量相对较大，辅助药物剂量则相对较小。除剧毒药、峻烈药、精制药及某些贵重药外，一般单味中药常用的内服剂量（成人汤剂一日量）约为 10 g，较大剂量为 15～30 g。

三、常用中药

（一）解表药

凡能发散表邪，解除表证的药物称解表药。因辛能发散，故解表药多具有辛味。根据其药性不同，又分为辛温解表、辛凉解表两

常见的中药图识

大类。辛温解表药发汗力较强，适用于表寒证；辛凉解表药发汗力较弱，适用于表热证。此外，某些辛温解表药还具有温经通络、祛风除湿、透疹止痒等功效，可用于风寒湿痹、风疹、麻疹；某些辛凉解表药还具有透疹、解毒等功效，可用于风疹、麻疹、疮疡肿毒初起。

解表药虽能通过发汗解除表邪，但汗出过多亦会伤津液，耗散阳气，故凡表虚有汗、气虚自汗、热病伤津、失血等病证，均当慎用或禁用。

辛温解表药简表如表 4-1 所示，辛凉解表药简表如表 4-2 所示。

表 4-1 辛温解表药简表

药名	性味归经	功效	应用	用量（g）
麻黄	辛微苦温，肺膀胱	发汗解表，宣肺平喘，利水消肿	外感风寒表实证；咳喘；风水水肿	3～10
桂枝	辛甘温，心肺膀胱	发汗解肌，温通经脉	外感风寒表虚证；风湿；痛经；胸痹	3～10
荆芥	辛微温，肺肝	祛风解表，透疹消疮，止血	外感表证；疹出不透；失血	3～10
防风	辛甘微温，膀胱肝脾	祛风解表，胜湿止痛，止痉	外感表证；风寒湿痹；破伤风	3～10
羌活	辛苦温，膀胱肾	解表散寒，祛风胜湿，止痛	外感风寒；风寒湿痹	3～10
细辛	辛温小毒，肺肾心	解表散寒，祛风止痛，通窍，温肺化饮	外感风寒；头痛牙痛；肺寒咳嗽	1～3
白芷	辛温，肺胃大肠	祛风解表，化湿止带，排脓	外感风寒；带下；疮疡肿痛	3～10
生姜	辛温，肺脾胃	解表散寒，温中止呕，温肺止咳	外感风寒；胃寒呕吐；虚寒腹痛	3～10

表4-2 辛凉解表药简表

药名	性味归经	功效	应用	用量（g）
桑叶	甘苦寒，肺肝	疏散风热，清肺润燥，平抑肝阳，清肝明目	外感风热；头痛咳嗽；目赤肿痛	6~10
菊花	辛甘苦微寒，肺肝	疏散风热，平抑肝阳，清肝明目，清热解毒	外感风热；肝热目赤；头晕头痛	10~20
薄荷	辛凉，肺肝	疏散风热，清利头目，利咽透疹，疏肝行气	外感风热；头痛，咽喉肿痛；疹出不透	3~10
葛根	甘辛凉，脾胃	解肌退热，透疹，生津止渴，升阳止泻	感冒头项痛；腹泻；消渴；疹出不透	3~10
柴胡	苦辛微寒，肝胆	解表退热，疏肝解郁，升举阳气	寒热往来；肝气郁结；内脏下垂	3~10
升麻	辛微甘微寒，肺脾胃大肠	解表透疹，清热解毒，升举阳气	风热感冒；内脏下垂；疮疡；牙痛	3~6
牛蒡子	辛苦寒，肺胃	疏散风热，宣肺祛痰，利咽透疹，解毒消肿	外感风热；咽喉肿痛；疹出不透	3~10

（二）清热药

凡以清解里热为主要作用，治疗里热证的药物，称清热药。清热药性寒凉，多数味苦，具有清热泻火、凉血解毒、燥湿及退虚热等功效。根据不同的作用特点，清热药又分为清热泻火、清热燥湿、清热解毒、清热凉血、清虚热五大类。

1. 清热泻火药 凡以清除气分实热为主要作用的药物，称清热泻火药。适用于急性热病邪在气分所致的壮热、烦热、汗出，舌红苔黄，脉洪大等实热证，以及肺、胃、心、肝等脏腑实热证。清热泻火药简表如表4-3所示。

2. 清热燥湿药 凡能治疗湿热内蕴的药物，称为清热燥湿药。适用于湿热诸证，如湿温或暑温夹湿、泻痢、黄疸、湿疹、淋浊、带下及疔痈疮疡、关节肿痛等。本类药物苦寒伐胃，性燥又易伤阴，故脾胃虚寒、津液亏耗者应慎用。清热燥湿药简表如表4-4所示。

3. 清热解毒药 凡能治疗各种热毒、火毒证的药物，称为清热解毒药。适用于各种火热毒盛所致的红、肿、热、痛等，如痄腮、肺痈、肠痈、热痢、斑疹、痈肿疔疮、丹毒、虫蛇咬伤及温热病、癌肿等证。清热解毒药简表如表4-5所示。

4. 清热凉血药 凡能清解营分、血分热邪的药物，称为清热凉血药。适用于热入营血的实热证，症见身热、心烦、不眠、神昏谵语、吐血、衄血、发斑、舌绛、脉数等。清热凉血药简表如表4-6所示。

5. 清虚热药 凡以治疗虚热证为主要作用的药物，称清虚热药。适用于阴虚内热所致骨蒸潮热、手足心热、虚烦不眠、舌红少苔、脉细数等证。清虚热药简表如表4-7所示。

清热药多为苦寒之品，有损伤脾胃阳气之弊，过用易伤阳气，故不能大量常服，脾胃虚弱、食少泄泻、阴虚津亏者应慎用。

表4-3　清热泻火药简表

药名	性味归经	功效	应用	用量（g）
石膏	甘辛大寒，肺胃	清热泻火，除烦止渴，敛疮生肌，收湿止血	气分实热证；肺热咳喘；胃火牙痛	15～60
知母	苦甘寒，肺胃肾	清热泻火，滋阴润燥	温病高热；阴虚发热；消渴	6～12
栀子	苦寒，心肺三焦	泻火除烦，清热利湿，凉血解毒	热病发热烦躁；湿热黄疸；血热出血	3～10
淡竹叶	甘淡寒，心胃小肠	清热泻火，除烦，利尿	热病烦躁；口舌生疮	9～15
芦根	甘寒，肺胃	清热泻火，生津止渴，除烦，止呕，利尿	肺热咳嗽；胃热呕吐；尿赤	15～30

表4-4　清热燥湿药简表

药名	性味归经	功效	应用	用量（g）
黄芩	苦寒，肺胆脾胃大肠小肠	清热燥湿，泻火解毒，止血，安胎	湿热下痢、黄疸；肺热咳嗽；血热吐衄	3～10
黄连	苦寒，心脾胃胆大肠	清热燥湿，泻火解毒	高热神昏；湿热下痢；痈肿、疔毒	3～9
黄柏	苦寒，肾膀胱大肠	清热燥湿，泻火解毒，除骨蒸	湿热痢疾；带下；阴虚发热；湿疹；	3～10
龙胆草	苦寒，肝胆	清热燥湿，泻肝胆火	肝经热证；黄疸；湿疹；带下	3～10
苦参	苦寒，心肝胃大肠膀胱	清热燥湿，杀虫，利尿	湿热痢疾；湿疹；疮疡；带下；瘙痒	3～10

表4-5　清热解毒药简表

药名	性味归经	功效	应用	用量（g）
金银花	甘寒，肺心胃	清热解毒，疏散风热	外感风热；痈肿疮疡；痢疾	15～30
连翘	苦微寒，肺心小肠	清热解毒，消肿散结，疏散风热	外感风热；温病发斑；痈疮疔肿	6～15
板蓝根	苦寒，心胃	清热解毒，凉血，利咽	温病发热，斑疹；痈肿疮毒	15～30
蒲公英	苦甘寒，肝胃	清热解毒，消肿散结，利湿通淋	各类热毒疮疡；乳痈；湿热黄疸	10～15
野菊花	苦辛微寒，肝心	清热解毒	湿热痢疾；湿疹；疮疡；带下；瘙痒	10～15
白头翁	苦寒，胃大肠	清热解毒，凉血止痢	热毒血痢	6～15

药名	性味归经	功效	应用	用量（g）
山豆根	苦寒有毒，肺胃	清热解毒，利咽消肿	咽喉肿痛；肿瘤；湿热黄疸	6～10
紫花地丁	苦辛寒，心肝	清热解毒，凉血消肿	痈肿丹毒；目赤肿痛；毒蛇咬伤	10～15
败酱草	辛苦微寒，胃大肠肝	清热解毒，消痈排脓，祛瘀止痛	肺痈；肠痈；血滞胸腹痛	10～30

表4-6 清热凉血药简表

药名	性味归经	功效	应用	用量（g）
生地黄	甘苦寒，心肝肾	清热凉血，养阴生津	血热妄行；消渴；阴虚内热	10～30
玄参	甘苦咸微寒，肺胃肾	清热凉血，泻火解毒，滋阴	温病热入营分；阴虚咯血；咽喉肿痛；瘰疬	10～20
牡丹皮	苦辛微寒，心肝肾	清热凉血，活血祛瘀	热病斑疹、吐衄；血瘀经闭、痛经；血热瘀滞痈肿疮毒、肠痈等	6～12
赤芍	苦微寒，肝	清热凉血，散瘀止痛	血热妄行；血瘀经闭；疮痈；跌打损伤	6～10
紫草	甘咸寒，心肝	清热凉血，活血，解毒透疹	疹透不畅；疮痈疖肿；烫伤	3～10

表4-7 清虚热药简表

药名	性味归经	功效	应用	用量（g）
地骨皮	甘寒，肺肝肾	凉血除蒸，清肺降火	阴虚发热；血热妄行；肺热咳嗽	6～12
青蒿	苦辛寒，肝胆	清透虚热，凉血除蒸，解暑，截疟	伤暑；阴虚发热；疟疾；紫斑	10～30
银柴胡	甘微寒，肝胃	清虚热，除疳热	阴虚发热；盗汗；小儿疳疾	3～10

（三）化痰止咳平喘药

凡能祛除痰涎的药物，称化痰药；能减轻或制止咳嗽和喘息的药物，称止咳平喘药。化痰药多兼有止咳平喘之功，止咳平喘药亦多有化痰之效，因此，临床上化痰药常与止咳平喘药配伍，合称为化痰止咳平喘药。化痰药主要用于痰多咳嗽，咯痰不爽，以及与痰有关的癫痫、瘿瘤、瘰疬、阴疽流注和中风痰迷等；止咳平喘药主要用于咳嗽气喘、呼吸困难等病症。按药性及功效不同，本类药物可分为温化寒痰药、清化热痰药及止咳平喘药三类。

1. 温化寒痰药　凡以温肺化痰或燥湿化痰为主要作用，治疗寒痰、湿痰的药物，称温化寒痰药。本类药物主要适用于寒饮、痰湿犯肺所致的咳嗽痰多、痰白清稀等病症。温化寒痰药温燥性烈，易助火伤津，故凡痰热咳嗽、阴虚燥咳及吐血、咯血者均当忌用。温化寒痰药简表如表4-8所示。

2. 清化热痰药 凡以清化热痰为主要作用，治疗痰热证的药物，称清化热痰药。本类药物主要适应于热痰壅肺所致咳嗽、气喘、咯吐黄痰等病证。清化热痰药寒凉清润，易伤阳助湿，故寒痰、湿痰及脾胃虚寒者应忌用。清化热痰药简表如表4-9所示。

3. 止咳平喘药 凡以宣肺祛痰、润肺止咳、降气平喘为主要作用，治疗咳嗽气喘的药物，称止咳平喘药。本类药物主要适用于外感、内伤等多种原因所致的咳嗽气喘、痰壅气逆、胸膈痞闷等病证。止咳平喘药简表如表4-10所示。

表4-8 温化寒痰药简表

药名	性味归经	功效	应用	用量（g）
半夏	辛温有毒，脾胃肺	燥湿化痰，降逆止呕	咳嗽气逆；寒饮呕吐；梅核气	5～10
天南星	苦辛温有毒，肺肝脾	燥湿化痰，祛风止痉	顽痰咳嗽；风痰眩晕；肿瘤	5～10
白附子	辛甘大温，胃肝肺	燥湿化痰，祛风止痉	风痰壅盛；淋巴结核	3～5
旋覆花	苦辛咸微温，肺胃大肠	消痰行水，降气止呕	寒痰咳喘；噫气；呕吐	3～10
皂荚	辛咸温小毒，肺大肠	祛顽痰，通窍开闭，祛风杀虫	顽痰咳喘；卒然昏厥	1.5～5

表4-9 清化热痰药简表

药名	性味归经	功效	应用	用量（g）
桔梗	苦辛平，肺	宣肺，祛痰，利咽，排脓	咳嗽痰多；咽喉肿痛；肺痈	6～10
川贝母	苦甘微寒，肺心	清热化痰，润肺止咳，散结消肿	咳嗽痰多；久咳阴虚；瘰疬痰核	6～10
前胡	苦辛微寒，肺	降气化痰，疏散风热	咳喘痰稠；胸闷气喘；痰浊头痛	6～10
瓜蒌	甘微苦寒，肺胃大肠	清热化痰，宽胸散结，润肠通便	肺热咳嗽；胸痹；肺痈；便秘	12～30
竹茹	甘微寒，肺胃	清热化痰，除烦止呕	痰热咳嗽；胃热呕吐；烦躁	6～10
枇杷叶	苦微寒，肺胃	清肺止咳，降逆止呕	风热咳嗽；胃热呕吐	9～12
海藻	咸寒，肝肾	消痰软坚，利水消肿	瘿瘤；瘰疬；脚气；水肿	10～15
昆布	咸寒，肝肾	消痰软坚，利水消肿	瘿瘤；瘰疬；疝母	10～15

表4-10 止咳平喘药简表

药名	性味归经	功效	应用	用量（g）
杏仁	苦微温小毒，肺大肠	止咳平喘，润肠通便	咳喘；肠燥便秘	3～9
百部	甘苦微温，肺	润肺止咳，杀虫灭虱	咳嗽，肺痨；头虱；体虱	6～9
紫菀	苦辛甘微温，肺	润肺化痰止咳	肺虚咳嗽；痰多咳嗽	6～9
款冬花	辛微苦温，肺	润肺下气，止咳化痰	咳嗽，气喘	6～9
桑白皮	甘寒，肺	泻肺平喘，利水消肿	肺热咳嗽，痰多喘息；水肿	6～15
紫苏子	辛温，肺大肠	降气化痰，止咳平喘，润肠通便	痰壅气逆，咳喘；胸膈胀闷；便秘	5～10

（四）芳香化湿药

凡气味芳香，具有化湿健脾作用的药物，称为芳香化湿药。此类药物多辛香温燥，有疏畅气机、宣化湿浊、醒脾和胃、消胀除痞的功效，适用于湿浊中阻，脾失健运所致的脘腹痞满、脘闷吐泻、舌苔白腻，或湿热困脾之口干多涎等。

本类药物偏于温燥，易致伤阴，阴虚血燥者应慎用。又因气味芳香，多含挥发油，故不宜久煎。芳香化湿药简表如表4-11所示。

表4-11 芳香化湿药简表

药名	性味归经	功效	应用	用量（g）
藿香	辛微温，脾胃肺	化湿，止呕，解暑	湿浊内阻；脾胃气滞；呕吐；中暑	6～12
佩兰	辛平，脾胃肺	化湿，解暑	湿浊中阻；暑湿表证；湿温初期	5～10
苍术	辛苦温，脾胃肝	燥湿健脾，祛风散寒	湿困脾胃；外感风寒；湿痹；夜盲	3～9
厚朴	苦辛温，脾胃肺大肠	燥湿消痰，下气除满	湿阻中焦；胸闷咳喘	3～9
石菖蒲	辛温，心胃	芳香化湿，开窍宁神	湿阻中焦；痰迷心窍；失眠；癫痫	3～9
草果	辛温，脾胃	燥湿温中，除痰截疟	湿阻中焦；疟疾	3～6

（五）消导药

凡以消除胃肠积滞，促进消化为主要作用，治疗饮食积滞的药物，称为消导药。本类药物适用于食积不化、宿食停滞所致食欲不振、脘腹胀满、嗳腐吞酸、恶心呕吐、大便失常等。消导药简表如表4-12所示。

表4-12 消导药简表

药名	性味归经	功效	应用	用量(g)
鸡内金	甘平，脾胃小肠膀胱	消食健胃，涩精止遗	食积不化；结石；遗尿；遗精	3～9
麦芽	甘平，脾胃肝	消食健胃，回乳消胀	米、面食积；断乳用	10～15
谷芽	甘温，脾胃	消食和中，健脾开胃	米、面食积；脾虚纳呆	10～15
神曲	甘辛温，脾胃	消食和胃	食积不化	10～15
山楂	酸甘微温，脾胃肝	消食化积，行气散瘀	乳、肉食积；腹泻；产后腹痛	10～15
莱菔子	辛甘平，肺脾胃	消食除胀，降气化痰	食积气滞；咳逆上气	6～12

（六）理气药

凡以疏通气机、行气解郁为主要作用，治疗气机郁滞证的药物，称理气药。本类药物主要适用于脾胃气滞所致的脘腹胀满、恶心呕吐、嗳腐吞酸；肝气郁结所致的胁肋胀痛、疝痛、月经不调、乳房胀痛；肺气壅塞所致的胸闷疼痛、咳嗽气喘等病证。理气药大多辛温香燥，易耗气伤阴，故气虚、阴虚者慎用。因含挥发油，煎煮时间不宜过长。

理气药简表如表4-13所示。

表4-13 理气药简表

药名	性味归经	功效	应用	用量(g)
枳实	苦辛酸温，脾胃大肠	破气消积，化痰除痞	脾胃气滞；痰浊停滞；腹痛便秘	3～9
陈皮	辛苦温，脾肺	理气健脾，燥湿化痰	脾胃气滞；痰湿咳嗽；呕吐	3～9
青皮	辛苦温，肝胆胃	疏肝破气，消积化滞	肝气郁滞；食积停滞	3～9
木香	辛苦温，脾胃大肠胆三焦	行气止痛，健脾消食	脾胃气滞；肝胆湿热	3～9
香附	辛微苦微甘平，肝脾三焦	疏肝解郁，调经止痛，理气调中	肝气郁结；月经不调；痛经	3～9
延胡索	辛苦温，心肝脾	活血，行气，止痛	气滞、血瘀所致疼痛	3～9
乌药	辛温，肺脾肾膀胱	行气止痛，温肾散寒	寒滞腹痛；肝郁气逆；肾寒尿频	3～2
川楝子	苦寒小毒，肝胃小肠膀胱	行气止痛，杀虫	胸胁疼痛；疝痛；蛔虫	10～15
砂仁	辛温，脾胃肾	化湿行气，温中止泻，安胎	气滞腹痛；胸痞呕吐；寒湿泻，胎动不安	3～6

（七）止血药

以制止体内外出血为主要作用，治疗各种出血证的药物，称为止血药。本类药物主要适用于咯血、咳血、衄血、吐血、便血、尿血、崩漏、紫癜及外伤出血病证。止血药分别有凉血止血、收敛止血、化瘀止血及温经止血等作用，应根据不同出血原因选择应用。

止血药简表如表4-14所示。

表4-14 止血药简表

药名	性味归经	功效	应用	用量（g）
仙鹤草	苦涩平，心肝	收敛止血，止痢，截疟，补虚	各种出血；久痢；滴虫	10～15
白及	苦甘涩寒，肺胃肝	收敛止血，消肿生肌	肺、胃出血；疮痈肿毒；疮口不敛	5～15
棕榈炭	苦涩平，肝肺大肠	收敛止血	衄血；咯血；便血；崩漏	5～15
藕节	甘涩平，肝肺胃	收敛止血	各种出血	10～30
三七	甘微苦温，肝胃	化瘀止血，活血定痛	血瘀出血；跌打损伤；疮痈	1.5～3
茜草	苦寒，肝	凉血化瘀止血，通经	血热出血；血滞经闭	10～15
蒲黄	甘平，肝心包	止血，化瘀，利尿	各种出血；血瘀腹痛	3～10
小蓟	甘苦凉，心肝	凉血止血，散瘀解毒消痈	血热出血；血淋；湿热黄疸	10～15
地榆	苦酸涩微寒，肝大肠	凉血止血，解毒敛疮	各种出血；疮痈；烧伤	9～30
艾叶	辛苦温小毒，肝脾肾	温经止血，散寒调经，安胎	寒湿带下；月经不调；崩漏；胎漏	3～9
苎麻根	甘寒，心肝	凉血止血，安胎，清热解毒	血分热证出血；胎动不安；淋证；疮痈	10～30
槐花	苦微寒，肝大肠	凉血止血，清肝泻火	各种出血证；高血压	10～15
白茅根	甘寒，脾胃膀胱	凉血止血，清热利尿，清肺胃热	血热妄行；热淋；水肿；黄疸	15～30
灶心土	辛温，脾胃	温中止血，止呕，止泻	脾胃虚寒；呕吐；久泻；脾虚失血	15～30

（八）活血祛瘀药

凡以通利血脉、促进血行、消散瘀血为主要作用的药物，称为活血祛瘀药。本类药物多辛苦而性温，善于走散，具有行血散瘀，通经活络，续伤利痹、消肿止痛等功效，适用于血行不畅，瘀血阻滞之瘀痛、创伤、癥瘕、闭经、痛经、产后瘀痛、痈肿、痹痛、胸痹等证。妇女月经过多或血虚无瘀者慎用，孕妇禁用。

活血祛瘀药简表如表4-15所示。

表4-15 活血祛瘀药简表

药名	性味归经	功效	应用	用量（g）
丹参	苦微寒，心心包肝	活血调经，祛瘀止痛，凉血消痈，除烦安神	瘀血所致月经不调；冠心病；脉管炎；心烦不寐；痈肿	3～15

药名	性味归经	功效	应用	用量(g)
桃仁	苦甘平小毒,心肝大肠	活血祛瘀,润肠通便,止咳平喘	瘀血;肠痛;肺痈;便秘	6～10
红花	辛温,心肝	活血通经,祛瘀止痛	瘀血所致月经不调;痛经;癥瘕	6～10
牛膝	苦甘酸平,肝肾	活血通经,补肝肾,强筋骨,利水通淋,引火下行	血瘀经闭;肾虚腰酸;跌打损伤	6～15
毛冬青	辛苦寒,肝心	活血祛瘀,清热解毒	脉管炎;冠心病;烫伤	30～60
川芎	辛温,肝胆心包	活血行气,祛风止痛	血瘀气滞;月经不调;头痛;风湿痹证	3～10
穿山甲	咸微寒,肝胃	活血消癥,通经,下乳,消肿排脓	经闭;乳汁不下;痈疽;癥瘕	3～10
五灵脂	苦咸甘温,肝	活血止痛,化瘀止血	血瘀疼痛;痛经;产后恶露不下	3～10
血竭	甘咸平,肝	活血定痛,化瘀止血,敛疮生肌	跌打损伤;溃疡久不收口	3～10
乳香	辛苦温,心肝脾	活血行气止痛,消肿生肌	气滞血瘀之疼痛;溃疡久不收口	3～10
没药	辛苦平,心肝脾	活血止痛,消肿生肌	经闭;痛经;胃腹痛;跌打损伤	3～10
姜黄	辛苦温,肝脾	活血行气,通经止痛	气滞血瘀之疼痛;风湿痹痛	3～10
三棱	辛苦平,肝脾	破血行气,消积止痛	癥瘕痞块;瘀血经闭;食积胀痛	5～10
莪术	辛苦温,肝脾	破血行气,消积止痛	经闭腹痛;气滞;食积;肿瘤	3～10
泽兰	苦辛微温,肝脾	活血调经,利水消肿	血瘀经闭;包块;腹痛;小便不利	10～15
益母草	辛苦微寒,心肝膀胱	活血调经,利水消肿,清热解毒	月经不调;经闭;痛经;小便不利	10～15
郁金	辛苦寒,肝胆心	活血止痛,行气解郁,清心凉血,利胆退黄	肝气郁滞;瘀血内阻;痛经;癫狂	6～10
王不留行	苦平,肝胃	活血通经,下乳消痈,利尿通淋	痛经;经闭;乳汁不下	6～10

（九）泻下药

具有泻下通便功效,以促进排便为主要作用的药物,称为泻下药。本类药物能通利大便,排除积滞、水饮及其他有害物质,适用于大便秘结、肠道积滞、实热内结及水肿停饮等里实证。根据其作用与适应证的不同,可分为攻下药、润下药、逐水药三类。

1. 攻下药　本类药物味苦性寒，具有较强的清热泻火及泻下通便作用，主要适用于热结便秘及火热上炎之里实热证。攻下药简表如表4-16所示。

2. 润下药　本类药物多为植物种仁，富含油脂，具有润燥清肠作用，可使大便易于排出。润下药作用较缓和，主要适用于年老津枯、产后血虚、热病伤津及失血等所致的肠燥津枯便秘。润下药简表如表4-17所示。

3. 逐水药　本类药物泻下作用峻猛，能引起剧烈腹泻，使体内积液从大便排出，部分药物兼有利尿作用，故称为逐水药。主要适用于水肿、臌胀、胸胁停饮等病证。逐水药简表如表4-18所示。

泻下药易伤正气，应以邪去为度，不可过量。攻下药和逐水药作用峻猛，年老体弱、久病正虚者慎用，妇女产后及经期忌用。

表4-16　攻下药简表

药名	性味归经	功效	应用	用量（g）
大黄	苦寒 脾胃大肠肝心包	泻下攻积，清热泻火，凉血解毒，逐瘀通经	实热内结、便秘；瘀血腹痛；黄疸	3～12
芒硝	咸苦寒，胃大肠	泻下攻积，润燥软坚，清热消肿	实热便秘；咽痛；口疮；目赤	10～15
番泻叶	甘苦寒，大肠	泻下通便	实热便秘；水肿臌胀	3～6

表4-17　润下药简表

药名	性味归经	功效	应用	用量（g）
火麻仁	甘平，脾胃大肠	润肠通便	肠燥便秘；血亏津枯便结	9～30
郁李仁	辛苦甘平，脾大小肠	润肠通便，利水消肿	肠燥便秘；水肿	3～12
蜂蜜	甘平，肺脾大肠	润肠通便，润肺止咳	肠燥便秘；肺燥咳嗽	15～30

表4-18　逐水药简表

药名	性味归经	功效	应用	用量（g）
甘遂	苦寒有毒，肺肾大肠	泻水逐饮，消肿散结	胸腹积水；热结便秘	0.5～1
京大戟	苦寒有毒，肺脾肾	泻水逐饮，消肿散结	胸腹积水；痰饮；疮肿；瘰疬	1.5～3
芫花	苦辛温有毒，肺脾肾	泻水逐饮，祛痰止咳，杀虫疗疮	胸胁积水，痰饮咳嗽；冻疮	1.5～3

（十）驱虫药

以驱除或杀灭寄生虫为主要作用，治疗人体寄生虫病的药物，称为驱虫药。本类药物主要用于治疗蛔虫、蛲虫、绦虫、钩虫等肠道寄生虫病。临床应用时，可视病证而配伍不同药物，如便秘者，配伍泻下药；有积滞者，配伍消导药。

本类药物有攻伐之性，脾胃虚寒、正气亏虚、妊娠、年老体弱者宜慎用。驱虫药宜在空腹时服用。驱虫药简表如表4-19所示。

表4-19 驱虫药简表

药名	性味归经	功效	应用	用量（g）
使君子	甘温，脾胃	杀虫消积	蛔虫；蛲虫；小儿疳积	3～9
苦楝皮	苦寒有毒，肝脾胃	杀虫，疗癣	蛔虫；滴虫；疥癣湿疮	3～9
槟榔	苦辛温，胃大肠	杀虫消积，行气，利水，截疟	绦虫；姜片虫；食积气滞	6～15
南瓜子	甘平，胃大肠	杀虫	绦虫；血吸虫	30～80

（十一）开窍药

以辛香走窜、开窍醒神为主要作用的药物，称为开窍药。开窍药适用于热陷心包或痰蒙清窍所致的神志昏迷，如中风昏厥、癫痫、惊厥以及猝然昏厥、痉挛抽搐等。

开窍药适用于实证，为急救、治标之品，当中病即止，只宜暂服，久服则易伤元气，虚脱证禁用。本类药气味芳香而易挥发，不宜煎服，多入丸、散剂。

开窍药简表如表4-20所示。

表4-20 开窍药简表

药名	性味归经	功效	应用	用量（g）
麝香	辛温，心脾	开窍醒神，活血通经，消肿止痛	邪入心包；痰厥；瘀血；气厥；疮痈肿毒，死胎不下	0.03～0.15
冰片	辛苦微寒，心脾肺	开窍醒神，清热止痛	热入心包；中风；惊痫；疮疡肿痛	0.03～0.1
苏合香	辛温，心脾	开窍醒神，辟秽，止痛	中风痰厥；胸腹冷痛；闭塞	0.3～1
牛黄	苦凉，心肝	化痰开窍，凉肝息风清热解毒	痰热惊厥；癫痫；痈疽疔毒	0.2～0.5

（十二）温里药

以温补阳气、温散里寒为主要作用的药物，称为温里药。本类药物性味辛热，能温中健运、散寒止痛，或兼有温肾助阳、回阳救逆的作用，适用于寒邪内侵、阳气受困、脏腑阳虚及亡阳厥逆等病证。

温里药药性燥热，易伤阴液，当中病即止，忌用于热证、阴虚证及孕妇。

温里药简表如表4-21所示。

表 4-21 温里药简表

药名	性味归经	功效	应用	用量(g)
附子	辛甘大热有毒,心肾脾	回阳救逆,补火助阳,散寒止痛	亡阳厥逆;脾肾阳虚;风寒湿痹	3～9
肉桂	辛甘大热,肾脾心肝	补火助阳,散寒止痛,温经通脉,引火归原	肾阳不足;寒痹;脾胃虚寒	2～5
干姜	辛热,脾胃肾心肺	温中散寒,回阳通脉,温肺化饮	亡阳厥逆;肺寒咳嗽;脾肾虚冷	3～9
吴茱萸	辛苦热小毒,肝脾胃肾	散寒止痛,降逆止呕,助阳止泻	胃寒呕吐;肝郁气滞;脾肾虚冷	2～5
川乌、草乌	辛苦热大毒,心肝肾脾	祛风湿,温经止痛	寒湿痹痛;心腹冷痛;头痛	3～9

(十三)平肝息风药

以平肝潜阳、息风止痉为主要作用,治疗肝阳上亢或肝风内动的药物,称为平肝熄风药。本类药物主要适用于肝阳上亢所致头昏目眩、烦躁易怒、惊悸失眠及肝风内动所致痉挛抽搐等病证。

平肝熄风药简表如表 4-22 所示。

表 4-22 平肝熄风药简表

药名	性味归经	功效	应用	用量(g)
羚羊角	咸寒,肝心	平肝息风,清肝明目,清热解毒	肝阳上亢;温病神昏;惊痫	1～3
天麻	甘平,肝	息风止痉,平抑肝阳,祛风通络	肝风头痛;惊痫抽搐;痹证	3～9
钩藤	甘凉,肝心包	清热平肝,息风止痉	惊痫抽搐;肝阳头晕头痛	10～15
僵蚕	咸辛平,肝肺胃	息风止痉,祛风止痛,化痰散结	痰热惊痫、抽搐;风热头痛、目赤	3～10
地龙	咸寒,肝脾膀胱	清热息风,通络,平喘,利尿	高热抽搐;肺热痰喘;湿热痹	5～15
全蝎	辛平有毒,肝	息风镇痉,攻毒散结,通络止痛	惊风;中风;破伤风;疮疡肿毒	2～5
刺蒺藜	辛苦微温小毒,肝	平肝疏肝,祛风明目	肝阳上亢之眩晕;肝郁乳闭;风疹瘙痒	6～10
牡蛎	咸微寒,肝胆肾	重镇安神,平肝潜阳,软坚散结,收敛固涩	阴虚阳亢;瘰疬痰核;虚汗;遗精	15～30
龙骨	甘涩平,心肝肾	镇惊安神,平肝潜阳,收敛固涩	阴虚阳亢;遗精带下;神志不安	15～30

续表

药名	性味归经	功效	应用	用量（g）
石决明	咸寒，肝	平肝潜阳，清肝明目	头晕目眩；目赤肿痛	15~30
代赭石	苦寒，肝心	平肝潜阳，重镇降逆，凉血止血	肝阳上亢；呃逆；呕吐；吐、衄血	10~30

（十四）安神药

能安定神志，以镇惊、养心为主要作用的药物，称为安神药。主要适用于心气虚、心血虚、心火亢盛所致之心神不宁、心悸怔忡、失眠多梦，以及惊风、癫痫等病证。

安神药多为矿物药和种子类植物药。矿物药质重性降，多具重镇安神的作用；种子类药质润性补，多具养心安神的作用。本类药物多属对症治标之品，且部分矿物类药物有毒，应中病即止，不可久服。

安神药简表如表4-23所示。

表4-23 安神药简表

药名	性味归经	功效	应用	用量（g）
朱砂	甘微寒有毒，心	清心镇惊，安神解毒	失眠；惊悸；疮疡肿毒；癫痫	0.3~1
酸枣仁	甘酸平，心肝胆	养心益肝，安神，敛汗，生津	失眠；惊悸；自汗；盗汗	9~15
远志	苦辛温，心肾肺	安神益智，祛痰开窍，消散痈肿	失眠健忘；痰阻心窍；痈疽肿毒	3~10
合欢皮	甘平，心肝肺	解郁安神，活血消肿	肝郁失眠；跌打瘀血	10~15
首乌藤	甘平，心肝	养血安神，祛风通络	虚烦失眠；血虚身痛；风疹	15~30

（十五）利水渗湿药

以通利水道、渗除水湿为主要功能的药物，称为利水渗湿药，又称为淡渗利湿药。根据其功效不同，可分为利水消肿、利尿通淋、利湿退黄三大类。利水消肿药，有渗利水湿、通利小便的作用，主要适用于水湿壅盛之水肿、小便不利；利尿通淋药适用于小便涩痛或浑浊之淋证；利湿退黄药适用于湿热黄疸及结石。部分药物还可兼治痰饮、疮疹、关节疼痛、泄泻等症。

淡渗利湿药能耗阴伤液，故阴虚津亏之小便短少，滑精、遗精无湿热者，均应慎用。

利水消肿药简表如表4-24所示，利水通淋药简表如表4-25所示，利湿退黄药简表如表4-26所示。

表4-24　利水消肿药简表

药名	性味归经	功效	应用	用量（g）
茯苓	甘淡平，心脾肾	利水渗湿，健脾，宁心	脾虚水肿、腹胀；心悸失眠	6～18
猪苓	甘淡平，肾膀胱	利水渗湿	水肿；小便不利；肿瘤	6～18
泽泻	甘寒，肾膀胱	利水渗湿，泄热	水肿；小便不利；泄泻；停饮	6～15
薏苡仁	甘淡凉，脾胃肺	利水渗湿，健脾，除痹，清热排脓	水肿；风湿痹痛；肺痈，肠痈	9～30

表4-25　利水通淋药简表

药名	性味归经	功效	应用	用量（g）
车前子	甘微寒，肝肾肺小肠	利尿通淋，渗湿止泻，明目，祛痰	水肿；热淋；肝热目赤	6～12
石韦	甘苦微寒，肺膀胱	利尿通淋，清肺止咳，凉血止血	热淋；血淋；砂淋	9～15
木通	苦寒有毒，心小肠膀胱	利尿通淋，清心火，通经下乳	心火上炎，口疮；湿热淋；乳汁不下	3～9
萹蓄	苦微寒，膀胱	利尿通淋，杀虫止痒	湿热淋；血淋；阴道滴虫	6～15
滑石	甘淡寒，膀胱肺胃	利尿通淋，清热解暑，收湿敛疮	湿热淋；暑热；湿疹；痱子	6～18
通草	甘淡微寒，肺胃	利尿通淋，通气下乳	小便不利；乳汁不下	2～5
海金沙	甘咸寒，膀胱小肠	利尿通淋，止痛	热淋；血淋；石淋；膏淋	9～15

表4-26　利湿退黄药简表

药名	性味归经	功效	应用	用量（g）
茵陈	苦辛微寒，脾胃肝胆	清利湿热，利胆退黄	湿热黄疸	10～30
金钱草	甘咸微寒，肝胆肾膀胱	利湿退黄，利尿通淋，解毒消肿	热淋；砂淋；黄疸；恶疮	30～60

（十六）祛风湿药

以祛除风湿为主要作用的药物称为祛风湿药。本类药物能祛除留着于肌肉、经络、筋骨间之风湿，部分药物还兼有舒筋通络止痛及补肝肾、强筋骨等作用。故祛风湿药又分为祛风湿、止痹痛药，舒筋活络药，祛风湿、强筋骨药三类。

祛风湿药大多辛散温燥，易伤津液，故阴虚患者应慎用。

祛风湿、止痹痛药简表如表4-27所示，祛风湿、舒筋活络药简表如表4-28所示，祛风湿、强筋骨药简表如表 4-29 所示。

表 4-27　祛风湿、止痹痛药简表

药名	性味归经	功效	应用	用量(g)
独活	辛苦微温，肾膀胱	祛风湿，止痛，解表	风寒湿痹；外感风寒	6～12
威灵仙	辛咸温，膀胱	祛风湿，通络止痛，消骨鲠	风湿痹痛；跌打损伤	3～9
防己	苦辛寒，膀胱肺	祛风湿，止痛，利水消肿	痹证；水肿；小便不利	6～12
秦艽	辛苦平，胃肝胆	祛风湿，通络止痛，退虚热，清湿热	风湿痹痛；阴虚内热	6～12

表 4-28　祛风湿、舒筋活络药简表

药名	性味归经	功效	应用	用量(g)
木瓜	酸温，肝脾	舒筋活络，和胃化湿	风湿痹痛；食积；暑湿；吐泻	6～12
白花蛇舌草	甘咸温有毒，肝	祛风通络；定惊止痛	风湿顽痹；头风；破伤风	1～3
桑枝	微苦平，肝	祛风湿，利关节	风湿肢节痛，麻木拘挛	9～15
海风藤	辛苦微温，肝	祛风湿，通络止痛	风寒湿痹；筋脉拘挛	6～12
雷公藤	苦辛寒大毒，肝肾	祛风湿，活血通络，消肿止痛，杀虫解毒	风湿痹痛；肾炎	5～12

表 4-29　祛风湿、强筋骨药简表

药名	性味归经	功效	应用	用量(g)
五加皮	辛苦温，肝肾	祛风湿，补肝肾，强筋骨，利水	风湿痹痛，水肿；筋骨软弱	9～15
续断	苦辛微温，肝肾	补益肝肾，强筋健骨，止血安胎，疗伤续折	肾虚腰痛；胎动不安；跌打损伤	9～15
桑寄生	苦甘平，肝肾	祛风湿，补肝肾，强筋骨，安胎	风湿痹痛；肾虚腰痛；胎动不安	9～15

（十七）补虚药

凡以滋补人体气血阴阳，改善脏腑功能，治疗各种虚症为主要作用的药物，称为补虚药，亦称为补益药。根据药物的功效及主治证候的不同，补益药又分为补气药、补血药、补阴药及补阳药四类。

1. 补气药　凡以补气为主要作用，治疗气虚证的药物，称为补气药。本类药物以补益脾气、肺气为主要作用，适用于气虚所致神疲乏力、少气懒言、自汗等症，以及中气下陷、气虚欲脱、气不摄血等病证。补气药简表如表4-30所示。

2. 补血药 凡以补血为主要作用，治疗血虚证的药物，称为补血药。本类药物主要适用于心肝血虚所致面色无华、心悸怔忡、失眠健忘、头昏耳鸣、月经后期、经血量少色淡等症。补血药大多滋腻碍胃，凡湿浊中阻、脘腹胀满者不宜服用。脾胃虚弱者，可配伍健脾消食药同用。补血药简表如表4-31所示。

3. 补阴药 凡以滋养阴液、生津润燥为主要作用，治疗阴虚证的药物，称为补阴药或养阴药。本类药物主要适用于阴液亏虚所致咽干口燥、便秘尿黄等症，以及阴虚内热所致五心烦热、潮热盗汗等症。补阴药大多甘寒滋腻，凡脾胃虚弱、痰湿内阻、纳呆便溏者应慎用。补阴药简表如表4-32所示。

4. 补阳药 凡以补肾壮阳、强筋健骨为主要作用的药物，称为补阳药。本类药物主要适用于肾阳虚衰之肢冷、腰膝酸软、阳痿遗精、不孕不育、性欲减退、尿频遗尿、崩漏带下、五更泄泻等病症。补阳药性多温燥，阴虚火盛者忌用，以免发生助火劫阴之弊。补阳药简表如表4-33所示。

表4-30 补气药简表

药名	性味归经	功效	应用	用量（g）
人参	甘微苦微温，肺脾心	大补元气，补脾益肺，生津，安神益智	肺、脾气虚证；虚脱；消渴	3～9
党参	甘平，脾肺	补脾肺气，补血，生津	肺、脾气虚证；气血两亏	9～15
黄芪	甘微温，脾肺	补气健脾，升阳举陷，益卫固表，利尿消肿，托毒生肌	中气下陷；溃疡久不收口；自汗；水肿	9～30
白术	甘苦温，脾胃	益气健脾，燥湿利水，止汗，安胎	脾虚纳呆；脾虚水肿；表虚自汗	3～12
五味子	酸甘温，肺心肾	收敛固涩，益气生津，补肾宁心	气虚伤津；自汗；盗汗；失眠；虚咳	3～9
白扁豆	甘微温，脾胃	补脾和中，化湿	脾虚便溏、久泻；暑湿	9～30
大枣	甘温，脾胃心	补中益气，养血安神	脾胃虚弱；虚烦失眠；脏躁	10～30
山药	甘平，脾肺肾	益气养阴，补脾肺肾，固精止带	脾胃虚弱；肺虚久咳；遗精；消渴	9～30
甘草	甘平，心肺脾胃	补脾益气，祛痰止咳，缓急止痛，清热解毒，调和诸药	气虚证；疮痈肿毒；胃痛；腹痛	3～10

表4-31　补血药简表

药名	性味归经	功效	应用	用量（g）
当归	甘辛温，肝心脾	补血调经，活血止痛，润肠通便	月经不调；心肝血虚；跌打损伤	3～12
熟地黄	甘微温，肝肾	补血养阴，填精益髓	血虚之心悸眩晕；月经不调；肾阴虚	9～30
何首乌	苦甘涩微温，肝肾	制用：补益精血。生用：解毒，截疟，润肠通便	肝肾两虚；精血不足；疮毒；便秘	9～20
阿胶	甘平，肺肝肾	补血，滋阴，润肺，止血	血虚失血；虚烦不寐；燥咳	6～15
白芍	苦酸微寒，肝脾	养血敛阴，柔肝止痛，平抑肝阳	肝气不和之痛证；四肢拘急；下痢腹痛	9～15
鸡血藤	苦微甘温，肝肾	行血补血，调经，舒筋活络	血虚之头昏、肢麻、月经不调；痹证	9～30
龙眼肉	甘温，心脾	补益心脾，养血安神	心脾两虚，气血不足	9～12

表4-32　补阴药简表

药名	性味归经	功效	应用	用量（g）
北沙参	甘微苦微寒，肺胃	养阴清肺，益胃生津	热病伤阴；肺燥咳嗽	9～30
麦冬	甘微苦微寒，胃肺心	养阴润肺，益胃生津，清心除烦	热伤津液；肺燥咳嗽；不眠	9～15
枸杞子	甘平，肝肾	滋补肝肾，益精明目	肝肾不足；腰膝酸软；视物不清	6～15
龟甲	甘寒，肾肝心	滋阴潜阳，益肾健骨，养血补心	阴虚火旺；崩漏带下；痿证	6～30
鳖甲	甘咸寒，肝肾	滋阴潜阳，退热除蒸，软坚散结	阴虚劳热；癥瘕积聚	9～30
玉竹	甘微寒，肺胃	养阴润燥，生津止渴	肺燥咳嗽；胃阴不足	9～30

表4-33　补阳药简表

药名	性味归经	功效	应用	用量（g）
鹿角胶	甘咸温，肝肾	补肝肾，益精血，止血	精血不足；虚损劳伤；崩中漏下	3～9
巴戟天	辛甘微温，肾肝	补肾助阳，祛风除湿	肾阳虚之阳痿、不孕；痿证；痹证	6～15
杜仲	甘温，肝肾	补肝肾，强筋骨，安胎	肾虚腰痛；阳痿；胎动不安	9～15

药名	性味归经	功效	应用	用量（g）
补骨脂	苦辛温，肾脾	补肾壮阳，固精缩尿，温脾止泻，纳气平喘	肾阳不足；遗精；遗尿；五更泻	3～10
紫河车	甘咸温，肺肝肾	补肾益精，养血益气	精虚血少；虚喘；肾气不足	15～30
肉苁蓉	甘咸温，肾大肠	补肾助阳，润肠通便	肾虚阳痿；不孕；体虚便秘	9～15
淫羊藿	辛甘温，肾肝	补肾壮阳，祛风除湿	肾阳虚；风寒湿痹	9～15
蛤蚧	咸平，肺肾	补肺益肾，纳气平喘，助阳益精	虚喘；阳痿遗精	3～6
冬虫夏草	甘温，肾肺	补肾益肺，止血化痰	久咳虚喘；阳痿遗精	3～9
菟丝子	辛甘平，肾肝脾	补肾益精，养肝明目，止泻，安胎	肾虚不育；脾虚久泻；目暗	9～15
仙茅	辛热有毒，肾肝	温肾壮阳，祛寒除湿	肾虚腰痛；寒湿痹痛	3～9
山茱萸	酸涩微温，肝肾	补益肝肾，收敛固涩	肝肾两虚；月经过多；久病虚脱	5～12
沙苑子	甘温，肝肾	补肾固精，养肝明目	肾虚之遗精、遗尿；头晕目眩	9～15

（十八）固涩药

凡以收敛固涩为主要作用，治疗各种滑脱证的药物称为固涩药，亦称为收涩药。本类药物多酸涩味，有固表敛汗、涩肠止泻、固精缩尿、止血止带、敛肺止咳等作用。根据其功效不同，又分为收敛止汗、涩肠止泻、涩精缩尿止带三类。

1. 收敛止汗药　凡以收敛止汗为主要作用，治疗汗出不止的药物，称为收敛止汗药。主要适用于气虚不固、津液外泄之自汗，阴虚内热、迫津外泄之盗汗等。止汗药简表如表4-34所示。

2. 涩肠止泻药　凡以涩肠止泻为主要作用，治疗久泻滑脱的药物，称为涩肠止泻药。主要适用于久泻久痢、大便清稀、脘腹冷痛、喜温喜按等虚寒病证。止泻药简表如表4-35所示。

3. 涩精、缩尿、止带药　凡以涩精止遗、固涩小便、止带为主要作用的药物，称为涩精、缩尿、止带药。主要适用于肾虚失藏、精关不固之遗精、滑精，肾气不固、膀胱失约之遗尿、尿频，冲任不固之妇女带下等。涩精、缩尿、止带药简表如表4-36所示。

引起滑脱的根本原因是正气虚弱，而固涩药多系治标之品，故常与补益药配合使用，以标本兼顾，增强疗效。固涩药有敛邪之弊，如外感实邪未尽、湿热痢疾或内有余热未清者忌用。

表4-34　止汗药简表

药名	性味归经	功效	应用	用量（g）
麻黄根	甘微涩平，肺	固表止汗	自汗；盗汗	3～9
浮小麦	甘凉，心	固表止汗，益气，除热	自汗；盗汗	9～30

表4-35　止泻药简表

药名	性味归经	功效	应用	用量（g）
乌梅	酸涩平，肝脾肺大肠	敛肺止咳，涩肠止泻，安蛔止痛，生津止渴	肺虚久咳；消渴；久痢；蛔动不安	3～9
肉豆蔻	辛温，脾胃大肠	涩肠止泻，温中行气	虚寒久泻；脾胃虚寒；呕吐	3～9
五倍子	酸涩寒，肺大肠肾	敛肺降火，止咳止汗，涩肠止泻，固精止遗，收敛止血，收湿敛疮	久咳；久泻；遗精；遗尿；消渴	0.5～1.5

表4-36　涩精、缩尿、止带药简表

药名	性味归经	功效	应用	用量（g）
金樱子	酸涩平，肾膀胱大肠	固精缩尿止遗，涩肠止泻	遗精；尿频；久泻；带下	6～15
海螵蛸	咸涩微温，肝肾	固精止带，收敛止血，制酸止痛，收湿敛疮	失血；遗精；带下；吞酸；疮疡	6～15
莲子	甘涩平，脾肾心	益肾固精，补脾止泻，止带，养心安神	疮疡脾虚；遗精；尿频；带下	9～15
椿皮	苦涩寒，大肠肝	清热燥湿，收敛止带，止泻，止血	湿热带下；痢疾；泄泻；崩漏；遗精	9～15
芡实	甘涩平，脾肾	益肾固精，健脾止泻，除湿止带	脾虚久泻；肾虚遗精；带下	9～15
益智仁	辛温，肾脾	暖肾固精缩尿，温脾开胃摄唾	下元虚冷；遗精；尿频；脾虚泄泻	3～9
桑螵蛸	甘咸平，肝肾	固精缩尿，补肾助阳	肾虚遗尿；遗精	3～9

（十九）外用及其他药

凡以在体表使用为主要给药途径，具有解毒消肿、散结止痛、杀虫止痒、化腐排脓、生肌收口、收敛止血等功效的药物，称为外用药。本类药物主要适用于疥癣、湿疹、痈疽疔毒、麻风、梅毒、毒蛇咬伤等病证。

外用药多具有毒性，有的有剧毒，须注意用量，以防中毒。

外用及其他药简表如表4-37所示。

表4-37 外用及其他药简表

药名	性味归经	功效	应用	用量（g）
硫黄	酸温有毒，肾大肠	外用解毒杀虫止痒，内服补火助阳通便	命门火衰；肾不纳气；外用治疮、癣	0.5～1 外用适量
铅丹	辛微寒有毒，心肝	拔毒生肌，杀虫止痒	各种疮疖；溃疡久不收口	外用适量
轻粉	辛寒有毒，大小肠	外用攻毒杀虫，敛疮，内服逐水通便	内服治水肿；外用治黄水疮	0～0.1 外用适量
雄黄	辛温有毒，肝胃大肠	解毒，杀虫	内服驱蛔；外用治疮疖疔毒；预防时疫	0.15～0.3 外用适量
砒石	辛大热大毒，肺肝	外用攻毒杀虫，蚀疮去腐，内服祛痰平喘，截疟	痔疮；瘰疬；死肌；瘘管；牙疳	外用适量
炉甘石	甘平，肝胃	解毒明目退翳，收湿止痒敛疮	外用治湿疹疮疡；目赤肿痛	外用适量
硼砂	甘咸凉，肺胃	外用清热解毒，内服清肺化痰	内服治肺热痰咳；外用治口舌糜烂，咽喉肿痛	0.9～1.5 外用适量
青黛	咸寒，肝肺	清热解毒，凉血消斑，清肝泻火，定惊	热毒发斑；湿疹；口疮；丹毒	0.9～1.5 外用适量
斑蝥	辛热大毒，肝肾胃	破血逐瘀，散结消癥，攻毒蚀疮	肿瘤；痈疽恶疮；顽癣；瘰疬	0.03～0.06 外用适量

第二节　方剂基础知识

一、组方原则

方剂的组成不是药物的简单相加和排列，而是根据病情需要，遵循组方原则，按照一定规律对药物合理和科学地运用。方剂一般由君药、臣药、佐药和使药四个部分组成。

君药：又称主药，是针对主病或主证起主要治疗作用的药物。

臣药：又称辅药，是辅助君药加强疗效，并对兼病或兼症起主要治疗作用的药物。

佐药：佐药的意义有三，一是协助君、臣药以加强治疗作用；二是用以消除或减缓君、臣药的毒性与烈性；三是反佐，即根据病情需要，用与君药性味相反而又能在治疗中起相成作用的药物。

使药：使药的意义有二，一是引经，即引导他药直达病所；二是调和药性，有调和诸药的作用。

如麻黄汤由麻黄、桂枝、杏仁、甘草四药组成，主治风寒表证，症见发热、恶寒、无汗、头身疼痛，咳喘、脉浮紧等。其中麻黄辛温，既能发汗解表以散风寒，又能宣肺平喘，为君药；桂枝辛甘温，发汗解肌，温经通阳，既可助麻黄发汗解表，又可解头身疼痛之症，为臣药；杏仁苦温，下气降逆，助麻黄止咳平喘，为佐药；甘草甘温，调和诸药，为使药。四药相配，共奏散寒解表、宣肺平喘之功。

二、方剂的组成

方剂的组成既有严格的原则性，又有很大的灵活性，临证组方时必须根据具体病情而灵活化裁。

（一）药味增减

1. 随证加减　是指在主证、主药不变的情况下，随着兼症变化的不同，增减某些辅助药物，以适应新的病情需要。如银翘散是用治风热表证之方，若兼见热壅咽喉，症见咽喉肿痛甚者，当去荆芥、淡豆豉，加马勃、玄参、板蓝根等药，以加强清热利咽功效。

2. 药物配伍的变化　是指在主要药物不变的情况下，改变其主要配伍关系，其功用主治也随之发生变化。如麻黄汤中麻黄配桂枝，发汗解表，散风寒，主治风寒表实证，若将桂枝改为配石膏，组成麻杏甘石汤，则解表清里，用治表邪不解，热郁于肺之肺热咳喘证。

（二）药量增减

同样药物组成的方剂，因药量的加减变化，致使方剂的配伍关系发生改变，其功效主治亦不相同。如小承气汤与厚朴三物汤，同由大黄、枳实、厚朴三种药物组成，但由于小承气汤中大黄的用量是厚朴的两倍，其功用为泻火通便，主治热结便秘，而厚朴三物汤中厚朴的用量是大黄的两倍，其功用为行气除满以通大便，主治气滞阻滞，腹胀便秘。两方显然由于药量变化，而改变了功效与主治。

（三）剂型变化

同一方剂尽管药物、用量完全相同，但由于剂型不同，其作用亦有药力大小与峻缓的区别。如抵当汤与抵当丸二者组成相同，但前者为汤剂，主治下焦蓄血重证，后者为丸剂，则主治下焦蓄血轻证。

三、方剂剂型

方剂组成以后，可根据病情需要与药物的特点制成一定的形态，称为剂型。方剂的剂型种类繁多，既有丸、散、膏、丹等古老的剂型，又有采用现代制剂法而成的针剂、片剂、糖浆、胶囊、气雾剂等新的剂型。如何选择剂型和制作剂型，主要取决于不同药物的特性和不同病证的需要，每一种剂型都有其特点和适用范围。常用中药剂型如下：

（一）汤剂

将药物饮片组方后加水浸泡再煎煮一定时间，去渣取汁饮服，称为汤剂。它是临床使用最广的一种剂型,其特点是吸收快,作用迅速,且便于灵活加减,能紧密结合治疗的需要,全面、灵活地切合个体病证之需的特殊性。

(二)散剂

散剂是将单味药或多味药物研成细粉混匀而成。分内服、外用两种。内服散剂又分为两种:一种研制较细,可直接用开水、米汤、茶水或汤等调服;另一种锉为粗末,用时需加水煎服,称为"煮散"。外用散剂是将药物研成极细粉,撒布或调敷患处,作局部治疗用,如外用化肌散、喉科的冰硼散等。

(三)丸剂

丸剂是将药物研成极细末,以炼蜜、米糊、面糊、酒、醋、药汁等为赋形剂,而制成的圆粒状固定剂型。其特点是吸收缓慢、药力持久,体积小,服用、携带、储存方便。一般适用于慢性、虚弱性疾病,如十全大补丸、补中益气丸等,某些芳香走窜、不宜久煎的药物,如麝香、冰片等,亦常制成丸剂,多用于急救,如安宫牛黄丸、苏合香丸之类。

(四)膏剂

膏剂有内服、外用两种。内服膏剂是将药物反复煎熬,去渣取汁,再用微火浓缩,加冰糖或蜂蜜收膏制成,常用于滋补。外用膏剂古称"薄贴",是将药物放入麻油、菜油等植物油内煎熬,去渣后加入黄丹、白蜡等收膏制成,常用作痹痛或跌打损伤外贴之用,有软膏药和硬膏药两种。

(五)丹剂

丹剂是将某些矿物类药物经过加热升华而制成的一种化合制剂,多为外用。此外,习惯上把某些贵重药物、特殊药物研成的细末,或将细末再加糊或药汁做成的各种形状的成药,亦称为丹剂。

(六)酒剂

酒剂又称为药酒,是将药物浸泡于酒中,使其有效成分溶出得到的澄清浸出液。酒剂可内服或外用,内服多用于体虚补养、风湿骨痛、跌打损伤;外用可消肿止痛、杀虫止痒。

(七)茶剂

茶剂是将药物经粉碎加工成粗末状或某些固定形状,使用时置于容器中,以沸水泡汁,代茶服用。其特点是用量小,储运服用方便。多用于治疗感冒、积滞等病证,如感冒茶、午时茶等。

(八)锭剂

锭剂是指将药物研为细末,单独或与赋形剂混合制成的一种不定形状的固体制剂。可研末调服或磨汁服,亦可磨汁以敷患处。

（九）片剂

片剂是将药物经粉碎加工或提炼后，与辅料混合压制而成的片状剂型。其特点是剂量准确、服用方便、便于携带，如复方丹参片、牛黄解毒片等。

（十）颗粒剂

颗粒剂是将药材提取物加适量赋形剂而制成的干燥颗粒状制剂，用时以开水冲服。其特点是服用方便、作用迅速，如感冒清热颗粒等。

（十一）口服液

口服液是将药物用水或其他溶剂提取、精制而成的内服液体制剂。其特点是剂量小、吸收较快、口感适宜、服用方便，如清热解毒口服液。

（十二）露剂

露剂是用新鲜含有挥发性成分的药物，用蒸馏法制成的气味芳香的澄明水液。一般作为饮料，如金银花露。

（十三）糖浆剂

糖浆剂是将药物煎煮去渣取汁浓缩后，加入适量蔗糖溶解制成的浓蔗糖水溶液。具有味甜、量小的特点，尤宜于儿童服用，如川贝止咳糖浆。

（十四）针剂

针剂是指对药物经过提取、精制和配制等而制成的灭菌水溶液、无菌混悬液，或供配制成液体的无菌粉末，以供肌内、皮下或静脉注射用的一种制剂。具有剂量准确、疗效迅速、给药方便、适宜于急救、便于保存等优点，如参附注射液等。

四、常用方剂

1. 解表剂（表4-38）

表4-38　解表剂

方名	组成	功效	主治	用法
麻黄汤《伤寒论》	麻黄，杏仁，桂枝，炙甘草	发汗解表，宣肺平喘	外感风寒表实证。症见恶寒发热，头痛身疼，无汗而喘，苔薄白，脉浮紧。	水煎，温服，服后加衣盖被取微汗。
桂枝汤《伤寒论》	桂枝，芍药，生姜，炙甘草，大枣	解肌发表，调和营卫	外感风寒表虚证。症见发热头痛，汗出恶风，鼻鸣干呕，苔薄白，脉浮。	水煎服。服药后，食少量热稀粥，盖被以取微汗。
荆防败毒散《摄生众妙方》	荆芥，防风，羌活，独活，枳壳，桔梗，柴胡，前胡，川芎，甘草	发汗解表，散风祛湿	风寒湿邪在表之证。症见恶寒发热，无汗，头痛，项背强急，鼻塞声重，喷嚏，咳嗽，胸闷，苔薄腻，脉浮。并治痢疾、疮疡、疟疾初起属风寒湿邪在表者。	诸药共为粗末，每次服6g，水煎服。

方名	组成	功效	主治	用法
银翘散《温病条辨》	金银花，连翘，桔梗，薄荷，牛蒡子，淡竹叶，生甘草，荆芥穗，淡豆豉，芦根	辛凉透表，清热解毒	温病初起，邪在卫分证或风热表证。症见发热微恶风寒，头痛，无汗或汗出不畅，咽痛口渴，舌质红，苔薄白或薄黄，脉浮数。	共杵为散，每次18g，以鲜芦根煎汤取服。每日3～4次。作汤剂，水煎服。
桑菊饮《温病条辨》	桑叶，杏仁，桔梗，芦根，连翘，菊花，薄荷，甘草	疏风清热，宣肺止咳	风温初起。症见咳嗽，微热，口微渴，苔薄白，脉浮数。	水煎服。
麻杏石甘汤《伤寒论》	麻黄，杏仁，石膏，炙甘草	辛凉宣泄，清肺平喘	肺热咳喘证。症见身热，咳嗽喘逆，气急鼻煽，口渴，有汗或无汗，苔薄白或薄黄，脉浮数。	先煎煮麻黄，去上沫，再纳诸药同煎，去渣，温服。

2. 治风剂（表4-39）

表4-39 治风剂

方名	组成	功效	主治	用法
川芎茶调散《太平惠民和剂局方》	川芎，荆芥，羌活，白芷，甘草，细辛，防风，薄荷	疏风止痛	外感风邪头痛证。症见头痛，或巅顶作痛，时作时止，恶寒发热，目眩鼻塞，苔薄白，脉浮。	上药共为细末，每次服6g，饭后以清茶调下。
独活寄生汤《备急千金要方》	桑寄生，独活，杜仲，牛膝，秦艽，茯苓，当归，芍药，防风，干地黄，肉桂心，川芎，人参，炙甘草，细辛	祛风湿，止痹痛，益肝肾，补气血	痹证日久，肝肾两亏，气血不足证。症见腰膝冷痛，酸重无力，肢体关节屈伸不利，或麻木不仁，冷痹日久不愈，畏寒喜暖，心悸气短，舌淡苔白，脉细弱。	水煎服
镇肝熄风汤《医学衷中参西录》	怀牛膝，代赭石，生龙骨，生牡蛎，生龟甲，生杭芍，玄参，天冬，茵陈，川楝子，生麦芽，甘草	镇肝熄风，滋阴潜阳	类中风证。症见头晕目眩，耳鸣目胀，脑中热痛，心中烦热，面色如醉，或时常嗳气，或肢体渐觉不利，或口眼渐形歪斜，或眩晕颠仆，昏不知人，移时始醒，醒后不能复原。	水煎服

3. 祛湿剂（表4-40）

表4-40 祛湿剂

方名	组成	功效	主治	用法
藿香正气散《太平惠民和剂局方》	藿香，大腹皮，白芷，紫苏，茯苓，半夏，白术，陈皮，厚朴，桔梗，甘草，生姜，大枣	解表化湿，理气和中	外感风寒，内伤湿滞证。症见霍乱吐泻，恶寒发热，头痛，脘腹疼痛，苔白腻。	上药共为细末，每次取6g，加生姜3片，大枣1枚，水煎温服，每日3～4次；亦可作汤剂。
平胃散《简要济众方》	苍术，厚朴，陈皮，甘草，生姜，大枣	燥湿运脾，行气和胃	湿滞脾胃证。症见脘腹胀满，饮食减少，嗳气泛酸，恶心呕吐，泄泻，恶寒发热，苔白厚腻，脉缓。	上药为末，每次服6g。作汤剂，水煎服。

方名	组成	功效	主治	用法
五苓散《伤寒论》	泽泻,猪苓,茯苓,白术,桂枝	利水渗湿,温阳化气	1.太阳蓄水证。症见小便不利,头痛微热,烦渴欲饮,水入即吐。2.水湿内停证。症见水肿,泄泻,小便不利以及霍乱等。3.痰饮。症见脐下动悸,吐涎沫而头眩,或短气而咳者。	上药共为粗末,每次服6g,现作汤剂,水煎服。
茵陈蒿汤《伤寒论》	茵陈,栀子,大黄	清热,利湿,退黄	湿热黄疸证。症见一身面目俱黄,黄色鲜明如橘,小便短赤,腹满便秘。	水煎服。先煮茵陈,后下栀子、大黄。
八正散《太平惠民和剂局方》	车前子,萹蓄,瞿麦,滑石,木通,大黄,栀子,甘草梢,灯芯	清热泻火,利水通淋	湿热下注之热淋证。症见尿频尿急,排尿涩痛,淋漓不畅,甚至癃闭不通,小腹急满,咽干口燥;苔黄腻,脉滑数。	上药共为粗末,每次6~9g,水煎温服,现多作汤剂,水煎服。

4. 清热剂(表4-41)

表4-41 清热剂

方名	组成	功效	主治	用法
白虎汤《伤寒论》	生石膏,知母,粳米,甘草	清热生津	阳明气分热盛证,症见壮热恶热,烦渴引饮,面赤头痛,大汗出,脉洪大有力或滑数。	先将粳米煮熟,去米,纳诸药同煎,每日3次。
清营汤《温病条辨》	犀角(水牛角代),生地黄,金银花,连翘,玄参,麦冬,丹参,竹叶心,黄连	清营解毒,透热养阴	热入营分证。症见身热夜甚,心烦失眠,时有谵语,口渴或不渴,斑疹隐隐,舌绛而干,脉细数。	水煎服,每日1剂。危急重症可每日2剂,不拘时服。
犀角地黄汤《备急千金要方》	犀角(水牛角代),生地黄,赤芍,丹皮	清热解毒,凉血散瘀	热入血分证。症见身热心烦,神昏谵语,斑疹紫黑,或见热伤血络之吐血、衄血、尿血、便血,舌质红绛,脉细数。	水煎服
普济消毒饮《东垣试效方》	酒炒黄芩,酒炒黄连,柴胡,桔梗,陈皮,玄参,生甘草,板蓝根,连翘,马勃,牛蒡子,薄荷,僵蚕	清热解毒,疏风散邪	大头瘟。症见恶寒发热,头面红肿,疼痛,目不能开,咽喉不利,口干舌燥,渴欲饮冷,舌红苔黄,脉浮数有力。	水煎服
龙胆泻肝汤《医方集解》	龙胆草酒炒,炒黄芩,栀子,木通,泽泻,车前子(包),甘草,生地,柴胡,当归	泻肝胆实火,清下焦湿热	①肝胆实火上炎证。症见头痛目赤,胁痛口苦,耳聋耳肿,舌红苔黄,脉弦数。②肝经湿热下注证,症见阴痒阴肿,阴汗,小便淋浊,妇女带下色黄秽臭,舌红苔黄腻,脉弦数有力。	水煎服

续表

方名	组成	功效	主治	用法
芍药汤《素问病机气宜保命集》	白芍，当归，黄芩，黄连，大黄，木香，槟榔，甘草，官桂	清热燥湿，调气和血	湿热痢疾证。症见腹痛，里急后重，便下赤白黏液样脓血，肛门灼热，小便短赤，舌红苔黄腻，脉弦数。	水煎，食后温服
青蒿鳖甲汤《温病条辨》	青蒿，知母，鳖甲，生地，丹皮	养阴透热	温病后期，邪伏阴分证。症见夜热早凉，热退无汗，舌红少苔，脉细数。	水煎服

5. 和解剂（表4-42）

表4-42　和解剂

方名	组成	功效	主治	用法
小柴胡汤《伤寒论》	柴胡，黄芩，半夏，人参，生姜，炙甘草，大枣	和解少阳	少阳证。症见寒热往来，胸胁苦满，默默不欲饮食，心烦喜呕，口苦，咽干，目眩，苔薄白，脉弦。亦可治疗妇人热入血室之证以及黄疸、疟疾等有少阳证者。	水煎服
逍遥散《太平惠民和剂局方》	炙甘草，当归，柴胡，白术，茯苓，白芍，煨姜，薄荷适量	疏肝解郁，健脾养血	肝郁血虚脾弱之证。症见胁肋胀痛，头痛目眩，口干咽燥，食少神疲，或妇女月经不调，乳房胀痛，或寒热往来。	现多作汤剂，水煎服。作丸剂，每服6～9g，每日2～3次
半夏泻心汤《伤寒论》	半夏，干姜，黄芩，人参，炙甘草，黄连，大枣	平调寒热，散结除痞	寒热互结，胃肠不和之心下痞证。症见心下痞满不痛，或恶心呕吐，肠鸣下利，苔腻微黄，脉弦数。	水煎服

6. 泻下剂（表4-43）

表4-43　泻下剂

方名	组成	功效	主治	用法
大承气汤《伤寒论》	大黄，厚朴，枳实，芒硝	峻下热结	阳明腑实证。症见大便不通，矢气频转，脘腹痞满，腹满拒按，按之硬满，甚或谵语潮热，手足汗出，舌苔黄燥或焦黑起芒刺，脉沉实。	以水500 mL，先煎枳实、厚朴，取250 mL，去渣后下大黄，芒硝溶化。
麻子仁丸《伤寒论》	麻子仁，大黄，枳实，厚朴，芍药，杏仁	润肠通便	脾约证。症见大便燥结，难以排出，小便频数，腹胀满，苔黄，脉数。	上药共为细末，炼蜜为丸，每次服9g，每日1～2次，温开水送服。现多作汤剂，水煎服。

7. 消导剂（表4-44）

表4-44 消导剂

方名	组成	功效	主治	用法
保和丸《丹溪心法》	山楂，神曲，莱菔子，陈皮，连翘，半夏，茯苓	消食和胃	食积证。症见嗳腐吞酸，厌食呕恶，脘腹胀满疼痛，或大便泄泻，苔厚腻，脉滑。	上药共研细末，水泛为丸，每次服9g，每日2～3次，温开水送服。亦可作汤剂，水煎服。

8. 化痰止咳剂（表4-45）

表4-45 化痰止咳剂

方名	组成	功效	主治	用法
二陈汤《太平惠民和剂局方》	制半夏，陈皮，白茯苓，炙甘草	燥湿化痰，理气和中	痰湿咳嗽证。症见咳嗽痰多，色白易咯，胸膈胀满，恶心呕吐，肢体倦怠，苔白，脉滑。	水煎服。亦作丸剂。
止嗽散《医学心悟》	桔梗，荆芥，紫菀，百部，白前，陈皮，甘草	疏风宣肺，止咳化痰	风邪犯肺证。症见咳嗽咽痒，咳痰不爽，或微有恶风发热。	为末，每次服9g，温开水或姜汤送下。

9. 温里剂（表4-46）

表4-46 温里剂

方名	组成	功效	主治	用法
理中丸《伤寒论》	人参，干姜，白术，炙甘草	温中散寒，益气健脾	①脾胃虚寒证。症见脘腹冷痛，喜温喜按，大便溏薄，呕吐食少，苔白，脉沉细。②阳虚失血证。③中阳不足，阴寒上乘之胸痹，脾气虚寒，不能摄津之病后多涎唾；中阳虚损，土不荣木之小儿慢惊等。	共研细末，炼蜜为丸，如鸡子黄大，每次服1丸，每日2～3次。
四逆汤《伤寒论》	生附子（先煎），干姜，炙甘草	回阳救逆	伤寒少阴病。症见四肢厥逆，恶寒蜷卧，腹痛呕吐，或下利清谷，神衰欲寐，苔白滑，脉沉微欲绝。	先煎附子60分钟，再入余药同煎，取汁温服。

10. 理气剂（表4-47）

表4-47 理气剂

方名	组成	功效	主治	用法
柴胡疏肝散《景岳全书》	柴胡，陈皮，枳壳，白芍，川芎，香附，炙甘草	疏肝解郁，行气止痛	肝郁气滞证。症见胁肋胀满，急躁易怒，嗳气，善太息，往来寒热，脉弦。	水煎服。

方名	组成	功效	主治	用法
旋覆代赭汤《伤寒论》	旋覆花，代赭石，姜半夏，生姜，人参，炙甘草，大枣	降逆化痰，益气和胃	胃虚痰阻气逆证。症见心下痞满，噫气，呃逆，或恶心呕吐，苔白滑，脉弦而无力。	水煎服。

11. 理血剂（表4-48）

表4-48　理血剂

方名	组成	功效	主治	用法
血府逐瘀汤《医林改错》	桃仁，红花，当归，生地，牛膝，枳壳，赤芍，川芎，桔梗，柴胡，甘草	活血祛瘀，行气止痛	胸中血瘀证。症见胸痛、头痛日久不愈，痛如针刺而有定处，或呃逆日久不止或内热烦闷，心悸失眠，入暮潮热，舌质黯红、舌边有瘀斑，或舌面有瘀点，唇暗或两目暗黑，脉涩或弦紧。	水煎服。
小蓟饮子《济生方》	生地，小蓟，滑石，木通，炒蒲黄，淡竹叶，藕节，山栀子，当归，炙甘草	凉血止血，利尿通淋	下焦瘀热之血淋、尿血证。症见血淋、尿血，小便频数、赤涩热痛或不痛，舌红苔黄，脉数而有力。	水煎服，其中蒲黄应包煎。
补阳还五汤《医林改错》	生黄芪，当归尾，赤芍，川芎，地龙，桃仁，红花	补气，活血，通络	中风后遗症，症见半身不遂，口眼歪斜，语言謇涩，口角流涎，小便频数或遗尿不禁，苔白，脉缓等。	水煎服。

12. 补益剂（表4-49）

表4-49　补益剂

方名	组成	功效	主治	用法
四君子汤《太平惠民和剂局方》	人参，白术，茯苓，炙甘草	益气健脾	脾胃气虚证。症见面色淡白，纳差便溏，语声低微，少气懒言，神疲乏力，舌淡苔白，脉细弱。	水煎服。
参苓白术散《太平惠民和剂局方》	人参，茯苓，白术，山药，甘草，薏苡仁，砂仁，莲子肉，桔梗，白扁豆	益气健脾，渗湿止泻	脾虚夹湿证。症见食少纳差，大便溏泄，形体消瘦，四肢倦怠，神疲乏力，声低懒言，胸脘痞闷，面色萎黄，舌淡苔白腻，脉缓弱。	上药共为细末，每次6g，以大枣煎汤送服。作汤剂，水煎服。
四物汤《太平惠民和剂局方》	熟地黄，当归，白芍，川芎	养血调经	血虚兼血滞证。症见心悸、失眠，多梦，头晕目眩，面色无华，妇女经行腹痛，月经量少或闭经，舌淡，脉弦细或细涩。	水煎服。
归脾汤《济生方》	黄芪，龙眼肉，白术，茯神，酸枣仁，人参，木香，炙甘草，当归，炙远志，生姜，大枣	益气补血，健脾养心	心脾两虚，气血不足证。症见心悸头晕，失眠健忘，纳差神疲，面色萎黄，舌淡苔白，脉细弱。亦治脾虚失血证，症见便血，皮下瘀斑，妇女月经先期、量多色淡，或淋漓不止，或崩漏。	研末为丸，每次服6~9g，早晚各1次，温开水送下。作汤剂，水煎服。

续表

方名	组成	功效	主治	用法
六味地黄丸《小儿药证直诀》	熟地黄，山药，山茱萸，牡丹皮，茯苓，泽泻	滋阴补肾	肾阴虚证。症见腰膝酸软，眩晕耳鸣，遗精盗汗，骨蒸潮热，手足心热，或虚火牙痛，牙齿松动，舌红少苔，脉细数。	研末炼蜜为丸，每次服6～9g，每日2～3次，淡盐汤或温开水送服。作汤剂，水煎服。
肾气丸《金匮要略》	干地黄，山茱萸，山药，泽泻，丹皮，茯苓，桂枝，附子（炮）	温补肾阳	肾阳虚证。症见腰痛腿软，畏寒肢冷，下肢浮肿，少腹拘急，小便不利，或尿频遗尿，痰饮咳喘，舌淡胖有齿痕，苔白润，尺脉沉细。	研末炼蜜为丸，每次服6～9g，每日2次，淡盐汤或温开水送服。

13. 安神剂（表4-50）

表4-50　安神剂

方名	组成	功效	主治	用法
朱砂安神丸《医学发明》	黄连，朱砂，炙甘草，生地黄，当归	镇惊安神，泻火养阴	心火偏亢，阴血不足证。症见心神不安，惊悸怔忡，失眠多梦，胸中烦热，舌红，脉细数。	共研细末，炼蜜为丸，每次服6g，睡前服用。
酸枣仁汤《金匮要略》	酸枣仁，知母，茯苓，川芎，炙甘草	养血安神，清热除烦	肝血不足，虚火扰心之虚烦不眠证。症见虚烦不得眠，心悸怔忡，头目眩晕，盗汗，口燥咽干，脉细弦而数。	水煎，睡前服用。

14. 开窍剂（表4-51）

表4-51　开窍剂

方名	组成	功效	主治	用法
安宫牛黄丸《温病条辨》	牛黄、水牛角粉、郁金、黄芩、黄连、山栀子、朱砂、雄黄、珍珠、麝香、冰片、金箔（为衣）	清热开窍，豁痰解毒	温热病邪内陷心包，痰热蒙蔽之证。症见高热烦躁，神昏谵语，痰涎壅盛，舌红绛，苔黄燥，脉数实。亦可治疗邪热内闭心包之中风昏迷，小儿惊厥。	共研极细末，炼老蜜为丸，金箔为衣，蜡护，每次服1丸（3g），每日1～2丸，分2～4次服。
紫雪丹《外台秘要》	石膏、寒水石、滑石、磁石、升麻、玄参、水牛角屑、羚羊角屑、青木香、沉香、甘草、丁香芒硝（制）、精制硝石、飞朱砂、麝香、黄金	清热开窍，熄风止痉	邪热内陷心包之热盛动风证。症见高热烦躁，神昏谵语，抽搐痉厥，口渴引饮，唇焦齿燥，斑疹吐衄，小便短赤，大便秘结，舌红绛，少津，苔黄，脉数实或弦数。亦治小儿热盛惊厥。	诸药共研细末，每次1.5～3g，每日1～2次，凉开水调服，小儿用量酌减。
至宝丹《太平惠民和剂局方》	生乌犀（水牛角代）、玳瑁、朱砂、雄黄、琥珀、冰片、麝香、安息香、牛黄、金箔、银箔	清热开窍，化浊解毒	温病痰热内闭心包证。症见神昏谵语，心烦躁扰，身热气粗，痰涎壅盛，舌红，苔黄垢腻，脉滑数。亦治中暑、中风、中恶以及小儿惊厥属于痰热内闭心包者。	诸药研末，炼蜜为丸，每次3g，每日1次，温开水调服，小儿用量酌减。

续表

方名	组成	功效	主治	用法
苏合香丸《太平惠民和剂局方》	苏合香、冰片、乳香、水牛角粉、麝香、沉香、丁香、安息、青木香、香附、白檀香、诃子、荜茇、白术、朱砂	芳香开窍，行气止痛	寒闭证。症见猝然昏倒，不省人事，牙关紧闭，苔白，脉迟。或心腹卒痛，甚则昏厥。亦治疗中风、中气、感受时行瘴疠之气属于寒闭证者。	共为细末，炼蜜为丸，每次服3g，每日1～2次，温开水送服，小儿用量酌减。

15. 固涩剂（表4-52）

表4-52　固涩剂

方名	组成	功效	主治	用法
玉屏风散《究原方》	黄芪、白术、防风	益气固表止汗	表虚自汗证。症见自汗恶风，动则尤盛，易于感受风寒，面白，神疲乏力，舌质淡，苔薄白，脉浮而弱。	共为粗末，每次水煎服9g，以大枣1枚共煎服。作汤剂，水煎服。
四神丸《证治准绳》	煨肉豆蔻，五味子，炒补骨脂，吴茱萸，生姜，大枣	温肾暖脾，涩肠止泻	脾肾阳虚之五更泄。症见五更泄泻，久泄不愈，食欲不振，食不消化，或腰酸腹痛，肢冷乏力，舌淡苔白，脉沉迟无力。	先煎姜、枣，余药共为细末，与枣泥为丸，每次服6～9g，睡前以淡盐汤或白开水送下。作汤剂水煎服，用量酌减。
完带汤《傅青主女科》	炒白术，炒山药，炒白芍，苍术，车前子，人参，炙甘草，柴胡，陈皮，黑芥穗	健脾疏肝，祛湿止带	脾虚肝郁，湿浊下注之带下证。症见带下量多缠绵，色白或微黄，质清稀，无臭味，面色无华，神疲乏力，少气懒言，腹胀便溏，舌淡苔白，脉濡缓无力。	水煎服

16. 驱虫剂（表4-53）

表4-53　驱虫剂

方名	组成	功效	主治	用法
乌梅丸《伤寒论》	乌梅，细辛，干姜，炮附子，蜀椒，桂枝，黄连，黄柏，人参，当归	温脏补虚，安蛔止痛	蛔厥证。症见脐腹疼痛，或上腹部阵发性、钻顶样疼痛，心烦呕吐，常自吐蛔，面色青白，冷汗淋漓，手足厥冷。又治寒热错杂，正气虚弱之久泻久痢。	为末，乌梅用醋浸泡一宿，去核捣烂，与余药和匀，烘干或晒干，炼蜜为丸。每次服6g，每日2～3次，空腹温开水送下。

17. 痈疡剂（表4-54）

表4-54　痈疡剂

方名	组成	功效	主治	用法
仙方活命饮《校注妇人良方》	金银花、陈皮、白芷、防风、天花粉、贝母、当归尾、赤芍、乳香、没药、炮山甲、皂角刺、生甘草	清热解毒，消肿溃坚，活血止痛	疮疡肿毒初起。症见疮疡红肿热痛，或身热凛寒，苔薄白或微黄，脉数有力。	加适量酒或水酒各半煎服，疗效甚佳。药渣可捣烂外敷疮疡局部。
苇茎汤《备急千金要方》	芦根，薏苡仁，冬瓜仁，桃仁	清肺化痰，逐瘀排脓	肺痈。症见咳嗽痰多，咳吐腥臭黄绿色脓痰，甚则咳吐脓血，咳唾胸痛，身有微热，舌红，苔黄腻，脉滑数。	水煎服。
大黄牡丹汤《金匮要略》	大黄、桃仁、牡丹皮、芒硝、冬瓜仁	泻热破瘀，散结消肿	肠痈初起，症见右下腹疼痛拒按，局部可扪及痞块，右足屈而不伸，伸则痛甚，或时时发热，自汗恶寒，苔黄腻，脉弦数或滑数。	先煎桃仁、冬瓜仁、牡丹皮、大黄，取药汁适量，后纳芒硝溶化后服用。每日1剂，重症可1日2剂。

案例评析 ◆

案　例··

林某，女性，25岁。

患者诉前天下午淋雨后觉咽痒不适，昨天起床后出现咽喉痛、鼻塞、流涕、头痛，感浑身乏力，自行口服"感康"后症状不见缓解，速来就诊，现症见身热、微恶风、汗出不畅、头胀痛、咳嗽、痰质黏色黄、咽痛、声嘶、鼻塞、流黄浊涕、口渴欲饮、乏力，舌苔薄白微黄，舌边尖红，脉浮数。

评　析··

患者淋雨后突然起病，以咽痛、鼻塞、咳嗽为主要症状，病程3天，加重伴发热天，中医拟诊为感冒风热犯表、热郁、卫表失和，故见身热、微恶风，汗出不畅；风热上扰则头胀痛；风热之邪熏蒸清道，故咽喉肿痛、咽燥口渴、鼻流浊涕；风热犯肺，肺失清肃，则咳嗽、痰黏或黄。舌苔薄白微黄，舌边尖红，脉浮数，为风热侵入肺卫之证。辨证为风热表证，治法辛凉解表，方药银翘散加减：连翘9g、银花9g、苦桔梗6g、薄荷6g、竹叶4g、生甘草5g、荆芥穗5g、淡豆豉5g、牛蒡子9g、芦根9g，水煎取汁，日服1剂，分早、晚两次服。

药性的现代研究进展

1. 药物四气的现代研究

寒凉药大多具有抑制作用，主要表现在：

(1) 抑制交感－肾上腺系统，如石膏、黄芩、黄连、黄柏等；

(2) 抑制内分泌系统，如大黄、黄柏、栀子、石膏、知母等；

(3) 抑制心血管系统，如葛根、黄连、黄芩等；

(4) 抑制中枢神经系统，如牛黄、钩藤、石决明、朱砂、牡丹皮等；

(5) 抑制细菌、病毒、真菌等病原微生物及其所致的炎症反应，如黄芩、黄连、黄柏、银花、连翘等；

(6) 抑制肿瘤细胞的分裂增殖，如山慈姑、苦参、白花蛇舌草、山豆根等。

温热药大多具有兴奋作用，主要表现在：

(1) 恢复交感－肾上腺系统，促进儿茶酚胺的合成，如鹿茸、桂肉、附子、干姜等；

(2) 增强内分泌系统，促进皮质激素、性激素、甲状腺激素等分泌，如人参、鹿茸、紫河车、肉苁蓉等；

(3) 兴奋心血管系统，有强心，收缩外周血管，升高血压，改善循环作用，如人参、附子、麻黄等；

(4) 提高基础代谢，促进糖原分解使血糖升高，提高物质代谢使产热增加，如附子、肉桂、鹿茸等。

2. 药物五味的现代研究

(1) 辛味药：主要含挥发油及苷类和生物碱。刺激汗腺分泌，抗菌抗病毒，即辛"散"之解表，如麻黄等；调节胃肠运动，改善消化道功能，即辛"行"之行气，如木香等；扩张血管，改善循环，防止血栓形成，即辛"行"之行血，如川芎、丹参等。

(2) 甘味药：主要含机体代谢所需的营养物质，如氨基酸、糖类、蛋白质、脂肪等。参与物质合成与代谢，即甘"补"之补益，如人参、当归等；保护和增强脾胃功能，即"甘"和之和中，如甘草；甘草所含的异黄酮类成分具有解痉、镇痛、镇静作用，即甘"缓"之缓急止痛。

(3) 酸味药：主要含有机酸和鞣质，可促进溃疡面的组织蛋白凝固，形成一层被膜，即酸"敛"之收敛，如五倍子等；抑制或杀灭病菌，减轻肠道炎症，即酸涩之"固涩"而止泻，如乌梅、诃子等；收缩毛细血管，即酸"敛"之止血，如五倍子、石榴皮等；镇咳作用，即酸"敛"之止咳，如五味子等。

【知识拓展】◆

（4）苦味药：主要含生物碱和苷类。可抗菌、抗病毒、抗炎，即苦"泄"之清泄作用，如黄芩等；可抑制呼吸中枢，即苦"泄"之降泄作用，如黄连等；促进肠蠕动而排便，即苦"泄"之通泄作用。

（5）咸味药：主要含钠、钾、钙、镁、碘等无机盐。可促进肠蠕动而引起泻下，即咸"下"之泻下作用，如芒硝。抗血栓、抗癌、抗结缔组织增生作用，即咸"软"之软坚作用，如海藻、昆布等。

■ 学习检测

一、名词解释

归经　相反　君药

二、选择题

1.五味的含义是（　　　）。

A.全部味道

B.酸、苦、甘、辛、咸五种味道

C.指口尝味道

D.五种味道及五类作用

E.不同的滋味

2.治疗瘰疬、瘿瘤等证的药物一般具有的药味是（　　　）。

A.苦

B.甘

C.咸

D.涩

E.淡

3.中药的剂量，一般是指（　　　）。

A.成人一日量

B.成人一次量

C.小儿一日量

D.小儿一次量

E.一剂药的分量

4.下列各项中符合方剂组成要求的是（　　　）。

A.每方必须君、臣、佐、使俱全

B.方中诸药均须有相应的针对症状

C.方中诸药既须主次有序，各司其职，又须密切结合，相与宣摄

D.君药的用量必须在总方药量中所占比例最大

E.方中必有一药专作引经之用

5.下列哪一项不是丸剂的特点（　　　）。

A.不易变质

B.服用方便

C.吸收缓慢

D.药力持久

E.适用于慢性虚、弱性病症

6.大黄与芒硝配伍，能增强攻下泄热的功效，这种配伍关系是（　　　）。

A.相使　　　　　　　　B.相杀　　　　　　　　C.相反

D.相须　　　　　　　　E.相畏

7.患者，女性，43岁。咳嗽，咯吐痰涎，色白清晰，鼻塞流涕，宜首选的药物是（　　　）。

A.归肺经　　　　　　　B.归心经　　　　　　　C.归肝经

D.归膀胱经　　　　　　E.归脾经

8.患者，男性，51岁。体弱多病，形体消瘦，气短乏力，纳食不香，头晕心慌，面色苍白，时感腹胀，经诊断为胃下垂。应选用的药物是（　　　）。

A.味辛、升浮药　　　　B.味甘、沉降药　　　　C.味甘、升浮药

D.味酸、沉降药　　　　E.味苦、沉降药

9.患者，女性，26岁。妊娠8周，下列各组药中，可以服用的是（　　　）。

A.巴豆、牵牛子、商陆　　B.当归、阿胶、丹参　　C.斑蝥、麝香、虻虫

D.三棱、莪术、水蛭　　　E.附子、干姜、肉桂

10.患者，男性，36岁。全身皮肤发黄，伴有发热，头痛，恶心，呕吐，舌红，苔黄腻，脉弦滑。宜首选的药物是（　　　）。

A.车前子　　　　　　　B.猪苓　　　　　　　　C.茯苓

D.茵陈　　　　　　　　E.泽泻

三、简答题

1.简述常见中药中毒的原因。

2.何谓十八反、十九畏？应该怎样去看待？

3.简述方剂的组方原则。

第五章
中医护理基本原则 ————

学习目标

1. 掌握中医护理的基本原则，并能运用中医护理原则对疾病进行辩证施护。

2. 熟悉中医治未病的内容。

3. 能指导患者采取预防措施。

中医护理基本原则是以中医理论做指导，以四诊所收集的临床资料为依据，对疾病进行全面的综合分析，根据不同的病证制定出的护理总则。本章主要介绍预防与养生，护病求本，扶正祛邪，三因制宜，调整阴阳等护理原则。

学习导入 ◆ ————

案　例 ···

　　李某，男性，45岁。
　　经常发作性呼吸困难，喉中有哮鸣音，经治疗可缓解，但反复发作。平素痰多清稀，腹胀纳差，大便溏薄，稍吃虾蟹或生冷瓜果等则呼吸困难发作，舌质淡，苔薄白，脉细弱。

思　考 ···

　　1. 该患者的中医诊断是什么？
　　2. 患者应该如何预防本病的发作？
　　3. 该患者急性发作期和缓解期的护理原则是什么？

第一节　预防与养生

预防，是指采取一定的措施，防止疾病的发生与发展。养生，即运用四时调摄、食养、药养等多种方法，以提高机体的抗病能力，从而达到保养身体、减少疾病、增进健康、延年益寿的目的。

中医非常重视对疾病的预防，早在内经中就提出了"治未病"的思想，强调"防患于未然"。《素问·四气调神大论》就记载有："圣人不治已病治未病，不治已乱治未乱……夫病已成而后药之，乱已成而后治之，譬如渴而穿井，斗而铸锥，不亦晚乎？"这种"防重于治"的思想对后世医学的发展有着极其重要的影响。

治未病，主要包括未病先防和既病防变两个方面的内容。

一、未病先防

未病先防，是指在疾病未发生之前，采取一定预防措施，防止疾病的发生。中医学认为，疾病的发生，取决于正邪两个方面的因素。正气不足是疾病发生的内在原因，邪气侵袭是疾病发生的重要条件。通过养生和防止病邪侵害，可改变正邪双方的力量和关系，从而达到预防疾病的目的。

（一）养生

养生，即通过各种方法来增强人体正气，以达到延年益寿的目的。包括以下几个方面。

1. 调养精神　人的精神情志活动是以精、气、血、津液为物质基础，与脏腑功能活动、气血运行等关系密切。情志变化与疾病的发生有着密切关系，七情太过或不及是导致疾病发生的重要因素之一。《素问·上古大真论》说："恬淡虚无，真气从之，精神内守，病安从来"，强调了调摄情志对人体的重要性。因此，保持乐观的精神、舒畅的心情，减少不良的精神刺激和过度的情绪波动，对防止疾病的发生及促进健康有着非常重要的积极意义。

2. 顺应自然　自然界存在着人类赖以生存的条件，自然界的四时气候变化，必然影响人体的生理病理。因此人们必须时时注意防范，顺势避害，以保护身体健康。《素问·四气调神大论》说："阴阳四时者，万物之终始也，死生之本也。逆之则灾害生，从之则苛疾不起。"古人养生注重"日出而作，日落而息"，体现了"人与天地相应"的整体观，是预防疾病和养生的重要原则。

3. 坚持锻炼　运动是健康之本，适当的形体锻炼可以达到增强体质、颐养正气的目的，从而减少或防止疾病的发生。远在春秋战国时期，人们就已用"导引术"和"吐纳术"来防治疾病，汉代华佗创造了"五禽戏"，后来又有太极拳、八段锦、易筋经、气功等多种健身方法，现代有健美操、瑜伽等健身活动，以利于疏通经络，调畅气机，平衡阴阳，以达到增强体质，预防疾病的目的。

4.起居有常，饮食有节 人们的生活起居要遵循一定的自然规律，起居要顺应四时气候变化，注意冷暖，避免受凉。饮食营养物质是人类赖以生存和维持健康的基本条件，合理营养，对于增强体质，扶助正气，促进健康，预防疾病具有十分重要的意义。正如《素问·上古天真论》所述："其知道者，法于阴阳，和于术数，饮食有节，起居有常，不妄作劳，故能形与神俱，而尽终其天年，度百岁乃去。"

5.药物预防及人工免疫 我国很早就开始用药物来预防疾病，如古人每逢端午节门上挂菖蒲，洒雄黄酒，熏艾叶，吃大蒜；元代人们用紫草煎剂预防麻疹；明代采用人痘接种术预防天花等。近年来用贯众、板蓝根、大青叶预防流感；用冬瓜、莲叶等煎汤预防暑病；用马齿苋、大蒜等预防痢疾及其他消化道疾病；淋雨或受寒后喝姜汤预防感冒等，均是简便有效的方法。

（二）防止病邪侵害

人们生活在自然界中，时常会受到外界致病因素的侵袭。因此，应顺时避害，以防止六淫之邪的侵害，如春天防风，夏天防暑，秋天防燥，冬天防寒；讲究卫生，保护环境，防止空气、水源和食物的污染；注意气候的变化；注意患者的消毒隔离，以避其传染。

二、既病防变

既病防变，是指疾病发生之后，力求早期诊断，早期治疗，防止疾病的发展与传变。

（一）早期诊治

疾病初期，病情较轻，正气未衰，早期诊治，可防止病邪深入而加重病情。《素问·阴阳应象大论》指出："故邪风之至，疾如风雨，故善治者治皮毛，其次治肌肤，其次治筋脉，其次治六腑，其次治五脏。治五脏者，半死半生也。"因此，掌握疾病的发生、发展变化过程，了解疾病传变的规律，做到早诊断、早治疗，防止疾病由此及彼、由轻变重、由局部发展到整体，做到防微杜渐，防止传变。

（二）控制疾病的传变

传变，是指脏腑组织病变的转移变化，即由一个脏（腑）传到另一个脏（腑）的过程，又称传化。不同的疾病有不同的传变途径与发展规律。在辨证施护中，应根据不同疾病的传变途径与发展规律，做好观察与预防，给予适宜的护理。"先安未受邪之地"，将疾病控制在早期阶段。正如《金匮要略》中提出"见肝之病，知肝传脾，当先实脾"，即是运用五行生克规律来预防疾病传变的具体措施。

第二节　护理基本原则

护理原则是在整体观念与辨证施护指导下制定的护理总则。临床应根据不同的护理原则制定相应的护理措施。常见中医护理基本原则有：护病求本、扶正祛邪，三因制宜，调整阴阳。

一、护病求本

本，即本质、根本之意。护病求本，是辨证施护的基本原则，是指在护理疾病过程中，应针对疾病的本质（病因病机）进行护理。

标与本是一个相对的概念。从正邪双方而论，正气是本，邪气是标；从病因、症状而论，病因为本，症状为标；从病位而论，病在脏腑者为本，病在肌表则为标；从发病先后而论，旧病为本，新病为标。在护理疾病的过程中，要分清标本，遵循"急则护标、缓则护本、标本同护"的原则，给予及时的相应护理。具体应用如下：

（一）急则护标

急则护标是指在标病成为疾病的主要症状，甚至危及患者生命或影响本病总体治疗时，应先护理其标证、急证，待病情缓解后，再护理其本证。如中暑患者，初见头昏头痛，胸闷、恶心、疲倦，甚则昏迷抽搐，对于这类患者，护理应立即将其转移至阴凉处，平卧休息，注意降温，针灸大椎、曲池等，昏迷针灸人中、涌泉等。密切观察患者生命体征变化，待病情好转，再因人而异辨证施护。

（二）缓则护本

缓则护本是指在病情相对较缓的情况下或者标证经处理后已缓解的病证，多从本证上着手进行治疗和护理。如肺痨后期阴虚咳嗽的患者，阴虚为本，咳嗽为标，此时标病不至于危及生命，护理上应采用滋阴为主的护理法则，先治其阴虚之本，本病得愈，咳嗽的症状也即可消失。

（三）标本同护

标本同护是指标证、本证两者并重时，要两者同时兼顾护理。如实热内结、阴津受损所致的便秘，应选用具有清热滋阴的食物进行标本兼护，通过清泻内结之实热以存其阴津，通过滋养耗伤之阴津以通其秘结。

二、扶正祛邪

疾病的发生和发展过程，从邪正关系来讲，就是机体正气与邪气双方相互斗争的过程。正所谓"正气存内，邪不可干"，扶正祛邪是护理疾病的一个重要原则，主要是指采取一定的护理措施，改变正邪双方的力量对比变化，使疾病向着痊愈方向转化，从而使机体早日得到康复。

（一）扶正

扶正即扶助正气，增强体质，提高机体的抗病能力。扶正的原则，适用于以正虚为主的病证。在治疗和护理时给予补益药物和营养丰富的膳食，并指导患者进行适当的体育锻炼，并保持良好的精神状态，提高正气，促进患者康复。

（二）祛邪

祛邪即祛除体内的邪气，使邪去正安。多适用于以邪实为主的病证。在治疗和护理时多给予清热、发汗、攻下、消食的药物或相应的护理方法，如热证食用凉性食物和采取汤药凉服的护理措施，伤食患者服用山楂片、萝卜等消食理气的食物。

三、三因制宜

三因制宜，即因时、因地、因人制定适宜的护理措施。由于疾病的发生发展变化受时令气候、地理环境、患者个体因素等影响，因此护理疾病时，要根据当时的季节、环境、人的体质、性别、年龄等具体实际情况，制订适当的护理方案。

（一）因时制宜

因时制宜即根据不同的气候变化特点而采用的不同的治疗和护理措施。如同为外感风寒表证，夏天人体腠理疏松，易于汗出，辛温发汗之品宜少，以防汗出过多而伤津耗气；冬天人体腠理致密，阳气内敛，不易发汗，则可多用辛温之品发散风寒，使邪从汗解，在护理上重视防寒保暖，可辅食热粥以助汗出。

（二）因地制宜

因地制宜即根据不同的地理环境，采用不同的治疗和护理措施。如东南沿海，气候温暖潮湿，人们腠理疏松，容易受风、热、湿等邪气侵袭，护理上用药以辛凉解表和化湿为主，慎用温热及助湿药物；而西北地区，气候严寒，人们腠理闭塞，容易受风、寒、燥等邪气侵袭，在护理上用药当以温热药为主，慎用寒凉药物。

（三）因人制宜

因人制宜是根据个体的差异，采用不同的治疗和护理方法。如脏腑娇嫩，形气未充，寒暖不能自调，饮食不知自节，患病易寒易热、宜虚宜实，因此，小儿患者应慎用峻攻和补益之法，重视饮食和生活护理。老年人脏腑功能减退、气血津液多不足，加之青壮年矢气遗留的一些病根，往往虚实夹杂，以虚为主，护理上则重在补虚扶正。妇女有经、带、胎、产的生理病理特点，所以在治疗护理时，应注意调经、止带；妊娠期间，禁用或慎用峻下、破血、滑利、走窜及有毒的药物，以防堕胎；产后多有气血亏虚或恶露不尽，应兼顾补益、祛瘀。男子以肾精为本，病理上精气易亏，常有阳痿、早泄、遗精、滑精等病证，护理上要嘱节制房事以养肾精。

四、调整阴阳

人体阴阳的消长平衡是维持正常生命活动的基本条件，而阴阳失调则是一切疾病发生、发展变化的内在根据。调整阴阳，即指纠正疾病过程中机体阴阳的偏盛偏衰，损其有余、补其不足，促使阴阳协调平衡。

（一）损其有余

损其有余，又称"损其偏盛"，是指对于阴或阳任何一方过剩有余的病证，采取的"实则泻之"的护理原则。如阳热亢盛的实热证，根据"热者寒之"的原则，清泻其偏盛之阳热，可食用寒凉性的食物以助泻热；又因热易伤津，应同时食以养阴生津之品。阴寒内盛的实寒证，根据"寒者热之"的原则，温散其偏盛之阴寒，宜食用温热性的食物以助驱寒。

（二）补其不足

补其不足，又称"补其偏衰"，是指对于阴或阳任何一方虚损不足的病证，采取的"虚则补之"的护理原则。如阴虚者食用养阴生津的食物，阳虚者食用温补祛寒的食物。

案例评析 ◆

案　　例

王某，男性，66 岁。

素有胃疾，常大便秘结，粪质干燥，数日一行，伴面色无华，头晕眼花，心悸失眠，爪甲色淡，唇舌淡，脉细。

评　　析

1.患者素有胃疾，受纳腐熟功能失调，气血生化乏源。血虚则面、唇、舌、爪甲失养而见面色无华，唇、舌、爪甲色淡；血虚心神失所养则心悸失眠；血虚清窍失所养则头晕；肝藏血，肝血不足，目失所养，则眼花；血虚脉道失充则脉细。

2.津血同源。血虚津枯，肠道失润，则大便干结不通。

3.根据"虚则补之"的原则，护理原则是养血润燥，故宜多食滋阴养血的食物，以润燥通便，如甜杏仁、胡桃仁、蜂蜜等。

【知识拓展】◆

四季养生

1.春季养生：春天充满生机，重在养阳和养肝的生气，饮食上宜多食温热、升发之性的食物，如葱、姜、春韭、豆芽、春笋、野菜、香椿、荠菜等，并要多到自然界阳气充足的地方呼吸阳气，以振奋自己体内的阳气。春属肝木之令，因此春季还要保持精神情志的舒畅，保持良好心态，切忌暴怒忧郁。

2.夏季养生：夏气通于心，且多暑湿困脾，故应注意醒脾化湿，可用薄荷、藿香、佩兰等泡水饮喝，或喝绿豆汤、绿茶、荷叶粥、芦根汁、西瓜等清暑利湿之品；养心贵在静心，宜清心寡欲，多闭目养神和静坐，多食茯苓、麦冬、小枣、莲子、百合等养心安神之物。

3.秋季养生：秋季是人体阳气开始收敛的季节，且燥易伤津，故饮食起居都要围绕能促进阳气收敛进行，在生活上应注意防止燥邪伤人。饮食上可多食苹果、梨、石榴、杞果、柚子、葡萄等增酸养阴之品，减少辛散之味的生姜、大葱、陈皮等佐料，少吃或不吃麻辣火锅、牛羊肉等。早餐尤宜食粥，可和中、益胃、生津，如百合红枣糯米粥滋阴养胃，胡桃粥润肺防燥，甘菊枸杞粥滋补肝肾等。

4.冬季养生：冬季是自然界万物闭藏的季节，人体的阳气也要潜藏于内，故冬季养生要顺应体内阳气的潜藏，以敛阴护阳为根本，注重养藏阳气，多晒太阳，驱寒就温，要少出汗，不做剧烈的运动。

■ 学习检测

一、名词解释

治未病

二、选择题

1.扶正祛邪的基本原则是（　　　）。

A.先扶正，后祛邪   B.先祛邪，后扶正

C.扶正不留邪，祛邪不伤正   D.扶正祛邪并用

E.以扶正为主，兼以祛邪

2.下列哪项属"实则泻之"的具体运用（　　　）。

A.表寒证运用温热的方药   B.里热证采用寒凉清热的方药

C.瘀血证采用活血化瘀的方药   D.阳气虚衰运用扶阳益气的方药

E.里寒证采用温热祛寒的方药

3. 下列哪项不是三因制宜的护理内容（　　　）。

A. 因人制宜　　　　　　　　B. 因时制宜

C. 因地制宜　　　　　　　　D. 因病制宜

4. 水臌患者，腹水严重，腹部胀满，二便不利时，应选用的护理原则是（　　　）。

A. 护标　　　　　　　B. 护本　　　　　　　　C. 标本同护

D. 同病异护　　　　　　E. 异病同护

5. 中医预防思想，主要体现在（　　　）。

A. 标本兼顾　　　　　　　B. 祛邪扶正

C. 根据患者不同职业、生活习惯，用药亦有所区别

D. 未病先防，既病防变　　　E. 以上均不是

三、简答题

1. 中医护理的基本原则有哪些？

2. 如何理解未病先防？

第六章
中医常用护理方法 ——————

学习目标

1. 描述生活起居、情志调摄、饮食调理等护理内容和方法。

2. 阐述情志与健康的关系、预防七情致病的方法。

3. 说明饮食护理的基本原则。

4. 运用本章知识，指导患者养生保健。

　　中医常用护理方法包括生活起居、饮食护理、情志护理、用药护理等内容，这些护理措施是辨证施护的重要内容，也是开展临床护理的基础，其实施恰当与否，直接影响疾病的转归和预后。

学习导入 ◆

案　例·······································

　　许某，男，58 岁，保安。2017 年 3 月 17 日就诊。患者素体肥胖，1 年前开始出现口干欲饮，多食善饥，消瘦乏力，多尿，尿如脂膏。诊断为糖尿病，曾应用口服降糖药和注射胰岛素等治疗，效果不显，性情急躁而来诊。舌红，苔薄白。诊断为肾阴亏虚之消渴，治宜滋阴补肾，方用六味地黄丸加减。

思　考·······································

　　1. 该患者应如何调节情志，更好地配合治疗护理？

　　2. 如何正确指导患者的生活起居、饮食宜忌、用药注意等？

第一节　生活起居护理

生活起居护理是指患者在患病期间，护士对患者个体在生活起居护理方面予以专业的指导，并精心照料的过程。其目的是保养患者的正气，调整机体内外阴阳的平衡，增强机体抗御外邪的能力，促进疾病的治疗和康复。

一、起居有常

在起居护理中，人体要顺应四时的变化，春保肝，夏保心，秋保肺，冬保肾，遵循"春夏养阳，秋冬养阴""虚邪贼风，避之有时"的原则。

（一）顺应四时，平衡阴阳

中医学认为，人与自然界是一个有机的整体。《黄帝内经》指出："人以天地之气生，四时之法成"，"人与天地相应"。在护理工作中，应根据四时阴阳变化和自然界的规律，指导患者生活起居。自然界有春、夏、秋、冬四季变化，春夏属阳，秋冬属阴，其气候规律一般为春温、夏热、长夏湿、秋燥、冬寒。人体的生理活动也随着季节的变化而改变，以适应自然规律，保持机体内外环境的协调统一，祛病延年。若不顺应其变化，则可导致疾病的发生或加重。

春季阳气生发，但气候变化较大，应"夜卧早起，广步于庭"，适度运动，使春气之升发有序，阳气之增长有路，符合"春夏养阳"的要求。在衣着方面，应遵循"春捂秋冻"的原则，随时注意增减衣被，注意保暖，做到"虚邪贼风，避之有时"。此外春季应心情舒畅，心胸开阔，情绪乐观，顺应肝气的疏泄条达，做到使体内阳气得以疏发，保持与外界环境的协调和谐。春季阳气升发，饮食上应多吃辛甘发散之品，以顺应肝之疏泄，如葱、大枣、花生等，不宜多吃酸味食物，以免影响阳气的升发和肝气的疏泄。

夏季气候炎热，人体阳气易于向外发泄，应"夜卧早起，无厌于日"，适当午休，以避炎热，消除疲劳。在衣着方面，应选用麻纱、丝绸等易散热、透汗、舒适、凉爽的面料。汗出后及时沐浴更衣，以免受凉。居室宜阴凉、通风，但避免直接吹风，空调温度不宜过低，保持空气新鲜。夏季应多食清心泻火、清热解暑之品，如苦瓜、菊花茶、绿豆汤、赤豆汤、酸梅汤等，切忌因贪凉而暴食冷饮、冰水、生冷瓜果等，以免寒凉太过伤及脾胃。忌食肥腻、辛辣、燥热等品，以免助阳化火，酿生湿热，影响脾胃的消化功能。

秋季为"阳消阴长"的过渡阶段，气候冷热多变，稍不留意便易感受外邪，旧病也易复发。秋天应"早卧早起，与鸡俱兴"。在衣着方面，应遵循"春捂秋冻"的原则，有意识地让人体逐渐适应向寒冷季节转换的环境变化。秋季总的气候特点是干燥，燥邪伤人，易伤肺气，耗人阴津，可多吃新鲜蔬菜瓜果，如梨、苹果、甘蔗、荸荠等，以润肺生津。

冬季气候寒冷，阴气盛极，阳气潜伏，宜"早卧晚起，必待日光"。早睡以养人体阳气，晚起以护人体阴精。在衣着方面，要随气候变化及时增减衣服。冬天是一年四季中营养物质最易蓄积的时期，可在医生指导下适当进补。日常生活中应心平气和，情绪安静、愉快，避免情志过激，最忌恐惧、惊吓和烦躁，以免影响阳气潜藏。

（二）睡眠充足，适当锻炼

睡眠是人体的一种生理需要，是维持生命的重要手段。睡眠是最理想、最完整的休息，入睡时心静神定，形体和精神都得到充分休息，促使身体各组织的自我修复，能最有效地清除疲劳，调节情绪，充养精神，增强正气。

"服药千朝，不如独眠一宿"，睡眠不足，易耗伤正气。患者应有充足的休息和睡眠时间，要督促患者养成按时就寝、按时起床的作息规律。重病患者则应卧床休息，但要避免昼息夜作，阴阳颠倒。在病情允许的情况下，凡能下床活动的患者每天都应保持适度的活动与锻炼。适度的活动能使气血流畅，筋骨坚实，提神爽志，增强抵御外邪的能力，有利于机体功能的恢复，尤其对脑力劳动者，适度的运动更能促进疾病的康复。

（三）慎避外邪，形神共养

患病之人正气虚弱，易于感受六淫和疫病之气等外邪。在生活起居护理中应遵循"虚邪贼风，避之有时"的原则，指导患者根据四时气候的变化及时添减衣物；在反常气候或遇到传染病流行时，要注意避之有时，或采取其他方式提高机体抗病能力，避免外邪的侵袭。在生活起居护理中，既要注意形的保养，更要注重神的调摄。形是神的物质基础，神是形的外在表现，二者密切相关，相辅相成。所谓养形，是指通过适当的休息和活动，提供良好的营养和环境条件，对人的五脏六腑、气血津液、四肢百骸、五官九窍等形体进行摄养和护理；所谓养神，是指应用各种方式调节患者的情志活动，使其达到情绪稳定、心平气和的精神状态，以利于疾病的康复。

二、劳逸适度

古人认为劳和逸必须"中和"，有常有节，不偏不过。劳逸结合应遵循"动静结合""形劳而不倦"的原则，过度疲倦会损害人体，过度安逸亦可致病。只有动静结合，劳逸适度，才能活动筋骨，通畅气血，强健体魄，增强毅力，保持生命活力的旺盛。

（一）避免过劳

孙思邈在《备急千金要方》中指出："养性之道，常欲小劳，但莫大疲及强所不能堪耳。"劳动是健康的源泉，是人生不可缺少的一个方面，经常合理的体力劳动和脑力劳动可使机体精气充沛而神旺，经络通畅，气血调和，肢节滑利，增强体质，提高抗病能力，但劳动必须适度。中医学认为，过度劳累常常是疾病发生的重要原因之一。实验证明，无论体力劳动还是脑力劳动，若过度劳倦均能降低机体抵抗力，影响内在脏腑器官的功能。即使是看上去并不过分用力的日常坐、卧、立、行，若是持续过久，也会损害机体。

1.避免久视 久视伤血，"目受血而能视"，若用目过度，会耗伤气血。无论年轻人还是老年人，若过于用目，如用计算机、看书、看电视、看戏剧、看电影太久，都有可能造成血虚，引起头晕目眩，两目干涩。因此，在日常生活中用目持续时间不宜过久，若需长时间用目，则必须每隔 30～60 分钟适当休息，眺望远景或闭目养神。

2.**避免久立**　站立是人体最基本的体位之一。久站不动，身体的重量全部压在脊椎和下肢骨上，下肢骨骼、肌肉的负担增加，血液回流不畅，从而气滞血瘀，出现疾病，如下肢静脉曲张、痔疮、两足水肿等；若长期从事久站工作，可在站立时行甩腿动作、扭膝运动或在睡前按摩双腿及温水泡脚。

3.**避免久行**　《养生论》指出："久行伤筋，劳于肝。"人的行动是以气血为基础，且须调动肌肉、筋骨的功能作用才能完成。长时间行走奔跑，不仅耗伤气血，还会使肌肉、筋脉处于疲劳状态。适度的步行有益于健康，但若长时间疾步行走，超过了机体的耐受能力，就有可能使无病者积劳成疾，有病者疾病加重。

4.**避免神劳**　神劳即用脑过度，精神过度疲劳。中医学认为，心主神而藏血，脾在志为思，故思虑劳神过度，最易耗伤心血，损伤脾气。脑力劳动者要善于用脑，劳而不倦，保持大脑常用不衰。应注意与体力劳动相结合，用脑时间不宜过长，每天都应有一定时间的体力活动，如早操、体育锻炼、庭院劳动等，以解除精神疲劳。"思"要有节制，能为者则为之，不能为者即舍之，强求者，常常枉费心神。

（二）避免过逸

过逸是指过度的空闲，包括体力劳动和脑力劳动两个方面。中医学认为"逸则气滞"。一旦形体过度安逸，肌肉筋骨活动过少，容易使人气血迟滞而不得流畅，脾胃消化功能减退，引起食欲减退、身体软弱无力，抵抗力下降。同时筋骨肌肉日久不用，必然会"用进废退"，肢体痿弱无力或肥胖臃肿，动则气喘、心悸。因此，在日常生活中要避免过度安逸。

1.**避免久卧**　适当的躺卧可以使人身心放松，有助于消除疲劳，但卧床过久则会"伤气"。久卧可使人的气血运行迟缓，阳气不伸而伤气，导致气血阻滞，脏腑功能受到影响。研究证明，睡眠并非越多越好，睡眠过多和睡眠不足同样可引起机体功能紊乱，只有合适的睡眠才能达到宁神养气、保持健康的目的。

2.**避免久坐**　久坐伤肉，由于长时间处于坐位，臀部皮肤毛囊易受堵塞而生疖、毛囊炎等。久坐可引起脾胃积滞而使脏腑气机不畅，消化不良，气短乏力。此外久坐者还易患颈椎病、肩周炎和冠心病等。因此，脑力劳动者和老年人要避免久坐，可每天做数次转胯运动、旋腰转脊及腰部按摩。

三、环境适宜

整洁安静的居室环境有利于疾病的康复，反之，也能影响患者的身心健康。故医护人员要尽力给患者创造舒适的环境条件。

（一）居室安排恰当

良好的环境有助于患者的治疗和康复。在护理中应根据患者的病证性质安置合适的医疗环境，如寒证、阳虚证者多畏寒怕风，应安置在向阳温暖的居室；热证、阴虚证者多恶热喜凉，可安置在背阳凉爽的居室，使患者感到心静、凉爽，有利于养病。居室要保持安静，避免噪音，特别是心气虚患者，以免其因突然的声响而心悸不已。

（二）居室通风整洁

居室经常通风换气，保持空气新鲜，可使患者神清气爽，气血通畅，促进疾病康复，但忌强风、对流风，以防感冒。居室的陈设应简单实用，保持地面和床、椅等用品的整洁，并定期消毒。厕所、浴室、水池应每日刷洗，定期消毒，便器应放在指定的位置，以免污浊气味逸进居室。

（三）居室温湿适宜

居室应保持适宜的温度，一般以 18℃～20℃ 为宜。室温过高，使患者感到燥热难受，又易感暑邪；室温过低，使患者感到寒冷，又易感寒邪。不同的病证应视病情做出相应的调整。居室湿度以 50%～60% 为宜，湿度过高，患者感到胸中满闷、困倦、乏力，特别是对于风寒湿痹、脾虚湿盛的患者，易加重病情；湿度过低，患者感到口干唇燥、咽喉干痛，特别是对于阴虚肺热的患者，会出现呛咳不止。

（四）居室光线适度

一般居室要求光线充足而柔和，使患者感到舒适而不刺眼，避免日光直射患者的面部。患者休息时，光线宜暗，应用窗帘遮挡。对不同病证可适当调节光线，对感受风寒、风湿、阳虚及里寒证的患者，室内光线宜充足。对感受暑热之邪侵犯的热证患者、阴虚及肝阳上亢、肝风内动的患者，室内光线应稍暗。痉证、癫狂证患者，强光可诱使病情发作，应用黑窗帘遮挡。

【知识拓展】◆

《内经》曰："上古之人，其知道者，法于阴阳，和于术数，饮食有节，起居有常，不妄作劳，故能形与神俱，而尽终其天年，度百岁乃去。反之……逆于生乐，起居无节，故半百而衰也。"

■ 第二节　情志护理

中医学认为，人有七情变化，即喜、怒、忧、思、悲、恐、惊。七情是人体对外界客观事物和现象所作出的不同情志反应。七情在正常情况下不会致病，但如果情志过极超出常度，就会引起脏腑气血功能紊乱，导致疾病的发生。

一、情志与健康的关系

七情不仅可以引起多种疾病的发生，而且对疾病的发展有着重要影响。不同的情志可影响不同的脏腑功能，从而产生不同的疾病。不同的疾病也会有不同的情志改变，并可影响疾病的转归和预后。

（一）情志正常，脏气调和

正常的情志活动是体内脏腑、气血、阴阳调和的反映，同时又能反作用于人体。正常的情志活动，能够调畅脏气，助正抗邪，增强人体抗病能力，预防疾病的发生，对维护人体的健康起着积极的促进作用。俗话所说的"人逢喜事精神爽，雨后青山分外明"，就是指喜的心境有益于人的身心健康。适度的喜对人体的健康十分有利，喜能调剂精神，乐而忘忧，同时流通营卫、和畅气血，促进人体生命活动。怒一般被认为是一种消极、否定的情绪，但怒作为人的基本情感之一，对人体的健康也有其积极的一面，怒为肝之志，正常情况下有助于肝气的疏泄条达。情志正常，则脏气舒达调畅，从而使脏腑功能活动得到加强。

（二）情志异常，内伤脏腑

情绪变化对健康的影响，已引起国内外学者的高度重视。国外学者胡夫兰德在《人生延长寿法》一书中说道："一切对人不利的影响中，最能使人短命夭亡的就要算是不好的情绪和恶劣的心境，如忧虑、颓废、惧怕、贪求、怯懦和憎恨等。"

1. 直接伤及内脏　由于生理上情志与五脏有着密切的关系，因此，七情过极往往直接损伤相应的内脏。一般认为，喜、惊伤心，怒伤肝，思伤脾，悲、忧伤肺，恐伤肾。从临床上看，七情致病以心、肝、脾三脏为多见，因为心主血而藏神，肝藏血而主疏泄，脾主运化，为气血生化之源。其中心在七情发病中起主导作用，心为五脏六腑之大主，精神之所舍，七情发生之处，故七情太过首先伤及心神，然后影响到其他脏腑，从而引起疾病，正如《灵枢·口问》所曰"悲哀愁忧则心动，心动则五脏六腑皆摇"。

2. 影响脏腑气机　七情致病伤及内脏，主要是导致脏腑气机紊乱，升降出入运动失常，脏腑功能活动失调。

（1）怒则气上

是指过度愤怒可使肝气上冲，血随气逆，并走于上。临床可见头痛头晕、面红目赤，或呕血，甚则昏厥猝倒。

（2）喜则气缓

是指过度喜乐使心气涣散，神气不能收持，出现精神不能集中，甚则喜笑不休、失神狂乱等症状。

（3）悲（忧）则气消

是指过度悲忧可耗伤肺气。临床常见精神委靡、意志消沉、胸闷乏力、少气懒言等症。

（4）恐则气下

是指过度恐惧可使肾气不固，气泄于下。临床可见下肢酸软无力、二便失禁、滑精等症。

（5）惊则气乱

是指突然受惊导致心气紊乱，气血失和，心神失常。临床可见心悸、失眠多梦、小儿夜啼，甚则精神失常等症。

（6）思则气结

是指思虑过度导致脾气郁结，运化失常，出现纳呆、脘腹胀满、便溏泄泻等症。

3. 影响病情变化　在疾病过程中，情志的异常变化往往影响病情的发展与变化。患者因自身脏腑气血功能失调，容易产生不良心境，引起情志的异常波动；而较大的情志波动，反过来又能加剧脏腑气血功能失调，促使疾病加重，甚至导致病情迅速恶化。

二、影响情志变化的因素

情志变化常受多种因素的影响，归纳起来有以下几方面。

1. 社会因素　社会因素可以影响人的心理，人的心理变化又能影响健康。社会因素十分复杂，其对人精神上的影响也很复杂。如人们的社会地位和生活条件的变迁、男女之间的感情纠葛、家庭生活不协调、家庭成员的生死离别、社会动乱、流亡生活、饥饿灾荒等，都可以引起人们情志的异常变化。

2. 环境因素　在自然环境中，某些非特异性刺激因素作用于人体，可使情绪发生相应变化。如四时更迭、月廓圆缺、声音、气味、颜色、食物等，都可以影响情绪的变化。异常气候的剧烈变化更易对人的情结产生明显的影响。安静、幽雅、和谐的生活环境，可使人感到心情舒畅、精神振奋。反之，喧嚷、杂乱、无序的生活环境，常使人心情压抑、沉闷，甚至厌倦、烦躁。

3. 病理因素　情志异常可引起脏腑功能失常，而机体脏腑气血病变，也会引起情志的异常变化。《素问·调经论》指出："血有余则怒，不足则恐。"《灵枢·本神》说："肝气虚则恐，实则怒……心气虚则悲，实则笑不休。"凡此种种，都说明内脏病变可导致情志的改变，五脏虚实不同，亦可引起不同的情志变化。

4. 个体因素　人的体质有强弱之异，性格有刚柔之别，年龄有长幼之殊，性别有男女之分。因此对同样的情志刺激，会有不同的情绪变化。就体质而言，体质强弱不同，对情志刺激的耐受力也有一定的差异。体质较强者，对于情志刺激的耐受性较强，一般情况下不易为情志所伤；而体质较弱者，轻微的精神心理变化，就可能引起或诱发疾病的发生。

性格是人们个性心理特征的重要方面。一般而言，性格开朗乐观之人，心胸开阔，遇事心平气和而自安，故不易为病；性格抑郁之人，心胸狭隘，精神脆弱，情绪常激烈，易酿成疾病。

在年龄方面，儿童脏腑娇弱，血气未充，中枢神经系统发育尚不完善，多为惊、恐致病；成年人，气血方刚，奋勇向上，又处在各种错综复杂的环境中，易为怒、思所伤；老年人，由于生活阅历丰富，一生中历经坎坷，尤其是离退休者，从工作岗位上下来，感到精神失落，常易产生孤独情感，易为忧郁、悲伤、思虑所致病。

此外，性别与情结也有关系，男多属阳，以气为主，性多刚悍，不易受情志因素影响；女多属阴，以血为先，其性多系弱，一般比男性更易受情志影响而患病，以悲忧、哀思致病为多见。

三、情志护理的原则

情志护理是指以中医学理论为指导，以良好的护患关系为桥梁，应用科学的护理方法，改善和消除患者的不良情绪状态，从而达到预防和治疗疾病的一种方法。

情志护理应根据患者个体情况，以促进患者的身心康复为目的，采取积极的护理措施，避免因情志而诱发或加重病情。

1. **诚挚体贴，全面照顾** 由于角色、环境的改变，患者的情志状态和行为不同于常人，常常产生焦虑、紧张、悲观、抑郁等情绪。护士应运用多学科的知识来处理患者的心理反应，了解患者日常生活情况、对自己疾病的看法、存在的思想问题、家庭角色关系、人际交往等情况，调动其主观能动性，帮助其树立战胜疾病的信心，以和蔼、诚恳的态度，同情、关怀的心情，协助患者适应新的社会角色。

2. **因人施护，有的放矢** 《灵枢·寿天刚柔篇》中指出："人之生也，有刚有柔，有弱有强，有短有长，有阴有阳。"患者由于家庭、职业、年龄、经济条件、知识经验、生活阅历、性格、所患疾病及病程长短的不同，其心理状态也不同。因此，在情志护理过程中，应特别强调根据患者的遗传禀赋、性别、年龄、自然条件、社会环境、精神因素等特点因人施护。

3. **乐观豁达，怡情养性** 孙思邈在《备急千金要方·养性序》中指出："夫养性者，欲所习以成性，性自为善……性既自善，内外百病皆悉不生，祸乱灾害亦无由作，此养性之大经也。"修身养性，保持心情舒畅，能使机体神安气顺，心清形静，气血调和，脏腑功能平衡协调，从而有益于健康。对患者而言，不管其病情如何，乐观豁达的心情均可以促进疾病的康复。护士应向患者说明保持情绪稳定的重要性，积极向患者宣传心理养生知识，调动患者的积极性。

4. **避免刺激，稳定情绪** 人患病后，机体适应噪声的能力减弱。如体质虚弱或犯心惊、癫狂等症的患者听到轻微的声响就会坐立不安，心惊胆战，影响睡眠与休息。安静的环境则能使患者心情愉快，身体舒适，睡眠充足，饮食增加，有利于疾病的康复。因此护士在工作中应注意"四轻"，即说话轻，走路轻，操作轻，关门轻。对探视者应视患者病情，提醒其保持情绪稳定，言语平和，避免给患者带来各种不良刺激。

四、情志护理的方法

情志护理的方法有多种，可根据患者的具体病情选择合适的方法，以取得较好的效果。

1. **说理开导** 《灵枢·师传》中指出："人之情，莫不恶死而乐生，告之以其败，语之以其善，导之以其所便，开之以其所苦，虽有无道之人，恶有不听者乎？"护士应针对患者不同的"症结"，以说理开导的方法，有的放矢，动之以情，晓之以理，喻之以例，明之以法，尽快消除不良情志对人体的损害，帮助患者从各种不正常的心态中解脱出来，促进患者康复。

2. 顺情从欲　顺情从欲是指顺从患者的意志、情绪，满足患者身心需要的一种治疗方法，适用于当某种个人欲望未能得到满足，遂致内怀深忧而生的情志病变。护士应鼓励患者毫无保留地进行倾诉，充分宣泄内心深处的心理矛盾和痛苦，将压抑已久的不愉快情绪、欲望与冲突等全部发泄出来。对于患者心理上的欲望，应分析对待，若是合理的，在条件允许的情况下，应尽力满足其所求，或对其想法表示同情、理解和支持。对那些胡思乱想、淫欲邪念、放纵无稽等错误的、不切实际的欲望，不能纵为迁就，应采用善意的、诚恳的方法说服教育。特别是对所患疾病有思想顾虑的患者，可为其讲述疾病的有关知识，帮助其消除疑虑。

3. 移情解惑　移情指排遣情思，使思想焦点转移他处。有些患者患病后，往往将注意力集中在疾病上，整天胡思乱想，陷入苦闷烦恼和忧愁之中。对于这类患者，可采用言语诱导的方法，转移患者的注意力，解除思想顾虑，常有不药而愈的疗效。

解惑是通过一定的方法解除患者对事物的误解和疑惑，从而尽快恢复健康。俗话说"病者多疑"，特别是性格抑郁、沉默寡言的患者更为突出。患者常常产生各种各样的疑惑或猜测，或小病疑大，或轻病疑重，或久病疑死，最终疑虑成疾，使无病之躯真的疑出一场大病。对于这类患者，医护人员要耐心地向他们解释病情，宣传有关疾病的知识，解除患者不必要的疑虑，千万不可搪塞，以免更加怀疑。对严重的疑心病，甚至可以用假解释的方法，巧妙地让其信以为真。

4. 发泄解郁　发泄解郁，发泄即宣泄。郁即郁结，主要指忧郁、悲伤等使人不愉快的消极情绪。发泄解郁法是指通过发泄、哭诉等方式，将忧郁、悲伤等不良情绪宣泄出来，达到释情开怀、摆脱苦恼、身心舒畅、恢复心理平衡的目的。古人云："神者，伸也，人神好伸而恶郁，郁则伤神，为害不浅"，"郁者发之"。常用的发泄解郁法有：挥泪痛哭法、倾诉苦衷法、"模拟"发泄法等。对于确有悲郁之情的患者，应引导其向医护人员哭诉苦衷，使悲郁之情得以发泄舒展，使气机调畅。但哭泣不宜过久、过重，以免伤身。

5. 以情胜情　又称情志制约法，是指有意识地采用一种情志抑制另一种情志，达到淡化，甚至消除不良情志，以保持良好的精神状态的一种情志护理方法。五行模式的以情胜情法，是中医学独特的情志治疗护理方法，为历代医家广为运用。中医名家张子和指出："悲可以治怒，以怆恻苦楚之言感之；喜可以治悲，以谑浪亵狎之言娱之；恐可以治喜，以恐惧死亡之言怖之；怒可以治思，以污辱欺罔之言触之；思可以治恐，以虑彼志此之言夺之。"常用的以情胜情法有：激怒疗法、喜乐疗法、悲哀疗法、惊恐疗法、思虑疗法等。在运用"以情胜情"方法时，要掌握患者对情感刺激的敏感程度，选择适当的方法，避免太过。

6. 暗示法　暗示法指医护人员运用语言、情绪、行为、举止等给患者以暗示，从而使患者解除精神负担，相信疾病可以治愈，增强战胜疾病信心的治疗及护理方法。暗示作用不仅影响人的心理与行为，而且能影响人体的生理功能。如《三国演义》里"望梅止渴"的故事，即是暗示法的典型例证。暗示治疗时要特别注意以下几点：①患者的受暗示性是各不相同的，应区别对待。②施治前要取得患者充分的信任与合作。③每一次施治过程应尽量取得成功。如不成功，则会动摇患者的信心，影响患者对施治者的信任。

7.药食法　选用适当的方药或食物，可调整五脏虚实，聪明益智，养心安神，疏肝理气，以达到调节情志活动的目的。如逍遥散有疏肝解郁、调畅情志之功效；泻青丸有清泻肝火之功效，可缓解郁怒而致的肝火郁结等。

> 【知识拓展】◆
>
> 《素问·汤液醪醴论》指出"精神不进，意志不治，故病不可愈"。历代名医一再提倡"善医者，必先医其心，而后医其身"的宗旨。突出了情志护理对疾病的康复起着积极的促进作用。

五、预防七情致病的方法

以中医形神理论和藏象五志论为基础，喜、怒、忧、思、悲、恐、惊七情概括了复杂情感过程的基本状态，是情绪、情感等心理活动的外在表现。要预防七情致病，就必须保持心情舒畅，精神乐观，避免七情过极。

（一）清静养神

我国历代医家认为神气消静，五脏安和，可健康长寿。清静养神，是指采取各种措施使精神保持淡泊宁静的状态，不为七情六欲所干扰。神是生命活动的主宰，它统御精气，是生命存亡的根本和关键。而患病之人对于情志刺激尤为敏感，调摄精神就更为重要。只有将"静"融于人的日常生活中，做到精神内守，心平气和，精气才能日见充实，形体亦可随之健壮，从而达到《黄帝内经》中所说的"恬淡虚无，真气从之，精神内守，病安从来"的境界。清静养神的方法很多，精神内守、意守为清净养神的主要方法。要树立清静为本的思想，不过分劳耗心神，乐观随和，做到静神不用，劳神有度，用神不躁。此外，还要努力减少外界对神气的不良刺激，创造清静养神的有利条件。

（二）情志舒畅

情绪乐观，心胸宽广，性格开朗，精神愉快，可使营卫流通，气血和畅，生机旺盛，身心健康。《遵生八笺》中说："安神宜悦乐。"通过各种情趣高雅、动静相参的娱乐活动，如音乐欣赏、书法绘画、读书赋诗、种花养鸟、弈棋垂钓以及外出旅游等，可以怡养心情，舒畅情怀，陶冶情操，从而达到远离疾病、延年益寿的目的。此外，要善于化解忧虑、烦恼之事。人一生中不可能不遇到忧虑、烦恼之事，关键在于能正确对待，妥善处理，及时解脱。如退步思量，对减轻烦恼具有积极的作用；若退步思量还不能减轻烦恼时，可通过吐露交谈，听取别人的劝慰以消除心中的烦恼。

（三）修身养性

古人把道德和性格修养作为养生的一项重要内容，认为养生和养德是密不可分的，甚至把养性和养德列为养生首务。养德可以养气、养神，有利于神定心静，气血调和，精神饱满，形体健壮，使"形与神俱"，从而健康长寿。道德和性格良好的人，待人宽厚，性格豁达，志向高远，对生活充满希望和乐趣。他们一般具有良好的心理素质和精神状态，能较好地控制和调节自己的情绪。如道德水平低下、个性狭隘，则常常会用神不当。

（四）平和七情

1. 以理胜情 即考虑问题要符合客观规律，能用理性克服情志上的冲动，使情志活动保持在适度状态而不过激，思虑有度，喜怒有节。若喜乐太过或不及，则可使心神受伤。

2. 以耐养性 即有良好的涵养，遇事能够忍耐而不急躁、愤怒，日常生活中能淡泊名利，淡忘烦恼。当大怒或暴怒时，可使阳气升发太过，血随气逆则呕血，甚至猝然昏不知人。

3. 以静制动 神静则宁，情动则乱，应倡导清静少欲，避大喜大怒，常保平和心情。静神之法很多，如书法、绘画等皆能怡神静心。

4. 以宣消郁 悲忧可使人体的气血受损，尤其易损伤肺气，出现气短胸闷、意志消沉、精神委靡、倦怠乏力等症状。悲哀忧伤的最佳消除方法，就是及时用各种方法宣泄情绪，以免气机郁遏而生疾患。宣泄的方法很多，如向亲朋好友倾诉，用个人喜欢的方法发泄情绪，避免寂寞独处等。

5. 思虑有度 适度的思能强心健脑，有益于健康；若思虑过度，所思不遂，则可影响气的正常运行，引起脾胃功能失调。用心思虑的时间不宜太长，工作1~2小时后应适当活动，以解除持续思虑后的紧张和焦虑。平常应坚持体育锻炼，时间不宜太长，要养成按时作息的好习惯。

6. 慎避惊恐 惊恐对人体的危害极大，过度的惊恐可致气机紊乱，心神受损，肾气不固，出现心神不定、手足无措、下焦胀满、遗尿等症状，甚则心惊猝死。要有意识地锻炼自己，培养勇敢坚强的性格，以预防惊恐致病。此外，还应避免接触易导致惊恐的因素和环境。

█ 第三节　饮食护理

学习导入 ◆

案　例

郑某，女，43岁。主诉：发作性腹泻十余年，加重半个月。现病史：患者于十余年前出现腹泻，多于受凉、疲劳、情绪变化诱发。发作时为水样便，日达7~8次，有时休息后能自行缓解，有时需服用中西药物才可缓解。半个月前腹泻又发作，迁延不止，水样便，夹杂不消化食物和泡沫，伴纳呆乏力、畏寒肢冷。便常规未见异常，钡餐胃镜检查：6小时后钡剂分布于盲结肠、升结肠，24小时后检查钡剂完全排空。胃、十二指肠及盲肠无器质性病变，为求中医诊治来诊。查体：面色苍白，手足不温，舌淡胖，苔白滑，脉沉弱。腹部平坦，未见胃肠型及逆蠕动波，无压、反跳痛及肌紧张，肠鸣音8~10次/分。中医诊断：泄泻（脾阳虚型），治以温补脾阳，方用附子理中丸加减。

思　考

1. 该患者应选择哪些性味的饮食？

2. 患者适宜的饮食有哪些？

3. 指导患者进行饮食疗法时，基本要求有哪些？

饮食是维持人体生命活动的物质基础，合理的饮食是人体五脏六腑、四肢百骸得以濡养的源泉，饮食不当可使人体正气虚弱，抵抗力下降，导致多种疾病的发生。《素问·刺志论》曰："谷盛气盛，谷虚气虚，此其常也。反此者，病。"饮食护理是在中医基础理论指导下，根据患者病情需要，给予适宜的饮食，预防或治疗疾病的一种方法。

一、饮食护理的基本原则

（一）饮食有节，适时定量

饮食要适时、定量，不可过饥过饱，更不能暴饮暴食。过饥造成机体营养来源不足，影响健康。过饱会加重胃肠功能负担，影响消化和吸收。食无定时，或忍饥不食，会扰乱胃肠消化的正常规律，使脾胃功能失调，消化能力减弱，影响营养的吸收和输送。

（二）合理膳食，不可偏嗜

食物有四气五味，各有归经，若饮食偏嗜则可导致人体脏器阴阳失调而发生多种疾病。如过食肥甘厚味可助湿生痰、化热，或生疮疡等证；过食生冷会损伤脾胃之阳气，致寒湿内生，发生腹痛、泄泻等脾胃寒证；偏食辛辣，可使胃肠积热，在上则口腔破溃，牙龈出血，在下则大便干燥或有痔核。因此，患者的饮食应清淡，多样化，粗细相宜，寒热相适，质量兼顾，荤素搭配，比例适当，营养全面。忌肥甘厚味，嗜食偏好。

（三）重视脾胃，注意卫生

在饮食护理中，要重视脾胃功能的调理，不能片面追求营养摄入，强进荤腥油腻之品，以免加重脾胃负担，导致病邪滞留，加重病势。还应注意食物宜新鲜，忌生冷、不洁的食物，进食环境要整洁宁静，指导患者餐前要洗手、饭后应漱口，不能食后即睡，餐后要避免做剧烈运动，养成良好的饮食卫生习惯。

（四）辨证施食，相因相宜

在饮食护理中应根据病因、病位、病性及患者的年龄、体质、气候及地域等诸因素，结合食物的性味归经选择食物，遵循"寒者热之，热者寒之，虚则补之，实则泻之"的调护原则，注意不同疾病的饮食宜忌，做到因证、因时、因地和因人施食。如体胖者多痰湿，饮食宜清淡，多食蔬菜、瓜果，忌食肥甘厚腻、助湿生痰之品；老年人脾胃功能虚弱，运化无力，宜食清淡、温热熟软之品，忌食生冷、黏硬、不易消化之品。

二、食物的性味和功效

（一）食物的性味

1.四性　是指食物具有的寒、热、温、凉四种属性，习称"四气"。加上不寒不热的平性，又可称为"五性"。如寒性和凉性的食物，具有清热、泻火甚至解毒的作用；热性和温性的食物，具有温里、祛寒、助阳的作用。食物的属性一般可以通过其功效来反映。平性食物作用比较缓和，无明显偏性。

（1）寒性食物

性味苦寒、甘寒，具有滋阴、清热、泻火、凉血或解毒的功效，可用于热证。常见寒性食物有绿豆、苦瓜、冬瓜、茄子、西瓜、香蕉、白菜、海带、葫芦、莴笋、荸荠、柠檬、黑鱼、芦荟等。寒性食物易损伤阳气，故阳气不足、脾胃虚弱者应慎用。

（2）热性食物

性味甘温、辛热，具有温中祛寒、益火通阳的功效，适用于寒证，如脾胃虚寒、腹痛、泄泻等症。常见热性食物有辣椒、胡椒、桂皮、高良姜、白酒等。热性食物多辛香燥烈，容易助火伤津，热病、阴虚火旺者应忌用。

（3）温性食物

性味甘温，具有温中、散寒、通阳、补气的功效，适用于阳气虚弱的虚寒证或实寒证较轻者。常见温性食物有羊肉、鸡肉、牛肉、狗肉、鲢鱼、鲫鱼、蚕豆、扁豆、葱白、生姜、大蒜、韭菜、桂圆肉、荔枝、橘子、南瓜、红糖、咖啡等。这类食物比热性食物平和，但仍有一定的助火、伤津、耗液的作用，热证、阴虚火旺者应慎用或忌用。

（4）凉性食物

性味甘凉，具有清热、养阴的功效，适用于热性病证的初期、疮疡、痢疾等。常见凉性食物有小麦、大麦、鸭蛋、豆腐、莲子、黄瓜、梨、菠菜、薏苡仁、绿茶等。凉性食物比寒性食物平和，但久用损伤阳气，阳虚、脾气虚损者应慎用。

（5）平性食物

性味甘平，这类食物的性味较平和，为日常生活的基本饮食，可以根据患者的具体情况灵活选用。常见平性食物有玉米、红薯、胡萝卜、牛奶、猪肉、鸽肉、蚕豆、赤小豆、鲫鱼、鲤鱼、山药、莲肉、香菇、黑木耳等。

2.五味　食物"五味"，是指食物具有辛、甘（淡）、酸、苦、咸五种味道，其中还包括淡味和涩味。食物的五味不同，具有的药效作用也不相同。《素问·藏气法时论》中出："辛、酸、甘、苦、咸，各有所利，或散，或收，或缓，或急，或坚，或软，四时五藏，病随五味所宜也。"食物性味不同，对五脏的功效也不一样。《素问》中记载："五味所入：酸入肝，辛入肺，苦入心，咸入肾，甘入脾，是为五入"，说明酸、辛、苦、咸、甘五味分别对五脏产生特定的联系和亲和功效。

（1）辛味

具有能散能行的特点，即具有行气、行血、散风寒、散风热的作用。如萝卜、洋葱行气，黑木耳行血，生姜散风寒。

（2）甘味

具有能补能缓的特点，即补虚和中、缓急止痛的作用。如糯米、红枣可治疗脾胃虚寒的胃痛。

（3）苦味

具有能泄能燥的特点，即泻热、清热、通泄、燥湿的作用，如苦瓜具有清热、明目、解毒的功效。

（4）酸味

具有能收能涩的特点，即收敛固涩的作用。如乌梅涩肠止泻。

（5）咸味

具有能下能软的特点，即软坚、散结、泻下的作用。用于治疗热结、痰核、瘰疬等病证，如海带软坚。

（6）淡味

具有渗利水湿的功效，如薏苡仁、冬瓜利水渗湿。

（二）食物的功效

食物的功效是对食物的预防、治疗和保健等作用与疗效的直接概括，是食物治疗疾病的主要依据。食物的功效是由它自身固有偏性（性能）如"性""味""归经""升降浮沉"等特性决定的。护理患者时可有针对性地选用具有不同功效的食物来祛除病邪。

三、食物的分类

一般习惯将食物分成五大类：一是谷类及薯类，包括米、面、杂粮等；二是动物类，包括肉、禽、鱼、蛋、奶及奶制品等；三是豆类及其制品，包括大豆及其他干豆类；四是蔬菜水果类，包括鲜豆、根茎、叶菜、茄果等；五是纯能量类，包括动植物油、淀粉、食用糖、酒类等。此外，食物也可按形态与加工方式分为米饭、粥食、汤羹、菜肴、饮料、酒剂、散剂、蜜饯、糖果、膏类等；或按食物功效分为补益正气（具有营养保健作用）和祛除邪气（具有治疗作用）两大类。本书按食物的功效分类介绍部分常用食物。

（一）具有营养保健作用的食物

1. **润肤养颜类**　黄精、甲鱼、枸杞子、薏苡仁、肉皮等。

2. **延年益寿类**　人参、黄芪、白术、山药、鳖、鱼、瘦肉、苹果、贝类、芝麻、花生、蜂王浆、茶等。

3. **美发乌发类**　何首乌、当归、熟地、黑芝麻、黑豆、核桃肉、葵花籽、大麦、葛根、海藻、动物肝肾等。

4. **强身健体类**　小麦、糯米、排骨、瘦肉等。

5. **增加免疫力类**　冬虫夏草、山楂、大蒜、芦荟、生姜、香菇、蜂胶、薏苡仁等。

6. **增强记忆力类**　蛋黄、芝麻、核桃、黄花菜、蘑菇、大豆、牛奶、鱼、卷心菜、木耳等。

（二）具有治疗作用的食物

1. **辛温解表类**　生姜、大蒜、胡椒等。

2. **辛凉解表类**　杨桃、薄荷等。

3. **化痰类**　海藻、海带、紫菜、萝卜等。

4. **止咳平喘类**　白果、杏仁、冬瓜仁、橘、梨、萝卜等。

5. **清热解毒类**　西瓜、冬瓜、黄瓜、苦瓜、绿豆、扁豆、乌梅等。

6. **利水类**　西瓜皮、冬瓜皮、绿豆、赤豆、玉米须、葫芦、鲤鱼、黑鱼等。

7. **祛风湿类**　薏苡仁、鳝鱼、樱桃、乌梢蛇等。

8. **润肠通便类**　核桃仁、芝麻、松子、香蕉、蜂蜜等。

9. **行气类**　佛手、玫瑰花等。

10. **止血类**　花生红衣、黄花菜、木耳、莲蓬、藕等。

11. **活血类**　山楂、茄子、酒、醋等。

12. **安神类**　莲子、酸枣、百合、荔枝、龙眼、山药、鹌鹑、牡蛎肉等。

13. **涩肠止泻类**　大蒜、马齿苋可用于热性泄泻；焦山楂、焦麦芽、焦谷芽、炒陈皮等用于伤食泻；薏苡仁、莲子、炒山药用于脾虚泄泻。

14. **驱虫类**　槟榔、榧子、乌梅、南瓜子、椰子、胡萝卜等。

15. **降脂、降压类**　荞麦、燕麦、小米、玉米、冬瓜、丝瓜、菠菜、西红柿、油菜、苋菜、海藻、紫菜、山楂、黑木耳、香菇、大蒜、洋葱、茶叶、荷叶、莲心、芹菜、荸荠、海蜇、蜂蜜、豆类等。

16. **生奶类** 鲫鱼、猪蹄、鱼头、生南瓜子等。

17. **降糖止渴类** 玉米、猪胰、鳝鱼、泥鳅、鲜贝、甲鱼、绿豆、丝瓜、冬瓜、苦瓜、南瓜、山药、豌豆、茭白、乌梅、马齿苋、新鲜绿叶蔬菜等。

18. **消炎类** 大蒜、菠菜根、马齿苋、冬瓜子、油菜、山慈姑等。

19. **防癌抗癌类** 玉米、白薯、番木瓜、动物血、薏苡仁、葡萄、山楂、无花果、猕猴桃、黄瓜、芦笋、萝卜、番茄、大蒜、百合、银耳、黑木耳、海参、海带、扇贝、牡蛎、牛奶、粥、油等。

（三）常用药膳食品

1. **药膳概述** 药膳是在中医学、烹饪学和营养学理论的指导下，严格按药膳配方，将中药与某些具有药用价值的食物相配伍，采用我国独特的饮食烹调技术制作而成的具有一定色、香、味、形、效的美味食品。换而言之，药膳即药材与食材相配伍而做成的美食。一份好的药膳，既对人体的养生防病具有积极作用，又能激起人们的食欲，给人以余味无穷的魅力。

2. **药膳的分类** 根据药膳食品的形态、制作方法、作用的不同，分为以下几类。

（1）按药膳的食品形态分类

流体类（包括汁类、饮类、汤类、酒类、羹类）、半流体类（包括膏类、粥类、糊类、粉散类）、固体类（包括饭食类、糖果类）。

（2）按制作方法分类

炖类、焖类、煨类、蒸类、煮类、熬类、炒类、熘类、卤类、烧类、炸类。

（3）按药膳的功用分类

养生保健延寿类、美容美发类、祛邪治病类、疾病康复类等。

3. 常用药膳食品举例

（1）补阳药膳——山药薏苡仁枸杞子芡实粥。

原料：山药、薏苡仁各50 g，枸杞子、芡实各20 g。

制法：将以上四味洗净放锅内，加水适量，用文火炖成稠粥即可。

功效：益气健脾，补肾摄精。

（2）补阴药膳——百合粥。

原料：鲜百合50 g或干百合30 g，粳米10 g，冰糖或白糖适量。

制法：粳米洗净放锅内，加水适量，先用武火煮沸，再用文火煮至半熟，将鲜百合洗净放入锅内同煮成粥，加糖即可。

功效：润肺、养阴、止咳。

（3）补气药膳——黄芪炖鸡。

原料：生黄芪30 g，母鸡1只，佐料适量。

制法：母鸡去毛及内脏，洗净，将黄芪放入母鸡腹中，置锅中加水及姜葱、大蒜、盐等佐料至鸡烂熟即可。

功效：补肺益气，健脾养胃。

（4）补血药膳——补血饭。

原料：黄芪 10 g，当归 5 g，红枣 10 个，龙眼肉 10 g，白扁豆 20 g，粳米 100 g，红糖适量。

制法：黄芪、当归先煎取汁，红枣洗净去核，龙眼肉、白扁豆洗净。先将白扁豆放入锅内，适量煮至半熟，加入粳米、红枣、龙眼肉、红糖，再加入黄芪、当归煎煮成的汁，拌匀，用文火煮至成粥。

功效：益气补血。

（5）除痰浊药膳——白果炖鸡。

原料：乌骨雌鸡 1 只，白果仁 15 g，莲肉 15 g，江米 15 g，胡椒 3 g。

制法：将白果仁、莲肉、江米、胡椒末放入洗净的乌鸡腹中，用小火煮至鸡烂熟。

功效：益脾肺，除痰浊。

（6）祛瘀通络药膳——当归红花酒。

原料：当归 20 g，红花 50 g，葡萄酒 500 mL。

制法：当归切片，与红花一起放入葡萄酒中浸泡 10 天即可。

功效：养血活血，祛瘀通络。

（7）疏肝解郁药膳——三花茶。

原料：玫瑰花 7 朵，代代花 3 朵，绿梅花 3 朵。

制法：将上三花放入杯中，用沸水冲泡即可。

功效：行气和血，疏肝解郁。

（8）健脾化湿药膳——薏苡仁二豆粥。

原料：薏苡仁、赤小豆、绿豆各 50 g。

制法：将以上三味洗净入锅，加适量水，小火煮至成粥即可。

功效：健脾化湿。

【知识拓展】

食疗与药膳的差异

食疗与药膳在概念上有一定的差异：食疗是指以膳食作为手段治疗疾病，其从膳食的效能作用阐述了这种疗法的属性，表达的是膳食的功能概念；药膳是指包含有传统中药成分、具有保健防病作用的特殊膳食，从膳食的内容和形式阐述膳食的特性，表达的是膳食的形态概念。药膳发挥防病治病的作用，即是食疗。食疗中"食"的概念远比药膳广泛，它包含了药膳在内的所有饮食。

四、饮食宜忌

饮食宜忌，俗称忌口、食忌。临床上许多疾病难愈或愈而复发，往往与不注意饮食宜忌有关。《金匮要略》指出："所食之味，有与病相宜，有与身为害，若得宜则益体，害则成疾。"因此，饮食调护中强调饮食宜忌是十分必要的。

（一）疾病饮食宜忌

病证的饮食宜忌是根据病证的寒热虚实、阴阳偏盛，结合食物的四气、五味、升降浮沉及归经等特性来确定的。食物的性味、功效等应与疾病的属性相适应，否则会影响治疗效果。如热证患者忌辛辣、醇酒、炙烤等热性食物；阳虚者忌寒凉，宜温补类食物；阴虚者忌温热，宜淡薄滋润类食物。另外，中医学将能引起旧疾复发，新病加重的食物称为"发物"。如腥、腻、辛辣等食物，为风热证、痰热证、斑疹疮疡患者所忌。

常见病证的饮食宜忌：

1. 阳虚病证　阳虚证多元阳不足，宜食用性味甘温的温补之品。忌食生冷或寒凉饮食，以免进一步损伤阳气。阳虚证往往消化功能欠佳，补充营养应循序渐进，忌暴饮暴食。常用补阳食物有羊肉、狗肉、鹿肉、花椒、虾、牛鞭、黄鳝、韭菜、冬虫夏草、蛤蚧、胡桃仁等。常用温补食物有鸡肉、猪肚、带鱼、海参、粳米、糯米、高粱、洋葱、大蒜、生姜、酒、饴糖、刀豆、扁豆、香菜、大枣、杨梅、杏子、栗子、樱桃、龙眼等。

2. 阴虚病证　阴虚证多真阴不足，宜滋阴与清热兼顾，选用填精、养血、滋阴的食物，兼顾理气健脾。忌油腻厚味、辛辣食物，以防燥热损伤阴液。常用补阴食物有猪肉、鸭蛋、鸭肉、龟甲胶、鳖甲胶、小麦、番茄、银耳、木耳、芝麻、桑葚、苹果、百合、玉竹、枸杞子、酸枣仁、豆浆等。性平或偏凉的食物有小米、大麦、鲤鱼、螃蟹、鲳鱼、田螺、梨、柿子、香蕉、甜菜、椰子、甘蔗、西瓜、丝瓜、冬瓜、苦瓜、菠菜、芹菜、茄子、竹笋等。

3. 气虚病证　气虚证多与肺、脾、心、肾虚损有关，食疗应以分别补其脏虚为原则，因"气之根在肾"，补气时可酌情加枸杞子、桑葚、蜂蜜等益肾填精之品。补气类食品易致气机壅滞，影响食欲，可配伍少许行气之品如陈皮、砂仁等，忌寒湿、油腻、厚味食物。常用补气食物有鸡肉、猪肚、鹅肉、鹌鹑、牛肉、兔肉、带鱼、青鱼、泥鳅、粳米、扁豆、甘蔗、山药、无花果、马铃薯、大枣、栗子、冰糖等。

4. 血虚病证　多食含铁食物，选择优质蛋白，摄入适量维生素，禁食油腻厚味及油炸香燥之物。常用补血食物有乌骨鸡、鸭血、动物肝脏、猪心、猪蹄、鲍鱼、驴肉、阿胶、菠菜、淡菜、荔枝、龙眼肉、花生、红糖等。

5. 脾胃病证　脾胃病证包括胃脘痛、呕吐、泄泻、便秘等，系脾胃运化失常所致。日常饮食应以清淡、细软、易消化、富有营养的食物为主。宜进蔬菜、瘦肉、鸡蛋、鱼类等，忌生冷、煎炸、硬固、刺激性食品，忌土豆、黄豆、红薯等易胀气食物。脾胃寒凉宜食温性食品；胃热者忌辛辣；胃酸过多，应避免食用刺激胃液分泌的食物，如浓茶、咖啡、巧克力、辣椒等；胃酸缺乏，可于饭后食少许醋或山楂片；消化道出血者应进食无渣流质，如牛奶、米汤；腹泻者以少油半流质或软饭为宜，忌食生冷瓜果等寒凉滑润食物；呕吐剧者应暂禁食，好转后再进流质或半流质饮食，逐渐恢复软食、普食，切忌饱食。

6. **肝胆病证**　黄疸、腹胀等病证常与肝的疏泄功能失常有关。饮食宜清淡、营养丰富，多食蛋、奶、鱼、瘦肉及豆制品，忌食油腻生冷、辛辣食物。急性期以素食为宜，多食新鲜水果。肝硬化腹水者应予低盐或无盐饮食，肝性脑病（肝昏迷）患者应控制动物蛋白的食入量。

7. **肺脏病证**　饮食宜清淡，多食水果，供给多种维生素、无机盐，以利于机体代谢功能的修复，补充咳嗽或发热所消耗的能量，忌食辛辣、油腻、甜黏类食物，禁烟酒及海腥发物。咳嗽痰黄可选枇杷、梨等清热化痰之品；痰白清稀者避免食用生冷瓜果；痰中带血宜食藕片、藕汁等以收敛止血；久病肺阴虚者可选食百合、银耳、甲鱼等滋阴补肺之品；哮喘患者常与过敏有关，应禁食发物类。

8. **心脏病证**　饮食宜清淡、低盐，多食富含维生素 B、维生素 C 及豆制品类食物。食盐应控制在每日 6 g 之内。烹饪用油应以植物油为主，如玉米油、菜籽油。忌高脂类食物，如猪油、动物内脏，忌食烟酒、浓茶、咖啡及辛辣刺激之品。

9. **肾脏病证**　以水肿、消渴、淋浊、遗精等为主症。饮食宜清淡，富于营养，可多食动物性补养类食物。水肿者应低盐或无盐饮食，可食用冬瓜、赤小豆以利尿消肿。肾虚者可选用牛、羊、狗肉及蛋类，肾衰竭患者应补而有节，主要节制米、豆类食品，宜食优质低蛋白、高维生素、高热量食物，适当限制钠、钾，食用鱼肉时以蒸煮、做汤为宜。

10. **外感病证**　与外感风邪有关，以发热为主，如感冒、中暑、痢疾等。宜清淡饮食，如面条、米粥、新鲜蔬菜、水果等，忌食腥腻、酸涩之品，如肥肉、鱼虾、食醋等，以防外邪内陷入里，变生他证。

11. **疮疡皮肤病证**　宜清淡饮食，多食蔬菜水果，忌虾、蟹、猪头肉等荤腥发物。

（二）服药饮食宜忌

《调疾饮食辨》中说："患者饮食，藉以滋养胃气，宣行药力，故饮食得宜足为药饵之助，失宜则反与药饵为仇。"服药期间有些食物对所服之药有不良的影响，应忌服。

1. **一般忌食**　服药期间，忌食生冷、黏腻、肉、酒、酪、腥等不易消化及有特殊刺激性的食物。

2. **特殊忌口**　某些药物有特殊忌口，如人参忌萝卜、茶叶，土茯苓忌茶，半夏忌羊肉、羊血、饴糖，厚朴忌豆类，牡丹皮忌蒜、胡荽等。

（三）食物搭配宜忌

1. **有些食物搭配有利健康**　根据中医五行学说，有些食物相宜，可以搭配一起进食，如"当归生姜羊肉汤"中，温补气血的羊肉与补血止痛的当归和温中散寒的姜配伍，可增强补虚散寒止痛之功，同时可去掉羊肉的腥膻味；薏苡粥中添加红枣，可防止薏苡仁清热利湿过偏之性。

2. **有些食物搭配削弱食疗效果**　某些食物搭配不当会削弱食疗效果，要尽量避免。如吃羊肉、狗肉之类温补气血的食物，不应同时吃绿豆、鲜萝卜、西瓜等，否则会减弱前者的温补作用。饮食宜忌不是绝对的，要针对具体病情具体分析，还要注意个体差异，有些饮食经调制或配制后是可以改变其性质而改变其宜忌的，应灵活掌握。

第四节　用药护理

学习导入 ◆

案　例

李某，男，78岁。昨日起病，恶寒发热，头痛，鼻塞流清涕，欲呕，舌苔薄白，脉浮缓。体温 38.9℃，心率 96 次／分。医生诊断为"外感风寒，营卫不和"，治以解肌发表，调和营卫，予桂枝汤加半夏水煎服。

思　考

1. 煎煮中药最宜选用的器具是什么？

2. 该方药组成为：桂枝 9 g，白芍 9 g，炙甘草 9 g，大枣 4 g，生姜 9 g，半夏 6 g。分析该方之药物组成，你认为煎煮时宜久煎的药物是什么？为什么？

3. 煎煮该方药时，第一煎应于沸后煮多长时间？

4. 服用该方药时，护士应采取的护理措施有哪些？

药物治疗是中医治疗疾病最常用的一种手段，医护人员必须掌握给药的途径和方法，使其更好地发挥药物疗效，提高治疗效果。

一、给药护理

（一）中药汤剂煎煮法

汤剂是目前中药临床常用的剂型，正确的煎煮方法是确保疗效的关键。历代医家均非常重视汤剂煎煮方法。为了保证中药的用药效果，医护人员应指导患者及其家属掌握汤剂的正确煎煮方法。

1. 煎药器具　煎药器具以带盖的砂锅、瓷罐为佳。此外，可用搪瓷类、不锈钢、瓦罐、玻璃器皿。煎药忌用铁、铜、铝等金属器具。

2. 药物浸泡　煎药前药物宜用冷水浸泡，有利于药物有效成分的析出。一般以浸泡半个小时到 1 小时为宜，浸泡时间不宜过长，以免变质。煎药前不可用水洗药。

3. 煎药用水　煎药用水多用饮用水，以洁净澄清、无异味、含矿物质及杂质少为原则。忌用开水煎药。煎药加水要适量，第一煎加水超过药面 3～5 cm 为宜，第二煎加水超过药面 2～3 cm 为宜。也可以每克药加水 10 mL 计算水量，第一煎加全部水量的

70%，第二煎加全部水量的 30%，水应一次加足，不宜中途加水，更不能把药煎干后加水重煎。

4. 煎煮火候　火候以先武火后文火为原则，即在煎药开始用武火，至水沸后用小火保持微沸状态。解表类、清热类及芳香类药物不宜久煎，以防药性挥发。滋补类药物宜文火久煎，以使有效成分充分溶出。

5. 煎药时间具体见表 6-1。

表 6-1　煎药时间表

	第一煎	第二煎
一般药物	20～30 分钟	15～20 分钟
解表药物	10～15 分钟	10 分钟
滋补药物	30～60 分钟	30 分钟
有毒药物	60～90 分钟	60 分钟

6. 特殊煎法　有些中药因成分与质地的特殊性，为保证药物的效果，煎煮方法和煎煮时间也有特殊要求。

（1）先煎

先煎的目的是为了增加药物的溶解度，降低药物毒性，充分发挥疗效。

质地坚硬、有效成分不易煎出的矿石类、贝壳类及角、骨、甲类药物等应先煎 30 分钟左右，再与其他药物同煎。如矿石类药物有生石膏、寒水石、磁石、代赭石、海浮石、紫石英等；贝壳类药物有海蛤壳、牡蛎、珍珠母等；角、骨、甲类药物有水牛角、龟甲、鳖甲、穿山甲、龙骨、鹿角等。

有毒的药物至少先煎 30 分钟以上才能够达到减毒或去毒的目的，如乌头、附子等。

芦根、竹茹、糯稻根须、玉米须等，应先将此类药加水煎煮，去渣后，再用此水煎其他药物，称为"煎汤代水"。

（2）后下

后下药物在其他药物煎煮结束前的 5～10 分钟放入为宜。后下的目的是为了避免有些药物的有效成分在煎煮时间较长时挥发或被破坏。如芳香气薄、有效成分不耐高温的药物薄荷、木香、沉香、藿香、佩兰等。

（3）包煎

包煎药物应将药物装进纱布袋内再与其他药物同煎。含淀粉黏液质多，易糊化或焦化的药物，如蒲黄、海金沙等；易成糊状的药物，如牛蒡子、车前子、紫苏子等药物；质地较轻较细，煎煮时容易漂浮在液面上的药物，如旋覆花、辛夷花、枇杷叶等，含绒毛的药物易刺激咽喉引起咳嗽、恶心、呕吐。

（4）另炖

也称另煎。另炖的目的是避免贵重药物的有效成分被其他药渣吸附而造成浪费，需单独煎服，如人参、西洋参、鹿茸、燕窝等药物。

（5）烊化

胶质、黏性大和易溶的药物应单独烊化后再与其他药汁兑服，或单独服用，如阿胶、龟甲胶、鹿角胶等药物。

（6）冲服

一些贵重的药物或挥发性强不宜水煎的药物，需要先将药物研成粉末，再用开水或煎好的药液冲服。如珍珠粉、琥珀粉、三七粉等贵重的药物。

（7）泡服

某些挥发性较强、易出味的药物不宜煎煮，泡服即可。如番泻叶、胖大海、菊花等药物。

（8）兑服

一些液体药物在服用时可以与其他药物的煎汁兑入服用，如竹沥、姜汁、鲜藕汁等药。此外，有些医院使用中药机器煎药，把中药和水装入煎药机器里自动加热煎药，煎好的药汁直接进入包装机被灌注到专用的塑料袋内，密封好后发给患者服用。

7. 煎煮次数　一般汤剂经水煎两次，70%～80% 的有效成分已析出，所以临床一般采用两煎法。

（二）中药给药规则

1. 中药的给药途径　传统的中药给药途径主要是内服和外用两种，如口服的有汤剂、散剂、膏剂、丸剂等；外用的有膏剂、熏剂、栓剂、药条、锭剂等。另外，近年来又增加了注射剂、胶囊剂、气雾剂、膜剂等新剂型。

2. 中药的给药时间　给药时间应与人体内部活动的节律相一致。即阳药用于阳长时，阴药用于阴长时，升药用于开时，降药用于降时。应根据不同的治疗目的和药物的作用及脏腑的四时特点，选择符合生命节律的给药时间，提高药物的治疗效果。

补阳升散的药物，一般应于阳旺气升时服用；补阴沉降的药物，一般应于阴旺气降时服用。根据这一规律，将传统的给药时间划分为两个时区，即清晨至午前，阳旺气升时，服用扶阳益气、温中散寒、行气活血、消肿散结等药物；午后至子夜前，气降阴旺时，服用滋阴补血、收敛固涩、重镇安神、定惊息风、清热解毒等药物。中药的给药时间规则要点如下：

（1）驱虫药、攻下药、峻下逐水药宜清晨空腹服用。

（2）消导药、对胃有刺激的药宜饭后服用。

（3）滋补药、健胃药、制酸药宜饭前服用。

（4）安神药、润肠通便药宜睡前服用。

（5）平喘药、截疟药应在发作前 2 小时服用。

（6）口含药应不拘时间多次频服。

（7）止泻药应及时给予、按时再服、泻止停药。

（8）涩精止遗药应早、晚各服一次。

（9）调经药要根据证候，于经前和经期服用不同药物。一般经前宜疏肝理气，经期宜理气活血止血。

（10）急性病、热性病、儿童应及时、多次给药，可2小时一次，必要时采用频服法，使药力持续。

3.中药给药方法　一般丸、片、胶囊、滴丸等可用白开水送服，祛寒药可用姜汤送服，祛风湿药可用黄酒送服，以助药力。膏、散、丹、细丸及某些贵重细料药物，不必煎煮，可用白开水或汤药冲服或含服。番泻叶、胖大海等容易出味的药，可用沸水浸泡后代茶饮。呕吐患者在服药前可先服少量姜汁，亦可先嚼少许生姜片或陈皮，防止呕吐。汤药亦应浓煎，少量多次服用。婴幼儿、危重患者，可将药调化后喂服。对于神志不清、昏迷、破伤风、张口困难、口腔疾病不能进食患者可用鼻饲法给药。作用峻烈或有毒性的药物，宜先服少量，逐渐增加，有效则止，慎勿过量。

4.中药服药温度　分为温服、热服和凉服。将煎好的汤剂放温后服用，或将中成药用温开水或温的酒、药汁等液体送服的方法称为温服。一般中药多采用温服。温服既可保护脾胃之阳气，亦可减轻某些药物的不良反应。如汤剂放凉后应先加热煮沸，再放温服用，不应只加热到温热不凉就服用。

将煎好的汤剂趁热服下或将中成药用热开水送服的方法称为热服。一般理气、活血、化瘀、解表、补益剂均应热服，以提高临床疗效。

将煎好的汤剂放凉后服用或将中成药用凉开水送服的方法称为凉服。一般止血、收敛、清热、解毒、祛暑均应凉服。

5.中药服药剂量　中药汤剂一般每日1剂，分2～3次服用，间隔4～6小时为宜；小儿可适当增加次数；病缓者可每日早、晚各服一次；病急者可每隔4小时服一次，使药力持续，以利顿挫病势。呕吐患者少量多次服；咽喉肿痛者频频含服；发汗、泻下、催吐服药剂量不必拘泥，中病即止。中成药根据剂型及要求给予相应剂量。小儿根据要求和年龄酌情减量。

（三）中药内服法与护理

中药内服法与护理涉及解表类药、泻下类药、温里类药、清热类药、理气活血类药、补益类药、安神类药的服法与护理，具体内容可参见本节中医用药"八法"及护理。

（四）中药外用法与护理

1.膏药的用法与护理　膏药，古称薄贴，又称硬膏。膏药是按处方将药物浸于植物油中煎熬去渣，加入黄丹再煎，凝结后将熬成的药膏摊在布上或纸上而成。

（1）适用范围

具有消肿止痛、活血通络、软坚散结、拔毒透脓、祛腐生新、祛风胜湿等作用。用于外科病证初起、已成、溃后各个阶段。

（2）操作及护理方法

使用前先将膏药四角剪去，清洁局部皮肤，将膏药放在热源上烘烤加温，使药膏软化后再敷贴患处。加温时应注意不宜过热，以免烫伤皮肤。膏药敷贴后，应加以适当固定。使用后，应注意观察皮肤反应，如局部出现丘疹、水疱、红肿或瘙痒异常，应随即取下膏药。除去膏药后，局部可用松节油擦拭干净。

2. 药膏的用法与护理　药膏，为药粉与饴糖、蜂蜜、植物油、鲜药汁、酒、醋、凡士林、水等赋形剂调和而成的厚糊状软膏。敷于肌肤通过皮肤吸收后，可达到行气活血、疏通经络、祛邪外出等目的。

（1）适用范围

具有消瘀止痛、舒筋活血、接骨续筋、温通经络、清热解毒、生肌拔毒的功效。用于痈肿疮疡和跌打损伤各期的瘀血、肿胀、疼痛、骨折等。

（2）操作及护理方法

先清洁局部皮肤，将药膏涂在大小适宜、折叠为4～6层的桑皮纸或纱布上，敷于患处后包扎，关节部位用"8"字形或螺旋形包扎。一般2～3天换药一次。

3. 熏洗疗法与护理　熏洗疗法，是将药物煎汤或用开水冲泡后，趁热进行全身或局部的浸泡、淋洗、熏蒸、湿敷。通过药物加热后的热力、药力的局部刺激，药物通过皮肤的吸收和蒸汽渗透的作用，达到温通经络、活血消肿、祛风除湿、杀虫止痒等目的。

（1）适用范围

熏洗疗法具有疏通经络、消肿止痛、活血化瘀、祛风除湿、杀虫止痒等作用。可用于跌打损伤、肢体关节疼痛和活动不利，以及各类皮肤疾患等，坐浴可用于妇科和肛肠科疾患。

（2）操作及护理方法

按医嘱正确配制好药液，药液温度一般以40℃～50℃为宜，洗浴时要防止烫伤。洗浴时间每次30～60分钟，如有必要，可先熏后洗。患者坐浴和全身洗浴时，应注意观察病情，如发现异常，应随时停止洗浴。妇女月经期间，不宜坐浴。除此之外，还可以用熏法进行室内外空气消毒、灭蚊虫和某些皮肤病疾患的治疗。

4. 熨敷疗法与护理　熨敷疗法，是用药物、药液直接加温，或煎汤敷于局部特定部位或穴位上，利用温热和药物的作用，以达到行气活血、散寒止痛、祛瘀消肿的目的。熨法有药熨法、盐熨法、醋熨法、坎离砂熨法和水熨法等。

（1）适用范围

具有温通经络、散寒止痛、活血祛瘀等功用。可用于虚寒性脘腹痛、跌打损伤、寒湿痹痛、泄泻、腹水等。

（2）操作及护理方法

按医嘱备好熨敷所需用品，如准备好热水袋、热熨袋或将药物加热装入袋中等。温度要适宜，一般不可超过70℃。将热熨袋放置于需热熨部位，时间为30～60分钟，温度不足时可加温复用。熨敷期间注意随时听取患者对热感的反应，观察局部情况，以免烫伤皮肤，必要时可随时停止热敷。阳热实证患者不宜使用熨敷法。

5. 掺药疗法与护理　掺药疗法，是将药物制成极细粉末掺布于膏药或油膏上或直接撒布于病变部位。

（1）适用范围

具有祛腐生新、清热止痛、生肌收口、促进创面愈合的作用。用于疮疡创面、皮肤溃烂或湿疹、口腔黏膜炎症或溃疡等。

（2）操作及护理方法

消毒创面后，将药粉均匀撒布于创面上，用消毒纱布或油膏纱布覆盖，一般1～2天换药一次。祛腐拔毒药末，有时会刺激创面，引起疼痛，应告知患者，以便取得合作。

6. 吹药疗法与护理　吹药疗法，是将药物制成精细粉末，利用喷药管，将药粉喷撒于病灶的一种外治法。

（1）适用范围

主要用于掺药法难于达到的部位，如咽喉、口腔、耳、鼻等处的炎症、溃疡等。

（2）操作及护理方法

准备好药末和喷药管。吹口腔、咽喉时，嘱患者洗漱口腔后，端坐靠背椅上，头向后仰，张口屏气，查清部位，用压舌板压住舌根，手持吹药器，将适量药物均匀吹入患处。吹药完毕后，令患者闭口，半小时内不要饮水进食，一般每日可吹2～4次。向咽喉部吹药时，气流压力不能过大过猛，以防药末直接吹入气管引起呛咳。小儿禁用玻璃管作为吹药工具，以防咬碎损伤口腔。吹耳、鼻时，先拭净鼻腔和耳道，观察好病变部位，用吹药器将药末吹至患处。

7. 鲜药捣敷法与护理　鲜药捣敷法是将某些具有药用作用的新鲜植物药洗净、捣碎，直接敷于患处，利用植物药浆汁中的有效成分达到清热解毒、消肿止痛、收敛止血等目的。

（1）适用范围

一切外科阳证，如红肿热痛、创伤表面浅表出血、皮肤瘙痒、虫蛇咬伤等。常用的鲜药有蒲公英、紫花地丁、马齿苋、仙人掌、七叶一枝花、野菊花叶等。

（2）操作及护理方法

将鲜药放入容器内捣碎或用手揉烂，直接敷于患处，如条件允许应给予固定包扎。使用时应注意洗净药物，清洁局部皮肤，防止感染。

二、中医用药"八法"及护理

中医治法包括治疗大法和具体治法。治疗大法在临床用药中具有普遍性和指导性，属于共性，如中医用药"八法"；具体治法在临床用药中具有具体性和针对性，属于个性，如辛温解表法、滋补肝肾法等。"八法"通常是指汗法、吐法、下法、和法、温法、清法、消法、补法。这八种方法临床上可以单独使用，也可以配合使用。在运用"八法"时，护理方法十分重要。

（一）汗法与护理

汗法，又称解表法，是通过开泄腠理、调畅营卫、宣发肺气等作用，使在表的外感六淫之邪随汗出而解的一种治法。汗法主要适用于治疗外感六淫之邪的表证。此外，疮疡初期、麻疹将透未透、头面部及上肢水肿等，也可用汗法。由于病性有寒热之分，体质有强弱不同，所以汗法又分为辛温解表和辛凉解表两大类型，以及汗法与补法等其他治疗方法的结合。其护理要点如下：

（1）服药时宜热服，服药后，卧床加盖衣被休息，并饮热稀粥或热饮，以助药力发汗。

（2）发汗应以遍身微汗为宜，即汗出邪去为度。如果汗出不彻，则病邪不解；汗出太过，则耗气伤津，甚至阳随汗泄而呈亡阳之变。

（3）发汗要因时、因人、因地而宜。暑天炎热，发汗宜轻；冬令严寒，发汗宜重；体虚者，发汗宜缓；体实者，发汗宜峻。汗出过多时，应及时用干毛巾或热毛巾擦干，注意避风寒。

（4）饮食宜清淡易消化，忌酸性和生冷食物。

（5）服用解表发汗药时，应禁用或慎用解热镇痛的西药，如复方阿司匹林等，以防汗出过多而伤阴。

（6）如果患者出现大汗不止，易致伤阴耗阳，应及时报告医师采取相应措施。

（7）凡淋象、疮象、亡血象及剧烈吐下之后均禁用汗法。

（二）吐法与护理

吐法，又称催吐法，是通过涌吐，使停留在咽喉、胸膈、胃脘等部位的痰涎、宿食或毒物等从口中而出的一种治法。吐法适用于病位居上、病势急暴、内落实物等证。如中风痰壅，宿食壅阻胃脘，毒物尚在胃中等。此外，痰涎壅盛的癫狂等，也可用吐法。吐法易伤胃气，体虚气弱、妇人新产、孕妇等禁用或慎用吐法。其护理要点如下：

（1）药物采取二次分服，服第一次已吐者，需与医生联系，决定是否继续服第二次。

（2）服药后不吐者。可用压舌板、小勺、手指等刺激喉部，助其呕吐。卧床患者应将其头偏向一侧，避免呕吐物误入呼吸道。

（3）呕吐不止者，根据催吐药的种类可分别用下列方法处理：服巴豆吐泻不止者，可用冷稀粥解之；服藜芦呕吐不止者，可用葱白汤解之；若是误服其他有毒物而呕吐不止者，可用甘草、贯众、绿豆煎汤解之。

（4）严重呕吐者，应观察患者脉象、血压、神志，呕吐物的色、量、质等，并做记录。必要时与医生联系，按医嘱给予静脉输液，调节水、电解质、酸碱平衡。

（5）对幼儿、年老体弱、心脏病、高血压、孕妇应慎用或忌用吐法。

（6）呕吐后不要立即进食，利后可吃清淡、易消化的素食。忌食生冷、肥甘厚味或黏腻之品。

（三）下法与护理

下法，又称泻下法，是通过荡涤肠胃，通利大便，泻出肠胃中积滞、积水、瘀血，使停留在肠胃的宿食、燥屎、冷积、瘀血、结痰、停水等从下窍而出的一种治法。下法适用于邪在肠胃而燥屎内结，或热结旁流及停痰留饮、瘀血积水等邪正俱实证。由于病性有寒热虚实之分，病邪有兼夹，所以下法有寒下、温下、润下、逐下、攻补兼施的区别，运用下法时必须辨证准确，用药精当。其护理要点如下：

（1）运用下法时，严格区分寒热虚实，分清标本缓急，防止滥用误用药物。如表里无实热者及孕妇要忌服寒下药，服药期间不能同时服用辛燥、滋补药。

（2）妇女经期、孕期及脾胃虚弱者等禁用或慎用下法。

（3）使用下法，应中病即止，不可久服。

（4）润下药宜饭前空腹时服用。

（5）服药后有轻微腹痛是正常现象，待通便后腹痛自然会消失。

（6）服药后要注意观察病情及生命体征变化，观察排泄物性质、量、次数等变化。若因泻下太过出现虚脱，应及时报告医生，配合抢救。

（7）服药期间，饮食宜清淡，易消化。应忌硬固、油腻、辛辣食物及饮酒等。多吃水果和蔬菜。

（四）和法与护理

和法，又称和解法，是运用具有疏泄与和解作用的药物，使在半表半里的邪气得以解除，使失和的脏腑、阴阳、表里得以恢复协调的一种治法。和法适用于邪犯少阳、肝脾不和、寒热错杂、表里同病等证。其护理要点如下：

（1）服用和解少阳的药物期间，应忌食萝卜。

（2）服用调和肝脾药物期间，应加强情志护理，使患者心情舒畅。

（3）用药期间，饮食宜清淡，忌食油腻及辛辣之品。

（4）病邪在表、未入少阳，或邪已入里的实证及虚寒证等，应忌用或慎用和法。

（五）温法与护理

温法，又称祛寒法、温阳法，是运用具有温热散寒作用的药物，通过温里祛寒以治疗里寒证的一种治法。温法适用于寒邪直中脏腑、寒饮内停、阳气衰微等证。由于里寒证的形成和发展过程中，往往阳虚与寒邪并存，所以温法又常与补法配合运用。其护理要点如下：

（1）使用温法时，要因人、因时、因地制宜。如素体火旺或阴虚失血者，用药剂量宜轻，且中病即止；若酷暑之季或南方温热之域，用药宜轻；若严寒冬季或素体阳虚者，用药剂量适当增加。

（2）服用温中祛寒药治疗久病体虚者，由于药力缓，见效时间长，应嘱咐患者要坚持服药。

（3）服用温经散寒药应注意保暖，切忌受凉。

（4）服用回阳救逆药治疗阳气衰微、阴寒内盛或昏迷的患者时，可通过鼻饲给药，同时密切观察病情变化。

（5）服药中出现咽喉疼痛、舌红、咽干等，为虚火上炎，应及时停药。

（6）服药期间，注意保暖，宜进温热饮食，忌食生冷寒凉、厚腻之品。

（六）清法与护理

清法，又称清热法，是运用具有清热、泻火、解毒、凉血等作用的药物，以清除里热之邪的一种治法。清法适用于里热证、火证、热毒证、血热证以及虚热证等。热证容易伤津耗气，使用清法时常配伍生津、益气之品。真寒假热、虚阳上越等证，脾胃虚寒者、孕妇等，均禁用或慎用清法。其护理要点如下：

（1）服药期间，应注意观察病情变化，热邪清除后应及时停药，以免久服损伤脾胃。

（2）服药宜温服或凉服。

（3）服药后应注意休息，调畅情志，以助药力。

（4）服药期间，饮食宜清淡，忌食黏腻厚味。注意多饮水。

（七）消法与护理

消法，又称消导法，是运用具有消散或破消作用的药物，通过消食导滞、行气活血、化痰利水，以及驱虫的方法，使气、血、痰、食、水、虫等所结成的有形邪实得以消散的一种治法。消法适用于饮食停滞、气滞血瘀、水湿内停、痰饮不化等证。年老体弱、脾胃虚弱、孕妇等禁用或慎用消法。其护理要点如下：

（1）服药期间，注意观察大便次数、性状等。如出现泻下如注或伤津脱液等表现，应立刻停药，并报告医生及时救治。

（2）服用消食剂时不可与补益药、收敛药同服，以免降低药效。

（3）服药期间，饮食宜清淡，忌过饱。

（八）补法与护理

补法，又称补益法，是运用具有补养作用的药物，恢复人体正气的一种治法。补法适用于各种虚证。补法的具体内容很多，一般有补气、补血、补阴、补阳等。运用补法要防止"闭门留寇""虚不受补"及滥用补药等。其护理要点如下：

（1）服药期间，应注意观察血红蛋白、体重等情况变化。

（2）补益药宜饭前空腹服用。如遇外感，应停服补益药。

（3）补益药见效缓慢，用药时间长，应坚持服药。

（4）服药期间，饮食宜选用与补益药相适宜的药膳，忌食辛辣、油腻、生冷之品。

（5）服药期间应忌食萝卜和纤维素多的食物，以减缓排泄，增加吸收。

（6）真实假虚证、脾胃虚弱者等禁用或慎用补法。

以上中医用药"八法"是根据八纲辨证及药物的主要作用归纳总结出来的，随着医疗实践的发展，除吐法极少使用外，实际上临床使用已超出"八法"，内容十分丰富。

学习检测

一、名词解释

四性　特殊忌口　药膳　烊化

二、选择题

1.气候寒冷，阴寒偏盛，应多食温热的食物，如羊肉，狗肉等，最符合三因制宜中的（   ）。

A.因时制宜   B.因地制宜

C.因人制宜   D.因病制宜

2.下列哪项不是情志护理的基本原则（   ）。

A.诚挚体贴，全面照顾   B.因人施护，有的放矢

C.乐观豁达，怡情养志   D.注意休息，合理膳食

3.下列哪种用药法特别注意情志护理（   ）。

A.下法   B.温法

C.和法   D.清法

4.饮食宜忌中，阴虚阳亢之体须禁忌（   ）。

A.辛辣类食物   B.生冷类食物

C.油脂类食物   D.海腥类食物

5.下列哪项不是增加免疫力类的营养保健作用的食物（   ）。

A.香菇   B.大蒜

C.生姜   D.黄瓜

6.《金匮要略》指出："秽饭腐肉臭鱼，食之皆伤人"，说明饮食应该注意（   ）。

A.饮食宜有节   B.饮食宜有洁

C.饮食宜清淡   D.饮食宜随和

7.具有发散作用的药味是（   ）。

A.咸   B.酸

C.苦   D.辛

8.用寒性的药物治疗热性的病证属于（   ）。

A.寒因寒用   B.虚则补之

C.寒者热之   D.热者寒之

9.麻疹初期治疗最宜用（   ）。

A.温药   B.发散药

C.补药   D.凉

三、简答题

1.居室温湿适宜有哪些要求？

2.请你阐述中医用药"八法"中汗法与护理。

第七章
辨证与护理 —————

学习目标

1. 掌握八纲各证型的辨证要点与护理措施。

2. 熟悉表证与里证、寒证与热证、虚证与实证、亡阴证与亡阳证的鉴别。

3. 熟悉脏腑辨证各证型的辨证要点与护理措施。

辨证，即辨别、分析疾病的证候，是中医认识和判断疾病的方法。辨证施护是中医护理的基本特点之一。辨证的过程即是诊断的过程，也就是在中医理论的指导下，运用整体观念，将四诊收集到的病史、症状、体征等资料进行综合分析，以确定疾病属何种证的过程，包括判断疾病的病因、病变部位、性质、正邪盛衰等情况。

中医的辨证方法有八纲辨证、脏腑辨证、气血津液辨证、六经辨证、卫气营血辨证和三焦辨证等，各种辨证各有特点，既相互联系又互为补充。其中八纲辨证是各种辨证的总纲，而脏腑辨证是其他各种辨证的基础。本章重点讲述八纲辨证和脏腑辨证及相关护理。

■ 第一节　八纲辨证与护理

疾病的临床表现尽管错综复杂，但基本上都可以用八纲来加以归纳，找出疾病的关键，掌握要领，从而确立治疗的依据。八纲，即阴、阳、表、里、寒、热、虚、实八个辨证纲领的统称。八纲辨证是根据四诊所收集的资料，综合分析，把疾病表现的类别、部位、性质、邪正盛衰情况，用阴阳、表里、寒热、虚实八纲归纳为阴证、阳证、表证、里证、寒证、热证、虚证、实证八类基本证候群。其中阴阳可概括其他六纲，为总纲，即表、热、实证为阳证，里、寒、虚证为阴证。

学习导入 ◆ ──────────

案 例 ································

　　张某，男性，26岁。

　　患者诉3天前因受凉后出现恶寒，微发热，头身疼痛，微咳嗽，痰稀白，无汗。舌质淡，苔薄白，脉浮紧。

思 考 ································

　　1.请用八纲辨证分析其病位及性质。

　　2.如何护理该患者？

一、表里辨证与护理

　　表里辨证是辨别疾病病变部位内外深浅、病情轻重和病势趋向的两个纲领。表与里是一个相对的概念。一般而言，病在皮毛、肌腠、经络属表；病在脏腑、血脉、骨髓，属里。表里辨证在外感病中具重要意义。

（一）表证

　　表证是指六淫外邪从皮毛、口鼻侵入机体的初期阶段，病位浅在肌表的证候。

　　【临床表现】恶寒，发热，头身疼痛，鼻塞流涕，咽痛，咳嗽，舌苔薄，脉浮。具有起病急、病程短、病位浅的特点。

　　【辨证要点】有外感病史，病情轻，以恶寒发热并见，苔薄、脉浮为临床特征。

　　【护理措施】

　　1.病情观察 密切观察患者病情变化，重点观察患者寒热、汗出等情况，定时监测体温、呼吸、舌象、脉象等变化，以防表邪内传，化热入里。

　　2.生活起居护理 室内环境安静，空气新鲜，温湿度适宜，寒证患者或寒冷季节室内应注意保暖，热证患者或夏季室内应通风避暑。

　　3.饮食护理 饮食宜清淡、软烂、易消化，不可过饱，以免恋邪伤正。嘱患者多饮水，少食辛辣、油腻之物。

　　4.用药护理 解表药多属轻清辛散之品，不宜久煎；宜饭后温服，如伴咽喉肿痛，可不拘时频服，使药液与病变部位反复接触，并酌饮热粥以助药力，或加衣盖被以助汗出，使邪从表解；注意汗出以微微有汗为佳，不可大汗，以防汗出太过伤阴耗阳；忌汗出当风，以防复感外邪。

　　5.其他 加强锻炼，增强机体抵抗力，以防外邪入侵。

（二）里证

里证泛指病变部位在脏腑、气血、骨髓所反映的证候。表邪不解，内传入里，或外邪直接入里，损伤脏腑气血，或情志内伤、劳倦过度、饮食不节、素体虚弱等，均可形成里证。

【临床表现】里证的病位较广，除了表证及半表半里证以外，一般都属里证范畴。里证病因复杂，证型较多，因而临床表现多种多样，但总以脏腑功能失常证候为主，具有病位深、病情重、病程长等特点。

【辨证要点】里证相对表证而言，多见于内伤疾病与外感病的中后期。不同的里证，可表现为不同的证候，故很难用几个症状全面概括，但基本特征是病情较重，病位较深，病程较长。

【护理措施】

1. 病情观察　密切观察患者神志、体温、呼吸、舌象、脉象等变化，若发生异常，立即报告医生。

2. 生活起居　用药和饮食护理根据具体证候进行施护。

3. 情志护理　因里证病程较长，患者易产生烦躁情绪，尤其应注意调畅情志，保持心情愉快。

4. 其他　根据具体情况，配合针灸、推拿、拔罐等中医传统疗法。

（三）表证与里证的鉴别

表证与里证的鉴别如表 7-1 所示。

表 7-1　表证与里证的鉴别

证型	起病	病因	寒热	病程	病位	病情	证候特点
表证	急	外感六淫邪气	恶寒发热并见	短	浅	轻	恶寒、发热、苔薄、脉浮
里证	缓	情志内伤、饮食不节、劳逸失调、表证不解，内传入里，外邪直中	但寒不热，但热不寒	长	深	重	脏腑证候为主，舌象、脉象多有变化

【知识拓展】

半表半里证

半表半里证是指邪气不盛，尚未完全入于里，或里邪透表，尚未完全出表，邪正相搏于表里之间引起的一类证候。半表半里证具有病邪既不在表又不在里，而在半表半里的特点。临床表现以往来寒热，胸胁苦满，心烦喜呕，默默不欲饮食，口苦、咽干、目眩、脉弦等症为主。

二、寒热辨证与护理

寒热是辨别疾病性质的两个纲领，也是阴阳偏盛、偏衰的具体体现。

（一）寒证

机体感受寒邪，或久病伤阳，或机体阳气不足，功能活动衰退所表现的证候。

【临床表现】恶寒或畏寒喜暖，口淡不渴，面色苍白，肢冷蜷卧，小便清长、大便稀溏，舌淡苔白而润滑，脉迟或紧等。

【辨证要点】临床症状以冷、白、清、迟、痛、润为特征。

【护理措施】

1. 病情观察　密切观察患者面色、神志、寒热、渴饮、肢体、二便、舌象、脉象等，以辨别寒热的真假。亡阳虚脱者，应注意观察体温、呼吸及舌脉变化，服药后汗止、神色转佳、肢体渐温、脉搏渐有力等，为阳气恢复，病情好转。

2. 生活起居护理　室内应温暖、干燥，注意防寒和添加衣被，鼓励患者多做户外活动。同时要注意安定情绪，使其保持心情愉快。

3. 饮食护理饮食　以温热为宜，可加姜、葱、蒜、胡椒等，忌食生冷、油腻之品。

4. 用药护理　药物宜温服，呕吐者以姜汁服药。

5. 其他　腹痛、吐泻较差者，配合针灸、热敷、推拿等方法以驱除寒邪。

（二）热证

机体感受热邪或阳盛阴虚，脏腑功能活动亢进所表现出的证候。

【临床表现】发热，恶热喜冷，渴喜冷饮，面红目赤，烦躁不宁，痰、涕黄稠，小便短赤，大便燥结，舌红苔黄，脉数等。

【辨证要点】临床症状以热、赤、黄、稠、数、干、躁为特征。

【护理措施】

1. 病情观察　密切监测体温，观察发热程度及汗出、神志等状况。

2. 生活起居护理　室内应凉爽通风，清净整洁。注意保持大便通畅。

3. 饮食护理　饮食以清淡、凉润、易消化为佳，如新鲜水果、蔬菜等。

4. 情志护理　注意调畅情志，安心静养。

5. 用药护理　药物宜凉服或微温服，中病即止，不可过服、久服。

6. 其他　配合针灸、药浴、推拿等调护方法可助体温下降。

（三）寒证与热证的鉴别

寒证与热证的鉴别如表 7-2 所示。

表 7-2　寒证与热证的鉴别

证型	寒热喜恶	口渴与否	面色	四肢	小便	大便	舌象	脉象
寒证	恶寒畏寒	口淡不渴或喜热饮	苍白	不温	清长	溏稀	舌淡，苔白润	脉迟
热证	发热喜冷	口渴喜冷饮	红赤	灼热	短赤	秘结	舌红，苔黄干	脉数

三、虚实辨证与护理

虚实是用以概括和分析辨别邪正盛衰的两个纲领。实证指邪气盛实，虚证指正气亏虚。邪气盛则实，精气夺则虚。分析虚实证候，既是辨证的基本要求，又是制定治疗和护理措施的基本依据。

（一）虚证

虚证是因先天禀赋不足或后天失养，正气虚弱，脏腑功能衰退所表现出的证候。

【临床表现】多见于慢性疾病或急性病后期，一般病程较长。各种虚证的临床表现各不相同，但其症状总以"衰退、不足、虚弱"为特点。

阴阳虚损的具体临床表现如表7-3所示。

【辨证要点】临床症状为"衰退、不足、虚弱"等特征。

【护理措施】

1. 生活起居护理　观察神色、形态、汗出、腹痛喜按与否以及二便、舌脉情况；注意动静结合，劳逸适度，适寒温，预防感冒，防止感受外邪。

2. 饮食护理　饮食宜为富有营养的滋补食品，根据病情予以清补或温补。气虚者宜温补，食人参、黄芪、大枣、白扁豆等；血虚者可进阿胶、红枣等补血之品；阴虚忌食辛辣、油炸、煎炒食物；阳虚可多食羊肉、狗肉、鸽肉等温热食物，忌食生冷。

3. 其他　根据具体证候，配合针灸、推拿等调护方法以增强疗效。

表7-3　虚证类型表

类型	临床表现	病因病机
阴虚证	形体消瘦，午后潮热，颧红，盗汗，手足心热，小便短黄，口燥咽干，舌红少苔，脉细数	阴液亏损，阴不制阳，虚热内生
阳虚证	形寒肢冷，面色㿠白，神疲乏力，自汗，口淡不渴或渴喜热饮，小便清长，大便稀溏，舌淡苔白，脉沉迟无力	阳气不足，失其温煦推动，脏腑功能衰退
血虚证	面色苍白或萎黄，唇色淡白，头晕眼花，心悸失眠，手足麻木，妇女月经量少，愆期或闭经，舌质淡，脉细无力	血液不足，不能濡养脏腑经脉组织器官
气虚证	面白无华，少气懒言，语声低微，疲倦乏力，自汗，动则诸证加剧，舌淡脉虚弱	全身或某一脏器机能减退

（二）实证

实证是外邪入侵，或疾病过程中阴阳气血失调，体内病理产物蓄积，以邪气过盛，正气未衰，脏腑功能活动亢盛所表现出的证候。

【临床表现】不同的致病因素和不同的病变部位，其实证的临床表现各不相同，常见的临床表现有：新起、暴病，病情急剧，体形壮实，精神亢奋，声高息粗，腹痛拒按，大便秘结或下痢热重，小便短赤，舌苔厚腻，脉实有力。

【辨证要点】临床症状有"有余、亢盛、停聚"等特征。

【护理措施】

1. 病情观察 密切观察病情变化，如发热、出汗、神志、食欲、二便、斑疹、出血等情况，发现异常情况，及时报告医生。

2. 生活起居、用药及饮食护理 根据具体证候进行施护，并可配合针灸、推拿、拔罐等中医传统疗法。

（三）虚证与实证的鉴别

虚证与实证的鉴别如表7-4所示。

表7-4 虚证与实证的鉴别

证型	病程	精神	声音	疼痛	二便	舌象	脉象
虚证	长	委靡	声低息微	喜按	便溏、尿清长	舌淡、胖嫩	细弱无力
实证	短	烦躁	声高气粗	拒按	便秘、尿短赤	苍老舌、苔厚腻	实大有力

四、阴阳辨证与护理

阴阳是辨别疾病属性的一对纲领，是八纲辨证的总纲。一般将表证、实证、热证归纳为阳证；里证、寒证、虚证归纳为阴证。

（一）阴证

凡符合抑制、衰退、沉静、晦暗等"阴"的一般属性的证候，称为阴证，如里证、寒证、虚证，机体反应多呈衰退表现。

【临床表现】 精神委靡，倦怠无力，形寒肢冷，面色苍白或暗淡，气短声低，大便稀溏，小便清长，舌淡胖嫩，脉沉迟或微弱等。

【辨证要点】 以里、虚、寒等为临床特征。

【护理措施】

1. 病情观察 密切观察患者面色、神志、肢体、二便、舌脉象等情况。

2. 生活起居护理 病室内宜温暖、干燥，光线充足，注意防寒，适时添加衣被，鼓励患者多做户外活动。

3. 饮食护理饮食 告诫患者平素饮食以温热为宜，冬季多进食羊肉、狗肉、桂圆等温阳之品，忌食生冷、油腻之品。

4. 用药护理 药物宜温热服用。

（二）阳证

凡符合兴奋、亢进、躁动、明亮等"阳"的一般属性的证候，称为阳证，如表证、热证、实证。

【临床表现】 身热面赤，渴喜冷饮，心烦躁动不安，语声高亢，呼吸气粗，喘促痰鸣，大便秘结，小便短赤，舌红绛，苔黄，脉滑数有力等。

【辨证要点】 以表、实、热等为临床特征。

【护理措施】

1. **病情观察** 注意密切监测体温，观察发热程度及汗出、神志等状况。

2. **生活起居护理** 病室内应凉爽通风，保持清净整洁。

3. **饮食护理** 饮食宜清淡、凉润、易消化。

4. **情志护理** 多关心陪护，适时宣讲疾病注意事项，嘱注意调畅情志，安心静养。

5. **用药护理** 药物宜凉服或微温服，中病即止，不可过服、久服。

6. **其他** 可配合针灸、药浴、推拿等调护方法，可助体温下降。

（三）亡阴证和亡阳证

亡阴是体液大量耗损，阴液严重亏乏而欲竭的危重证候，亡阳是体内阳气衰微而欲脱的危重证候。

【临床表现】 亡阴证表现为身体灼热，烦躁不安，面色潮红，汗热味咸而黏，如油如珠，口渴欲饮，呼吸气促，手足温，小便极少，舌红而干，脉细数无力。亡阳证表现为大汗淋漓，汗液清冷质稀，神情淡漠，精神委顿，面色苍白或青紫，气息微弱，手足厥逆，口不渴或渴喜热饮，舌淡苔白润，脉微欲绝。

亡阴、亡阳的具体临床表现如表7-5所示。

【辨证要点】 亡阴证以大汗、汗出而黏如油、身热烦躁、脉细数无力为临床特征。亡阳证以冷汗淋漓、四肢厥冷、面色苍白、脉微欲绝为临床特征。

【护理措施】

1. **病情观察** 密切观察患者的呼吸、脉搏、血压、神志、皮肤色泽、肢端温度、尿量等变化，保持呼吸道通畅，及时报告医生，并准确记录。

2. **生活起居护理** 保持环境安静、光线柔和，限制探视；绝对卧床休息，避免不必要的搬动，低于正常时要保温；高温时应给予物理降温，避免体温骤降，以免虚脱加重病情；躁扰不安者，应适当加以约束，以防意外损伤；按时做好褥疮护理及口腔护理，预防并发症。

3. **情志护理** 稳定患者情绪，减轻患者痛苦，安抚家属。

4. **饮食护理** 适于高热量、高维生素的流质饮食，不能进食者可给予鼻饲。

表7-5 亡阳证与亡阴证鉴别表

证型	汗	面色	四肢	神志	呼吸	口渴	舌象	脉象
亡阳	热而黏手	潮红	温和	躁扰不宁	喘息气短	口渴	红干	细数疾
亡阴	冷汗淋漓	苍白	厥冷	神识昏迷	气息微弱	不渴	淡润	微欲绝

■ 第二节　脏腑辨证与护理

脏腑辨证是以藏象学说为理论基础，将四诊收集的症状、体征及有关病情，进行综合分析，从而判断疾病所在的脏腑部位及病性的一种辨证方法。脏腑辨证是辨证的核心，是辨证施护的前提和依据，也是中医临床各科实施辨证护理的基础。

案　例

刘某，女性，42 岁。

患者诉胸胁胀痛 1 个月，伴胸闷，善太息，纳呆，腹胀，便溏不爽，肠鸣矢气，苔白腻，脉弦。

思　考

1. 试用脏腑辨证分析判断其证型。

2. 如何护理该患者？

一、心与小肠病辨证与护理

心与小肠通过经脉络属而互为表里。心主血脉，主神志，开窍于舌，其华在面，为五脏六腑之大主；小肠主受盛化物，分清泌浊。心的病证，虚实之分。心的病变主要反映在心主血脉功能失常，以及心神意识思维等精神活动的异常。先天禀赋不足、久病伤正、思虑劳倦、年高体弱、寒凝、气郁等，均可致心阴心血亏虚、心气心阳受损者，为虚证；痰阻、火扰、气滞等引起者，为实证。心火下移于小肠，可致小肠湿热证。

（一）心气虚，心阳虚

心气虚、心阳虚是指心气不足、推动无力，心阳虚衰，心失温养所表现的一系列证候。

【临床表现】心悸，气短，神疲，自汗，动则加剧，舌淡，脉细弱或结代，为心气虚。若进一步发展，见形寒肢冷，心胸憋闷，舌质淡胖，为心阳虚证。

【辨证要点】心气虚以心悸、神疲与气虚症状共见为临床特征；心阳虚是在心气虚的基础上出现畏寒肢冷、舌淡胖等"内寒"症状。

（二）心血虚，心阴虚

心血虚、心阴虚是指心血不足，心失濡养；心阴不足，虚热内扰所表现出的一系列证候。

【临床表现】心悸，失眠，健忘，多梦，面色无华，头晕目眩，唇舌淡白，脉细，为心血虚。心悸，失眠，多梦，五心烦热，潮热，盗汗，两颧妆红，舌红少苔，脉细数，为心阴虚。

【辨证要点】心血虚证以心悸失眠、多梦、健忘与血虚证并见为临床特征。心阴虚证以悸烦不宁、失眠多梦及阴虚证为临床特征。

（三）心火亢盛

心火亢盛是指心火炽盛，扰乱心神，迫血妄行，上灼口舌，热邪下移所表现出的证候。

【临床表现】发热口渴，心烦失眠，舌红生疮，便秘尿赤，苔黄脉数，或见衄血吐血，狂躁谵语等。

【辨证要点】以心、舌、脉等部位出现实火内炽证为临床特征。

（四）心脉瘀阻

心脉瘀阻是瘀血、痰浊、寒邪、气滞等因素使心脉阻滞，痹阻不通，血行不畅所表现出的证候。

【临床表现】心悸怔忡，心胸憋闷刺痛，痛引肩背内臂，时作时止，舌质紫暗或有青紫瘀斑，脉细涩或结代等。

【辨证要点】以心胸憋闷疼痛、痛引肩背内臂、时发时止、心悸怔忡为临床特征。

（五）小肠实热

小肠实热是指小肠热盛，或因心火移热于小肠，泌别失司所致的证候。

【临床表现】心烦口渴，口舌生疮，小便赤涩灼痛或尿血，舌红苔黄，脉数有力。

【辨证要点】以心火炽盛与小便赤涩灼痛并见为临床特征。

（六）心与小肠病护理措施

1. **病情观察**　监测心率、心律、脉搏，观察患者心悸、怔忡等症状的变化及诱发原因。心脉痹阻者，应注意其疼痛部位、性质、程度及持续时间，发现危重情况，及时报告，做好急救准备。

2. **生活起居护理**　病室安静，温湿度适宜，嘱患者注意劳逸结合；保持大便通畅，忌临厕努挣；心气虚和心阳虚者要注意保暖；心脉痹阻者，不可用力持重。

3. **情志护理**　嘱患者调畅情志，稳定情绪，避免不良情绪刺激。

4. **饮食护理**　饮食宜清淡、富于营养、易于消化，不宜过食肥甘厚味；勿过饥、过饱；心气虚、心阳虚者，宜食温热助阳之物；心血虚、心阴虚者，可多食赤小豆、百合等。

5. **用药护理**　补益药宜文火久煎，饭前半小时服用；神药宜睡前服用。

二、肺与大肠病辨证与护理

肺居胸中，上连气道，与喉相通，外合皮毛，开窍于鼻，下络大肠，与大肠相表里。肺主宣发肃降，通调水道，输布津液，为水之上源；肺朝百脉，助心行血。大肠主传导，排泄糟粕。

肺病证候有虚、实两类，虚证多因久病咳喘或他脏累及至肺，导致肺气虚或肺阴虚；实证多因风、寒、燥、热等外邪侵袭和痰饮停聚于肺而成。大肠的病变主要反映在大便传导功能的失常。

（一）肺气虚

肺气虚是指肺气不足所表现出的一系列证候。

【临床表现】咳喘无力，动则气短，气息低微，倦怠无力，咳喘痰稀，面色无华，或畏风自汗，易于感冒，舌淡脉虚。

【辨证要点】以咳喘无力，动则加剧伴气虚证为临床特征。

（二）肺阴虚

肺阴虚是指肺阴不足，虚热内生，肺失清肃所表现出的一系列证候。

【临床表现】干咳少痰或无痰，甚则痰中带血，咽干声嘶，形体消瘦，五心烦热，潮热盗汗，两颧潮红，舌红少津，脉细数。

【辨证要点】以干咳少痰，伴阴虚内热证为临床特征。

（三）风寒犯肺

风寒犯肺是指风寒之邪袭肺，肺卫失宣所表现出的证候。

【临床表现】鼻塞流清涕，咳嗽痰白而清稀，或兼见恶寒发热，头身疼痛而无汗，苔薄白，脉浮紧。

【辨证要点】以咳嗽，痰稀白，伴风寒表证为临床特征。

（四）风热犯肺

风热犯肺是指风热袭肺，肺卫失宣所表现出的证候。

【临床表现】咳嗽痰黄，鼻流浊涕，咽痛口渴，或伴发热汗出，头身疼痛，舌红苔薄黄，脉浮数。

【辨证要点】以咳嗽，痰少，色黄，与风热表证共见为临床特征。

（五）痰热壅肺

痰热壅肺是痰热内壅，阻于肺系，肺失清肃所表现出的证候。

【临床表现】咳嗽痰黄成块难咯，或脓血腥臭痰，或痰中带血，气促气喘，甚则鼻翼翕动，或发热胸痛，烦躁不安，口渴喜冷饮，大便秘结，小便黄，舌红苔黄腻，脉滑数。

【辨证要点】以咳喘，痰黄稠量多，伴里实热证为临床特征。

（六）痰湿阻肺

痰湿阻肺是痰湿阻滞肺系，肺失宣降所表现的证候。

【临床表现】咳嗽痰多，色白清稀，易咯，胸闷气喘，喉中痰鸣，舌淡苔白腻或白滑，脉滑。

【辨证要点】以咳嗽，痰多，色白，易咯为临床特征。

（七）大肠湿热

大肠湿热是湿热蕴结大肠所表现出的证候。

【临床表现】腹痛泄泻，或下痢脓血，里急后重，伴肛门灼热，小便短黄，身热口渴，不喜饮，舌红，苔黄腻，脉滑数。

【辨证要点】以腹痛、下痢脓血或泄泻黄臭稀水，与湿热证并见为临床特征。

（八）肺与大肠病护理措施

1. 病情观察　观察呼吸节律、胸痛性质、咳嗽声音，注意咳嗽、气喘发作的时间和轻重；观察痰量、质地、颜色等变化；对于咯血者，注意观察血压、脉象、神志等变化，发现异常情况，立即报告，及时处理。

2. 生活起居护理　病室安静，通风良好，温湿度适宜，避免吸入油烟、灰尘、花粉和刺激性气体。虚证患者注意多休息，痰浊实证患者宜侧卧，以利痰液排出，气喘者选择半卧位，利于呼吸。同时注意保持大便通畅。

3. 情志护理　嘱患者调畅情志，特别是咯血患者，应保持情绪安定；痰湿阻肺者应避免思虑过度，忧思伤脾生痰。

4. 饮食护理　饮食宜清淡，富于营养，易于消化，不宜过食肥甘厚味、辛辣刺激。肺阴虚者，宜食清凉滋润之品；风寒犯肺者忌生冷食物；痰湿者忌甜腻之品；大肠湿热者忌油煎和肥甘厚腻之品。

5. 用药护理　根据不同病证选择合适的药物煎煮方法、服药方法和时间，密切关注用药前后的病情变化，如发现呼吸衰竭或大量咯血致气道堵塞，应立即报告，按危重证处理。

三、脾与胃病辨证与护理

脾与胃同居中焦，相为表里。脾主四肢，开窍于口，其华在唇，主要生理功能是主运化、升清、统血；胃的主要功能是受纳腐熟水谷、主通降。脾升胃降，纳运协调，二者共同完成食物的消化、吸收与输布，为气血生化之源、后天之本。脾胃病变有虚有实，虚证多因饮食、劳倦、思虑过度所伤，或病后失调所致；实证多由饮食不节、外邪侵犯、失治误治等所致。

（一）脾气虚

多由饥饱失常或过度劳倦而致脾气不足、运化失常所表现出的证候。

【临床表现】腹胀食少，肢体倦怠，面色无华，少气懒言，大便溏薄，唇舌淡白，脉缓。若兼见脘腹坠胀，内脏下垂，脱肛久痢，久带清稀，尿如米泔，则为中气下陷。若兼见便血、尿血、紫癜，月经过多或崩漏，则为脾不统血。

【辨证要点】以纳少、腹胀、便溏与气虚证共见为临床特征。

（二）脾阳虚

脾气虚进一步发展或由其他脏病变累及所致。

【临床表现】脘腹冷痛，喜温喜按，形寒肢冷，腹胀纳少，便溏尿清，或下痢清谷，或肢体浮肿，舌淡胖，或边有齿痕，苔白滑，脉沉迟无力。

【辨证要点】以食少腹胀、腹痛、便溏与虚寒证共见为临床特征。

（三）胃火炽盛

由出嗜食辛辣，或情志不畅，气郁化火，火热炽盛于胃，胃失和降所表现的证候。

【临床表现】胃脘灼热疼痛，吞酸嘈杂，渴喜冷饮，消谷善饥，口气秽臭，或见龈肿溃烂，便秘尿黄，舌红苔黄，脉滑数。

【辨证要点】以胃脘灼痛，消谷善饥，口臭、牙龈肿痛等与实热证共见为临床特征。

（四）食滞胃脘

多由暴饮暴食，宿食停滞胃脘，中焦气机升降受阻所表现出的证候。

【临床表现】脘腹胀痛，拒按，嗳腐吞酸，吐后痛减，矢气酸臭，便下酸腐臭秽，苔厚腻，脉滑。

【辨证要点】以脘腹胀痛，嗳腐吞酸，呕吐酸腐食物为临床特征。

（五）脾与胃病护理措施

1. **病情观察** 观察患者进食、呕吐、腹胀、腹痛、二便及舌苔。脉象情况；胃脘痛者注意观察其疼痛的性质，如绵绵而痛属虚，剧痛而拒按属实，冷痛得温则减。对于出血者应密切观察其出血部位、出血量等。对于大便异常者要注意观察排泄物的量、色、质、气味、次数及排出时间等。

2. **生活起居护理** 病室保持安静、清洁、干燥、向阳，避免潮湿寒冷；脾气虚、脾阳虚者，应保持温暖，避免感受风寒，尤其是胃脘部可热敷；胃火炽盛者，宜凉爽通风；泄泻者，应保持室内清洁，注意消毒或隔离。

3. **情志护理** 保持心情舒畅，忌思虑过度，慎防郁怒伤肝，横犯脾胃。脾不统血者要消除其恐惧心理。

4. **饮食护理** 注意饮食有节和饮食卫生，做到定时、定量、定质，少食多餐；防暴食暴饮，也不可过饥。

5. **用药护理** 补益药宜饭前空腹服；温胃散寒药宜热服；清泻胃火药宜凉服；服药易吐者，可浓煎，少量多次频服。腹痛、呕血、呕吐重者应暂停汤液。

四、肝与胆病辨证与护理

肝位于右胁，胆附于肝，互为表里。肝开窍于目，主筋，其华在爪；肝主疏泄，其性升发，喜条达而恶抑郁；肝藏血，调节全身血量。胆主储藏、排泄胆汁，并与情志活动有关。肝病以实证多见，多由情志内伤，肝失疏泄，气郁化火，气火上逆而致，虚证多因久病失养，或他脏病变所累，致使肝阴、肝血不足；胆的病变反映在消化、胆汁排泄和情绪活动等异常上，多表现为肝胆同病的肝胆湿热证。

（一）肝郁气滞

由情志不畅致肝失疏泄，气机郁滞所表现出的证候。

【临床表现】情志抑郁、易怒，闷闷不乐，喜太息，咽部有阻塞感，胸胁胀满，少腹胀痛，妇女尚有月经不调、经前乳痛、痛经等，舌淡红，脉弦。

【辨证要点】以情志抑郁，胸胁、少腹及乳房胀痛，喜太息为临床特征。

(二)肝火炽盛

表现为火热炽盛，内扰于肝，导致肝火炽盛的证候。

【临床表现】头晕，头胀痛，痛势如劈如灼，面红目赤，心烦急躁易怒，失眠，多梦，口苦咽干，胁肋灼痛，或见耳鸣如潮，甚则突发耳聋、吐血，伴便秘、尿黄，舌红苔黄，脉弦数。

【辨证要点】以肝经循行的头、目、耳、胁等部位的实火炽盛证为临床特征。

(三)肝血(阴)虚

多由生血不足，或出血过多，导致肝血不足，筋脉目窍失养所表现出的证候。

【临床表现】头晕眼花，面色苍白，爪甲不荣，两目干涩，视物模糊，或夜盲，肢体麻木，筋脉拘挛，手足震颤，妇女月经量少，色淡，重则闭经，舌淡、脉细为肝血虚。若进一步发展，见五心烦热，烦躁失眠，潮热，颧红，口干咽燥，舌红少津，脉弦细数，则为肝阴虚证候。

【辨证要点】肝血虚证以全身血虚表现及筋脉、爪甲、面目失于濡养为临床特征。

(四)肝风内动

凡在疾病过程中出现肢体震颤，动摇不定，颈项强直，口眼歪斜，两眼上吊，语言不利，甚则突然昏倒，手足抽搐，角弓反张等一系列表现，称为肝风内动。临床分为肝阳化风、热极生风、血虚生风和阴虚动风四型。

1. 肝阳化风

【临床表现】肝阳亢逆无制，肝风内动，见猝然昏倒，不省人事，口眼歪斜，舌强不语，半身不遂等症状。

【辨证要点】以素有头目眩晕等肝阳上亢之象，突见肝风内动症状为临床特征。

2. 热极生风

【临床表现】高热，谵语，烦躁如狂，手足抽搐，颈项强直，角弓反张，或牙关紧闭，两目上视，甚则神昏，舌红，苔黄，脉弦数。

【辨证要点】以高热、神昏、抽搐症状为临床特征。

3. 血虚生风

【临床表现】眩晕耳鸣，肢体震颤，四肢麻木，肌肉颤动，关节拘急不利，面色无华，皮肤瘙痒，爪甲不荣，舌淡苔白，脉细弱无力。

【辨证要点】以动风证与血虚证共见为临床特征。

4. 阴虚动风

【临床表现】阴液亏虚，引动肝风，表现为手足蠕动，或震颤，或肢体抽搐，头晕耳鸣，午后潮热，五心烦热，盗汗，口干咽燥，形体消瘦，舌红，苔少，脉弦细数。

【辨证要点】以手足蠕动与阴虚内热证共见为临床特征。

（五）肝胆湿热

湿热蕴结于肝胆，疏泄失职所表现的证候。

【临床表现】胁肋灼热胀痛，厌食厌油，口苦恶心，大便不调，小便短黄。或见身目发黄，或见阴囊湿疹，睾丸肿痛，外阴瘙痒，带下黄臭，舌红苔厚黄腻，脉弦滑而数。

【辨证要点】以胁肋胀痛，身目发黄，苔黄腻为临床特征。

（六）肝与胆病护理措施

1. 病情观察 观察眩晕、头痛、肢体抽搐持续的时间、程度、性质、诱发因素；肢体麻木多为中风先兆，应早发现。肝胆湿热者注意观察患者面目及皮肤颜色。

2. 生活起居护理 黄疸患者具有传染性者，应严格执行消毒隔离制度；手足抽搐者，予适当按摩；皮肤瘙痒、阴囊湿疹者，慎防抓伤，皮肤破损而致感染；长期卧床者，注意皮肤护理，防褥疮发生。

3. 情志护理 肝病多与情志因素相关，应保持其心情舒畅，情绪稳定，也可用移情法转移其注意力；若自感咽中有物梗塞者，应及时做相关检查，排除疑虑；肝风内动者对突发疾病缺乏心理准备，常表现为忧虑重重，甚至急躁或恐惧，应稳定其情绪，避免精神刺激。

4. 饮食护理 饮食应以疏利为主，宜清淡、易消化、富于营养；戒酒，饮食有节，避免肥甘厚味及辛辣刺激之品。

5. 用药护理 滋阴养血的汤药宜文火久煎，空腹服用；重镇息风的介类中药应先煎久煎；神志昏迷者宜鼻饲给药；清肝汤药宜凉服；皮肤瘙痒者，可用苦参、马齿苋等水煎外洗。

五、肾与膀胱病辨证与护理

肾位于腰部，左右各一，与膀胱互为表里。肾主骨，开窍于耳及二阴，其华在发。肾的主要生理功能是藏精，主生长、发育与生殖主水，纳气。膀胱具有储尿和排尿的功能。

肾病多虚证，多因禀赋不足，或幼年精气未充，或老年精气亏损，或房事不节等导致肾的阴、阳、精、气亏损。膀胱病多见湿热证。

（一）肾气虚

多由先天不足，或房劳过度，或年老体弱而致肾气亏虚，固摄封藏失职，气不归元所表现出的证候。

【临床表现】腰膝酸软，神疲乏力，耳鸣耳聋，舌淡，脉沉弱。若兼见小便频数清长，夜尿增多，余沥不尽，遗尿，滑精早泄，白带清稀量多，胎动易滑，为肾气不固。

若兼见久病咳喘，呼多吸少，动则喘甚，声怯自汗，则为肾不纳气。

【辨证要点】肾气不固证以滑精、滑胎、带下及小便失控为临床特征；肾不纳气证以久病咳喘，呼多吸少，气不得续，动则益甚与肺肾气虚证共见为临床特征。

（二）肾阳虚

由肾阳不足，失于温煦，虚寒内生所表现出的证候。

【临床表现】腰膝酸软，形寒肢冷，以下肢为甚，神疲乏力，头晕耳鸣，阳痿、不孕，五更泄泻，面色㿠白或黧黑，小便清长、频数，夜尿频多，舌淡胖，脉沉弱。若兼见全身水肿，按之没指，心悸气短，喘咳痰鸣，则为肾虚水泛。

【辨证要点】以腰膝酸软，形寒肢冷，性功能低下，夜尿频多及虚寒证共见为临床特征。

（三）肾阴虚

多因久病伤肾，或房事不节，或热病后期，肾阴内耗，或情志内伤，化火伤阴所致肾阴不足，失于濡养，虚火内扰所表现的证候。

【临床表现】腰酸膝软，眩晕，耳鸣如蝉，潮热盗汗，形体消瘦，失眠多梦，五心烦热，咽干口燥，男子梦遗，女子闭经不孕，齿松渐脱，舌红少苔，脉细数。

【辨证要点】以腰酸膝软、遗精、经少、头晕耳鸣与阴虚内热证共见为临床特征。

（四）膀胱湿热

由外感湿热之邪，或饮食不节导致湿热下注、蕴结膀胱，膀胱气化不利所表现出的一系列证候。

【临床表现】尿频、尿急，尿道灼痛，小便黄赤，尿浊，或尿血，或尿有砂石等，伴小腹胀满，发热，口渴，舌红苔黄腻，脉滑数。

【辨证要点】以尿频、尿急、尿痛与湿热证共见为临床特征。

（五）肾与膀胱病护理措施

1. **病情观察**　肾病多虚证，除眩晕、耳鸣，腰膝酸软等多见症状外，还应重点观察脉象、舌象、水肿、二便等情况；对于水肿者，应注意观察进出水量，有腹水者，还应每周测腹围两次；高血压者，应测血压 1～2 次/天；如见尿少、尿闭、恶心呕吐等症状，立即报告医生，做好抢救准备。

2. **生活起居护理**　肾病多虚，病室宜温暖向阳，寒暖适度，衣被舒适；起居有节，动静结合，避免过劳，节制房事，保持心情舒畅，做好个人卫生，尽可能减少诱发因素；水肿者，应保持皮肤清洁。膀胱湿热者，病室宜干燥、凉爽、安静舒适；急性期发热时，注意体温变化；鼓励患者多饮水或果汁，如西瓜汁、梨汁、橘汁等，以通利小便。

3. **饮食护理**　以温补肝肾，容易消化为原则，如牛奶、山药、枸杞粥、胡桃粥、苡仁大枣粥、芡实茯苓粥、莲子桂圆粥等；忌生冷、油腻之品；水肿者，限制水、盐摄入。膀胱湿热证者，饮食宜清淡，多食有滑利渗湿的蔬菜，如空心菜、菠菜、芹菜、冬瓜、茭白、黄瓜等，以助膀胱气化，少食辛辣刺激等助火生湿之品。

4. **情志护理**　肾病病程较长，患者易产生紧张、焦躁、恐惧等情绪，护理人员要主动关心照顾患者，要用轻松的语言安慰和鼓励患者，做好健康教育和疾病解释工作，消除其紧张情绪，帮助其树立战胜疾病的信心。

5.用药护理　补肾方药宜文火久煎，饭前空服。人参等贵重药品另煎，介类矿物药应先煎。

6.其他　可配合针灸、按摩等疗法，如艾灸关元、气海、肾俞等。

六、脏腑兼病辨证与护理

人体是一个有机整体，各脏腑之间在生理上相互联系，在病理上互相影响，常导致两脏相继或同时发病，称为脏腑兼病。脏腑兼病的护理措施参照相应的脏腑病护理。

（一）心肾不交

心肾不交是五志化火或久病伤阴或房事不节等引起心肾阴液亏虚，虚火内扰所表现出的证候。

【临床表现】心烦不寐，心悸健忘，头晕耳鸣，腰酸遗精，五心烦热，潮热盗汗，咽干口燥，舌红，苔少，脉细数。

【辨证要点】以心烦不寐、腰膝酸软、耳鸣，失眠多梦、梦遗伴阴虚证为临床特征。

（二）心肾阳虚

心肾阳虚是久病不愈或劳倦内伤所致心肾两脏阳气虚衰，阴寒内盛所表现出的证候。

【临床表现】畏寒肢冷，心悸怔忡，小便不利，肢体浮肿，或唇甲青紫，舌淡暗或青紫，苔白滑，脉沉微细。

【辨证要点】以心悸怔忡、腰膝冷痛、浮肿少尿伴虚寒证为临床特征。

（三）心肺气虚证

心肺气虚证是久病咳喘，耗伤肺气，累及于心，或禀赋不足，或年高体弱等因素引起心肺两脏气虚所表现出的证候。

【临床表现】心悸咳喘，气短乏力，动则尤甚，胸闷，吐痰清稀，面色淡白，唇舌淡紫，头晕神疲，自汗声怯，舌淡苔白，脉沉弱或结代。

【辨证要点】以心悸咳喘、胸闷气短伴气虚证为临床特征。

（四）心脾两虚证

心脾两虚证是病久失调，或劳倦思虑，或慢性出血而致心血不足，脾气虚弱所表现出的证候。

【临床表现】心悸怔忡，失眠多梦，眩晕健忘，面色萎黄，食欲不振，腹胀便溏，神倦乏力，或皮下紫斑，妇女月经量少色淡，淋漓不尽等。舌质淡嫩，脉细弱。

【辨证要点】以心悸失眠、神疲，头晕，食少，纳呆便溏，慢性出血伴气血两虚为临床特征。

（五）脾肺气虚证

脾肺气虚证是久病咳喘，肺虚及脾；若饮食劳倦伤脾，脾虚及肺所致脾肺两脏气虚所表现出的虚弱证候。

【临床表现】久咳不止，气短而喘，痰多清稀，食欲不振，腹胀便溏，声低懒言，疲倦乏力，面色淡白，甚则面浮足肿。舌淡苔白滑，脉细弱。

【辨证要点】以食少、腹胀便溏、咳喘气短伴气虚证为临床特征。

（六）心肝血虚证

心肝血虚证是久病体虚，或思虑过度耗伤阴血所致心肝血虚所表现出的证候。

【临床表现】心悸健忘，失眠多梦，眩晕耳鸣，面白无华，两目干涩，视物模糊，爪甲不荣，肢体麻木，震颤拘挛，妇女月经量少，色淡，甚则经闭。舌淡苔白，脉细弱。

【辨证要点】以心悸失眠，目、筋、胞宫失养，伴血虚证为临床特征。

（七）肝火犯肺证

肝火犯肺证是郁怒伤肝或肝经热邪犯肺所致肝火炽盛，上逆犯肺，肺失肃降所表现出的证候。

【临床表现】胸胁灼痛，急躁易怒，头胀，头晕目赤，烦热口苦，口干，咳嗽阵作，痰黏量少色黄，甚则咳血，舌红苔薄黄，脉弦数。

【辨证要点】以急躁易怒、胸胁灼痛、咳嗽痰黄，甚则咳血伴实热证为临床特征。

（八）肝脾不调证

肝脾不调证是情志不遂，郁怒伤肝，或饮食不节，劳倦伤神而引起肝失疏泄，脾失健运所表现出的证候。

【临床表现】胸胁胀满窜痛，喜太息，情志抑郁或急躁易怒，纳呆腹胀，便溏不爽，肠鸣矢气，或腹痛欲泻，泻后痛减。舌苔白或腻，脉弦。

【辨证要点】以情志抑郁、胸胁胀痛、纳呆腹胀便溏为临床特征。

（九）肝胃不和证

肝胃不和证是情志不遂，肝失疏泄，横逆犯胃，胃失和降所致的证候。

【临床表现】胃脘、胁肋胀闷疼痛，走窜不定，嗳气呃逆，嘈杂吞酸，烦躁易怒，舌红苔薄黄，脉弦或弦数。或巅顶疼痛，遇寒则甚，得温痛减，呕吐涎沫，形寒肢冷，舌淡苔白滑，脉沉弦紧。

【辨证要点】以胁肋、胃脘胀痛，嗳气，嘈杂吞酸，情志抑郁为临床特征。

（十）肝肾阴虚证

【临床表现】头晕目眩，耳鸣健忘，失眠多梦，咽干口燥，腰膝酸软，胁痛，五心烦热，颧红盗汗，男子遗精，女子月经量少。舌红少苔，脉细数。

【辨证要点】以眩晕耳鸣、腰膝酸软、遗精、胁痛、失眠伴与虚热证共见为临床特征。

（十一）脾肾阳虚证

脾肾阳虚证是脾肾两脏阳气亏虚，虚寒内生，失于温煦所致的证候。

【临床表现】面色淡白，畏寒肢冷，腰膝或下腹冷痛，久泻久痢，或五更泄泻，或下利清谷，或小便不利，面浮肢冲，甚则腹胀如鼓。舌淡胖，苔白滑，脉沉细。

【辨证要点】以久泻久痢、腰腹冷痛、浮肿伴阳虚证为临床特征。

（十二）肺肾阴虚证

肺肾阴虚证是久咳肺阴受损，肺虚及肾，或肾阴亏虚，肾虚及肺所致肺肾两脏阴液不足所致的证候。

【临床表现】咳嗽痰少，或痰中带血至咳血，口燥咽干，声音嘶哑，形体消瘦，腰膝酸软，颧红盗汗，骨热潮热，男子遗精，女子月经不调，舌红少苔，脉细数。

【辨证要点】以干咳痰少、难咳，男子遗精早泄、女子月经不调伴阴虚证为临床特征。

案例评析 ◆

案　例 ···

林某，男性，68岁。

患者平素怕冷，2天前因受凉后出现脘腹冷痛，喜温喜按，形寒肢冷，腹胀纳少，便秘溲清，舌淡胖，苔白，脉沉迟无力。

评　析 ···

1. 患者素体寒，此次因感受寒邪致病。寒为阴邪，易伤阳气，寒性凝滞，气机阻塞，不通则痛，故致脘腹冷痛。

2. 患者在脾气虚证的基础上，又见形寒肢冷，舌淡胖，苔白滑，脉沉迟无力，此为脾阳虚证之证。

3. 护理应注意保暖，多加衣被，病室宜向阳，室温偏高；饮食应以温热、容易消化为宜，忌生冷、瓜果，少食牛奶、豆类等产气食品和粗糙食物。可艾灸神阙、关元、中极等穴。

【知识拓展】◆

糖尿病辨证施护

1. 燥热伤肺

(1) 保持居室安静、舒适，室温偏低为宜。

(2) 饮食宜清淡，适当控制食量，多食清热养阴生津的蔬菜，如苦瓜、菠菜等，禁忌辛辣刺激之品。

(3) 保持心情舒畅，避免紧张、恼怒的情绪。

(4) 肥胖者严格控制体重。鼓励参加运动和适当的体力活动，可配合太极拳、八段锦等进行锻炼。

（5）观察体重、饮水量、尿量、血糖的情况。

2.胃燥津伤

（1）保持居室安静，舒适，室温偏低为宜。

（2）节制饮食，主食应控制在每日5～6两，饥饿时可给黄豆、花生米嚼食，或给新鲜叶类蔬菜充饥，监测体重变化。烦渴欲饮者，可用鲜芦根煎水代茶饮。

（3）保持情绪稳定，向患者耐心解释控制饮食的作用及重要性。

（4）肥胖者严格控制体重，鼓励参加运动和适当的体力活动，但不宜过度疲劳，可配合太极拳、八段锦等。

（5）观察体重、饮水量、尿量、血糖的情况。

3.肾阴亏虚

（1）居室安静，温度适宜，患者宜增加卧床休息时间，避免劳累。

（2）加强皮肤和口腔护理，注意有无白内障、疖疮、肺结核等并发症的发生。

（3）控制饮食及饮水量。可用枸杞子30 g，开水泡代茶饮。

（4）根据病情适当运动，可选用太极拳、糖尿病保健操等。

（5）观察病情变化以及体重、饮水量、尿量、血糖的情况。

4.阴阳两虚

（1）保持安静，减少活动，病重者应卧床休息，注意保暖，预防感冒，节制房事。

（2）常用枸杞粥、胡桃仁粥、山药粥调养。

（3）做好情志护理，减轻患者的焦虑和恐惧心理。

（4）加强病情观察，防止水肿发生，警惕阴虚阳浮或阴阳离绝等危重变证。

【知识拓展】◆……

学习检测

一、名词解释

寒证　八纲　脏腑辨证

二、选择题

1.肌肤黄如橘色，证属（　　　）。

A.脾胃湿热　　　　　　B.肝胆不和

C.肝脾不调　　　　　　D.脾胃不和

2. 肺脏病变的典型特征是（　　）。

A. 少气　　　　　　　　　　B. 咳嗽

C. 自汗　　　　　　　　　　D. 鼻出血

3. 脏腑辨证的主要理论基础是（　　）。

A. 阴阳学说　　　　　B. 五行学说　　　　C. 经络学说

D. 藏象学说　　　　　E. 病因学说

4. 小肠实热证的典型症状是（　　）。

A. 口干渴　　　　　　B. 尿短赤　　　　　C. 身烦热

D. 舌生疮　　　　　　E. 尿量少

5. 除下列哪项外，均属于亡阳症的临床表现（　　）。

A. 冷汗淋漓　　　　　B. 四肢厥冷　　　　C. 神志昏迷

D. 舌红而干　　　　　E. 脉微欲绝

6. 下列哪项不属于虚证的临床表现（　　）。

A. 面色㿠白　　　　　B. 少气懒言　　　　C. 大便稀溏

D. 五心烦热　　　　　E. 脉沉有力

7. 肝阴虚证的主要诊断依据是（　　）。

A. 视物模糊　　　　　B. 胁肋隐痛

C. 便干尿黄　　　　　D. 脉象弦数

8. 下列哪项不是心肾不交的主要症状（　　）。

A. 心悸不寐，心烦不安　　B. 腰酸遗精，潮热盗汗　　C. 面红目赤，烦躁多梦

D. 头晕耳鸣，咽干口燥　　E. 舌红少苔，脉象细数

9. 腹痛欲泻，泻后痛减，证属（　　）。

A. 肝脾不调　　　　　B. 肝胃不和　　　　C. 脾肾阳虚

D. 脾胃虚寒　　　　　E. 脾肺气虚

三、简答题

1. 试述寒证与热证的鉴别要点。

2. 亡阳证与亡阴证如何鉴别？

第八章
中医护理技术操作 ————————

学习目标

1. 掌握灸法、拔罐法、刮痧法及推拿法的具体操作方法、适应症和禁忌证。

2. 掌握各种中医传统技术操作对异常情况的护理与预防。

3. 熟悉毫针、电针、皮内针、水针、皮肤针、耳针及三棱针的操作方法。

4. 了解各种操作方法的注意事项。

中医传统技术操作是中医学的重要组成部分，常用的中医传统技术操作包括针刺法、灸法、拔罐法、刮痧法及推拿法等。这些治疗方法具有适应范围广、疗效可靠、不良反应少、经济简便等优点，充分体现了中医护理的独特之处。

学习导入 ◆

案 例

王某，女性，18岁，学生。患者在6月份的一次礼仪课练习站姿时，因天气炎热，突感不适，自觉发热、头晕、恶心、全身乏力。老师马上让其停止练习，在阴凉处休息。自诉平时体质较弱，加之出汗过多而引起。

思 考

1. 根据患者出现的症状和体征可诊断为什么病？

2. 现场可采取何种简便有效的中医护理技术处理？

▌ 第一节　针刺法

针刺法是应用金属制成的针具，根据中医经络学说理论，刺激人体特定的穴位，以达到疏通经络、行气活血、扶正祛邪、调整阴阳作用的两种治疗方法。针刺法在临床医疗护理中常用于止痛，镇静，调理脾胃，解除尿闭，降低高热等，尤对痛症疗效显著。

一、毫针法

毫针大多是用不锈钢制成，其结构由针尖、针身、针根、针柄及针尾构成。毫针法是临床上应用最广泛的一种针刺技术，凡能刺灸的腧穴均可应用毫针治疗。

毫针进针法

（一）适应证

毫针法在临床上应用广泛，适用于内、外、妇、儿、五官诸科多种病证，以及外科麻醉等，尤其治疗各种痛症效果迅速而显著。

（二）针前准备

1.选择针具　临床上对针具粗细、长短的选择，主要由腧穴所在部位而定。一般说来，如针刺腧穴所在部位皮肉丰厚，需要深刺时，应选用较粗且长的毫针。反之，如腧穴所在部位皮肉较薄，必须浅刺者，则应选择较细而稍短的针具。此外，还应考虑到患者的性别、年龄、形体胖瘦以及体质的强弱。一般而言，女性、小孩、瘦人、体弱者，所用的针具应比男性、成人、胖而体壮者用的要相对细而短。针的规格确定后，应对毫针进行仔细的检查，注意针柄是否松动，针身是否有锈蚀，针尖有无钩曲等，如有异常应弃而不用。

2.选择体位　针刺体位的选择应以患者舒适，便于医者操作，以及腧穴所在部位而确定。如体位选择不正确，不但会使患者精神紧张，易于疲劳，影响治疗效果，还会出现滞针、弯针、刺伤组织器官等意外现象，故针刺处方确定后，选择适当的体位是非常重要的。

3.消毒　针前消毒包括针具消毒、腧穴部位消毒及术者手指消毒。针具消毒最好将行刺用具用纱布包好，置于高压气锅内进行消毒，或放在清水中煮沸消毒，亦可用75%乙醇浸泡消毒。针刺腧穴部位可用75%乙醇棉球擦拭消毒，操作时从穴位中心向四周进行。术者手指消毒先用肥皂水洗净，然后用75%乙醇棉球擦拭即可。

4.物品准备　治疗盘内放2%碘酊、75%乙醇棉球、无菌毫针盒、干棉球、纱布、镊子及清洁弯盘。必要时备毛毯、浴巾、屏风等。

（三）操作方法

1.进针方法　是指术者使针快速通过皮肤，并将针身刺达所需治疗部位的基本方法。进针时，可单手操作，亦可双手配合进针，临床上常用的进针方法有以下几种：

（1）单手进针法

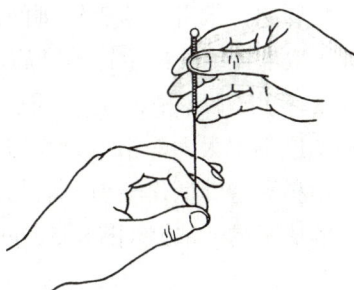

以右手的拇指、示指夹住针身，用手指上下用力，快速将针尖刺皮肤，然后再按照不同方向的需要，将针送入适宜的深度。此方法选针一般不超过 1.5 寸（图 8-1）。

（2）夹持进针法

此法需双手配合操作。左手拇指、示指夹捏消毒干棉球，夹住针身下端，并将针尖抵住腧穴部位的皮肤，右手捻压针柄，将针刺入皮肤。此法适用于 1.5 寸以上的长针进针（图 8-2）。

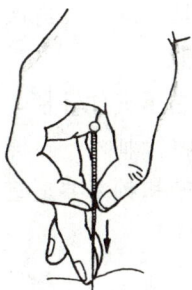

图 8-1　单手进针法　　　　　　　　图 8-2　夹持进针法

（3）提捏进针法

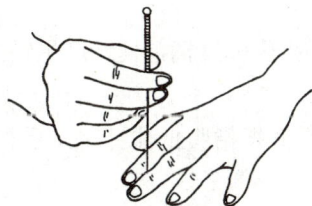

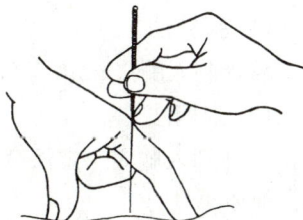

用左手拇指、示指将针刺部位的皮肤捏起，右手持针，从捏起部位上端将针快速刺入。此法适用于皮肉浅薄部位的腧穴进针（图 8-3）。

（4）舒张进针法

用左手拇指、示指将针刺腧穴部位的皮肤向两侧撑开，并使之绷紧，右手持针，从左手拇指、示指之间快速进针。此法应用于皮肤松弛部位的进针（图 8-4）。

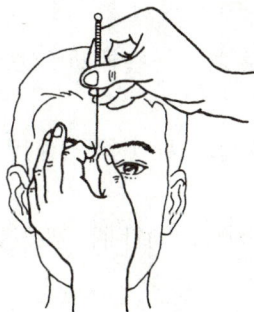

图 8-3　提捏进针法　　　　　　　　图 8-4　舒张进针法

2. 角度与深度

（1）角度

针刺的角度，是指针身与针刺部位皮肤的夹角。它是由腧穴所在部位、病情的需要及形体胖瘦等因素所决定的，一般分为以下三种：①直刺：即针身与皮肤成 90° 角刺入，适用于绝大多数腧穴。②斜刺：即针身与皮肤成 45° 角刺入，适用于内有重要脏器或皮肉较薄部位的腧穴。③平刺：即针身与皮肤成 15° 角刺入，适宜于皮肉浅薄部位的腧穴。

（2）深度

深度是指针身刺入皮肉的深浅度。针刺的深度应适当，刺得过深，会伤及内部组织，过浅则达不到针感。凡老、弱、体瘦、小儿、新病，以及头面、胸背等皮薄肉少处应浅刺，而体胖、体壮、久病及四肢、臀、腹等肌肉丰厚部位可深刺。

3. 运针与得气　运针，又称行针，是术者为了使患者产生针刺感觉所施的手法。术者通过运针使患者感到针刺部位产生酸、麻、胀、重的感觉，这时便产生了针感，即得气。得气时，术者可感到针下有两种沉紧的感觉。此时便产生了针刺效应。如经运针，患者仍不能产生针感，术者应检查针刺的部位、角度、深度是否准确，再次行针时仍不得气者，可以采取催针手法或留针等措施，直至达到针效为准。

运针的基本手法有两种：一是提插法，即进针后，术者右手夹住针柄，将针反复上下提插，提插幅度不宜太大，指力要均匀。二是捻转法，即将针刺入一定深度后，右手拇指、示指、中指夹持针柄作一前一后的捻转运动。捻转幅度和频率要适宜，临床上根据病情、体质等情况灵活掌握（图 8-5、图 8-6）。

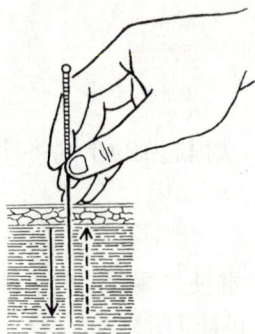

图 8-5　提插法

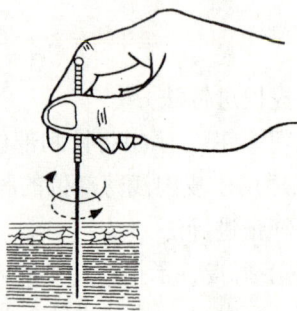

图 8-6　捻转法

为了加速患者产生针刺感应，除了上述两种方法外，临床上还常用一些辅助手法：

（1）弹针法

将针刺入腧穴一定深度，用手指轻弹针柄，使针产生轻微的颤动，以产生得气作用。

（2）刮柄法

将针刺入腧穴一定深度，右手拇指指腹抵住针尾，示指上下频频刮动针柄，激发针感，促使得气。

（3）震颤法

将针刺入腧穴一定深度，右手拇指、示指、中指夹住针柄作小幅度、快频率的提插捻转动作，使针身产生轻微的震颤，以增强针感。

4. 补泻手法

（1）补法：指进针慢而浅，得气后，提插轻。捻转幅度小而慢，出针后揉按针孔的针法。多用于虚证。

（2）泻法：指进针快而较深，提插重，捻转幅度大而快，出针时不揉按针孔的针法。多用于实证。

5. 留针与出针

（1）留针：将针刺入腧穴并施针术后，使之留在穴内，称为留针。留针的目的是加强针感，并使针感持续一段时间。留针时间一般为15～30分钟，但对一些特殊病还可稍延长留针时间，如急性腹痛、破伤风、顽固性痉挛等，留针时间可延长至数小时。在留针过程中可做间歇性运针，以巩固其疗效。

（2）出针：经行针、留针后即可出针。出针时一般用左手指轻按针孔周围，右手持针柄，轻轻将针捻转至皮下，缓慢退出。出针后用干棉球压迫针孔片刻以防出血。术者在出针后应立刻检查针具，以防被遗留在患者身上。

针刺意外情况的护理及预防：

1. 晕针　在针刺过程中，患者突然出现面色苍白，头晕眼花，恶心呕吐，心惊气短，甚至突然晕倒，大汗出，四肢厥逆，脉微欲绝，称为晕针。

原因：晕针多由于患者精神过度紧张，或体质极度衰弱，或饥饿疲劳，或因术者手法不当等引起。

护理：安慰患者，并火速拔针，使患者平卧，给饮温开水或糖水。昏迷者可刺人中、内关、足三里等穴，或配合其他抢救措施。

预防：对初次接受针灸的患者做好思想工作。因劳累体虚者，进行适当的处理或给予必要的治疗。同时，自始至终都应随时观察患者的表情，发现问题及时处理。

2. 滞针　在毫针刺入腧穴后，术者感觉针下沉滞、紧张甚至不能捻转提插。患者主述针处疼痛难忍者。

原因：患者精神紧张，局部肌肉收缩强烈，或术者捻针幅度太大，或仅向一个方向捻转而使肌纤维缠绕针身，造成滞针。

护理：因肌肉紧张者可局部稍加按摩，或在腧穴旁加刺一针；若因单方向捻转过度者，可向反方向捻转，使针退出。

预防：进针前做好患者的安慰工作，嘱咐其放松肌肉；术者避免单方向连续捻转，防止针身缠绕。

3. 弯针　针刺入腧穴后，针柄改变了原来的方向，行针困难，患者感觉疼痛者称为弯针。

原因：弯针的发生多因医者进针用力过猛，针尖碰到尖硬组织器官，或因患者带针而体位移动、磕碰引起。

护理：顺着弯针方向将针起出；因体位改变造成者，可慢慢恢复体位，再将针顺弯拔出。

预防：针刺前应给患者摆好舒适正确的体位；留针时不要移动患者；避免他人碰撞；术者进针时不要用力过猛。

4. 断针　针身折断，留在体内，或露于皮肤，或全部没入皮肤者称为断针。

原因：由于针具质量差，针身损伤剥蚀，或针身全部刺入腧穴，或行针用力过猛。

护理：发现断针时嘱患者不要移动体位，以免断针下陷。操作者切忌惊慌，如断针尚有部分外露时，可用镊子或止血钳将针拔出；如断端与皮肤相平，可轻轻下压周围组织，使针体显露，再用镊子或止血钳夹出；若针身完全陷入皮下或肌肉深层时，应在 X 射线透视下定位，手术取出。

预防：针前严格检查针具，发现劣质针立即剔除；行针要防止用力过猛；对弯、滞针应及时处理，以防断针。

5.血肿　出针后局部青紫，有肿块，称为血肿。

原因：针刺时针尖不直，钩破血管而出血。

护理：出针后用棉球压迫针孔处片刻，微量皮下出血而致皮肤小块青紫时，一般不需特殊处理，可自行消退；如出血较多，可局部压迫止血、冷敷，24 小时后用热敷法；如出现大出血时，立即用消毒纱布压迫出血部位，同时报告医生进行抢救。

6.气胸　指针刺胸背时进针过深或角度不当而造成创伤性气胸。轻者出现胸痛、胸闷、咳嗽；重者出现呼吸困难、气促甚至休克，处理不当可造成死亡。

护理：一旦发现气胸立即报告医生，并让患者取半坐位休息，禁止一切活动。配合医生进行对症处理，如吸氧与输液，观察生命体征，消炎抗感染，必要时行胸腔穿刺抽气。

预防：凡胸背部或锁骨上窝处的腧穴均应行斜刺，严格掌握角度和深度。留针时间不宜过长。

二、耳针法

（一）耳穴的分布（图 8-7）

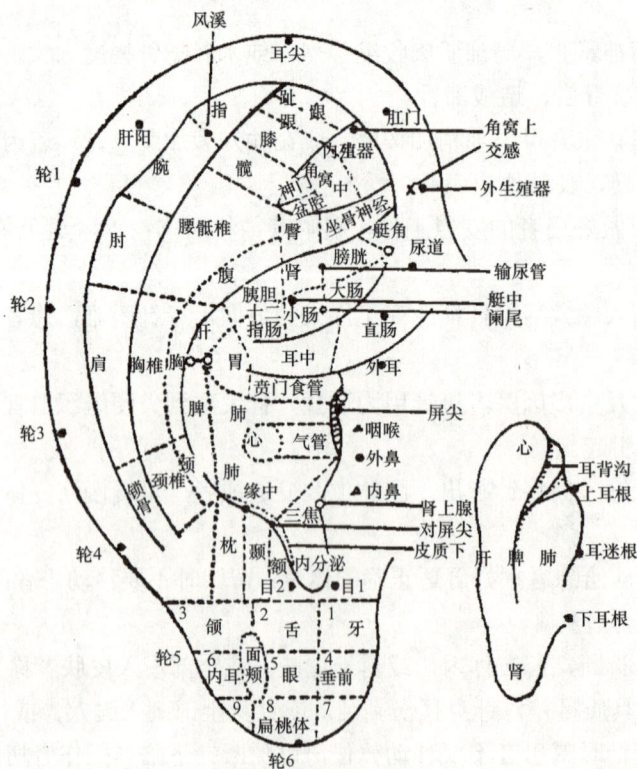

图 8-7　耳穴的形象分布

（二）针前准备

（1）备齐物品，如治疗盘、针盒（短毫针）或油菜籽、碘酊、乙醇、棉球、棉签、镊子、探棒、胶布、弯盘等。

（2）向患者讲清楚操作过程，并取合理体位。

（3）常规消毒。

（三）操作方法

1. **毫针刺**　左手固定耳郭，右手持 0.5 寸短柄毫针刺入耳穴，深度以穿入软骨但不透过对侧皮肤并且针身能立住为度。留针 10～30 分钟，痛症可留 1～2 小时，留针期间可间歇捻针，使之产生热、胀、酸、麻或痛感，或感觉循经络路线放射传导。出针用消毒干棉球压按针孔，以防止出血；或涂以碘酊或乙醇预防感染。

2. **贴压**　将磁石或硬粒压在所选耳穴上，再贴上胶布固定。若贴硬粒，则嘱患者自己随时按压，以加强刺激。贴压时间 3～5 天。

（四）护理及注意事项

（1）严格执行无菌操作，预防感染。出针后，先用 2% 碘酊，后用 75% 乙醇消毒。

（2）年老体弱及高血压患者，针刺前后应适当休息。

（3）耳针偶有晕针发生，可参照毫针刺法中的预防及护理。

（4）有习惯性流产史的孕妇禁用。

（5）对扭伤及肢体运动障碍的患者，针刺待耳郭充血发热时，嘱其适当活动患部或在患部按摩加灸，以提高疗效。

第二节　灸法

灸法是用以艾绒为主要材料制成的艾条或艾炷，点燃后在体表的一定腧穴或患处熏灸的一种治疗方法。它借助灸火的热力和药的作用，通过经络腧穴，以达到散寒祛湿、温通经络、调和气血、消肿散结、回阳救逆以及预防保健康复的作用。

一、艾炷灸

艾炷灸是用纯净的艾绒捏成上尖底平的宝塔形状，大小如麦粒或枣核，直接或间接置于腧穴上施灸的一种治疗方法。每燃完二个灸炷叫作二壮。艾炷灸包括直接灸和间接灸。

（一）适应证

直接灸多用于哮喘、肺痨等慢性或顽固性疾病；隔姜灸多用于因寒所致的呕吐、腹痛、腹泻或风寒湿痹证；隔蒜灸适用于肿瘤初起、肺痨（阴虚型）、瘰疬、毒蛇咬伤；隔附子饼灸可治疗阳痿、早泄、遗尿、溃疡久溃不敛等阳虚证；隔盐灸多用于寒邪入里所致的腹痛、吐泻及中风脱证，各种寒厥，大汗亡阳之证。

（二）灸前准备

(1) 备齐物品，如治疗盘、艾炷、火柴、凡士林、棉签、镊子、弯盘、消毒纱布、胶布、浴巾、屏风等。间接灸时准备姜片、蒜片、食盐或附子饼等，并将治疗物品携至床旁。

(2) 核对医嘱，并向患者讲清操作程序。

(3) 取合理体位，暴露施灸部位，注意保暖。

(4) 清洁双手，准备施灸。

（三）操作方法

1. 直接灸　根据治疗目的可采用瘢痕灸和无瘢痕灸两种。

(1) 瘢痕灸即化脓灸，灸时将皮肤烧伤，使其化脓，愈后留有瘢痕。

(2) 无瘢痕灸即用中、小艾炷施灸，患者感到灼痛时，即用镊子取走余下的艾炷，放置弯盘中，再更换新炷，一般连续5～7壮，局部皮肤出现红晕而无烧痕，不起泡为度。

2. 间接灸　又称隔物灸、间隔灸，施灸时艾炷并不直接放在皮肤上，而用其他药物间隔，其名称因间隔的药物不同而异，常用的有：

(1) 隔姜灸用直径为2～3 cm，厚0.2～0.3 cm的生姜片，中间以针刺数孔，置于地穴或患部，上置艾炷灸之。

(2) 隔蒜灸用鲜蒜头切片，置于腧穴处，置艾炷灸之。

(3) 隔附子饼灸用附子末和酒做成小硬币大小的附子饼，以针刺孔，上置艾炷灸之。

(4) 隔盐灸本法适用于脐孔处，用细净食盐敷于脐部上置艾炷施灸。

（四）护理及注意事项

(1) 施灸前应给患者摆好体位，避免因疲劳时移动身体而烧伤皮肤或衣物。

(2) 待艾炷燃尽前应立即更换另一壮，避免烫伤皮肤。

(3) 对局部起泡者无须挑破，任其自然吸收。

(4) 施灸完毕，清理局部皮肤，协助患者穿好衣着。

(5) 整理床铺，及时通风换气。

二、艾条灸

（一）适应证

艾条灸适用于多种慢性虚寒性疾病以及感受风寒湿邪为主的病症，如泄泻，哮喘，风寒湿痹，月经不调等。

（二）灸前准备

(1) 备齐物品，如治疗盘、艾灸、火柴、小口瓶、消毒纱布、屏风、浴巾等，将物品携至床前。

(2) 核对医嘱，做好解释工作。

(3) 选择舒适体位，暴露施灸部位。

（4）清洁腹部皮肤，同时注意保温。

（三）操作方法

1. 温和灸　将艾条的一端点燃，在距离腧穴皮肤2～3 cm处进行熏烤，使局部皮肤有温热感，一般每处灸10～15分钟，至皮肤红晕为宜（图8-8）。

2. 雀啄灸　将艾条的一端点燃，与施灸部位不固定距离，像鸟雀啄食一样，一上一下不停地移动，反复熏灸5分钟左右，至皮肤红晕为度（图8-9）。

3. 回旋灸　将点燃的艾条一端与施灸穴位皮肤虽保持一定距离，但不固定，反复地回旋移动或向左右方向移动，一般可灸20～30分钟（图8-10）。

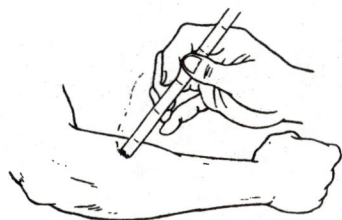 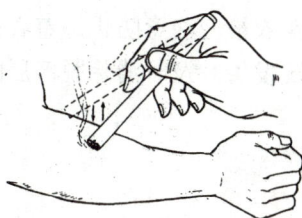 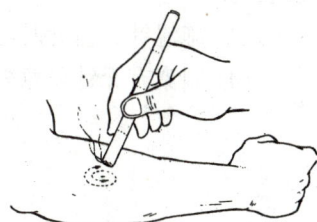

图8-8　温和灸　　　　　图8-9　雀啄灸　　　　　图8-10　回旋灸

（四）护理及注意事项

（1）施灸部位应按照先上后下的次序进行，即头顶、胸背、腰部、四肢。

（2）施灸中要随时询问患者局部皮肤有无灼热感，以便及时调整艾条与皮肤的距离，防止灼伤皮肤。

（3）施灸完毕应立即将艾条插入小口瓶，熄灭艾火，避免余灰烫伤患者皮肤或烧毁衣被床单。

（4）施灸后局部皮肤呈微红灼热属正常。若出现小水泡无须特殊处理，待自然吸收；若水泡较大，应用无菌注射器抽出泡内液体，并覆盖消毒纱布，防止感染。

（5）凡实证、热证、阴虚发热者以及面部五官、大血管、孕妇腰骶等部位不宜艾条灸。

三、温针灸

温针灸是针制与艾灸相结合使用的一种治疗方法。适用于既宜留针，又需施灸的患者。

（一）适应证

适用于虚寒性胃脘痛、风寒湿痹证及痿证等。

（二）灸前准备

（1）备齐物品，如治疗盘、艾绒或艾条、火柴、皮肤消毒液、棉签、棉球、镊子、毫针盘、弯盘等，并携至床旁。

（2）核对医嘱，向患者讲清楚操作程序。

（3）根据施灸部位取合理体位，并暴露施灸部位，同时注意保暖。

（4）同毫针刺法，进行腧穴（皮肤）、针具及术者手指消毒。

（三）操作方法

针刺得气后，留针，将艾绒搓团捻于针柄上点燃，通过针体使热力透入体内，加强疗效。

（四）护理及注意事项

（1）同艾条灸。

（2）装裹艾绒时，必须捻紧，并嘱患者不要随便变动体位，以免艾绒落下烧伤皮肤及衣物。

（3）施温针灸留针时，加盖衣被应注意防止烧着衣被。

（4）观察有无针刺意外情况发生，及时清除脱落后的艾灰。

■ 第三节　推拿法

推拿又称按摩，或推拿按摩。它是应用不同的手法在人体的一定部位或经络腧穴上，利用机械力的作用，刺激局部使之发热，以致经脉疏通，气血调和，气机通畅，消磨止痛，从而达到防治疾病的一种治疗方法。

一、适应证

按摩疗法应用极广，可用于经脉、肌肤、骨骼、关节之损伤以及痹、瘫、疼痛、麻木诸症。并对许多内科、妇科疾病都有独特的效果，如胃脘痛，胃下垂，泄泻，便秘，胃肠功能紊乱，头痛，失眠，厥证，癃闭，阳痿，痛经，闭经，带下，乳痈等。按摩疗法还广泛应用于小儿疾病，特别是用捏脊疗法治疗小儿疳积及小儿脱肛更是疗效显著。

二、推拿前准备

（1）物品准备，如按摩巾，天气炎热时可准备滑石粉。

（2）操作前术者应修剪指甲，以免损伤患者皮肤。

（3）室内既保持通风换气，又要注意保暖，室温应保持在 20℃左右。

（4）取适宜体位，嘱患者松开衣物，将按摩巾铺在需按摩的皮肤上。

（5）术者应穿工作衣，戴口罩，用肥皂水清洗双手。寒冷季节要注意手的温度，避免给治疗带来不便。

三、常用推拿方法

（一）推法

推法主要指平推法。可分为拇指平推法、掌平推法和拳平推法三种。拇指平推法即以拇指指腹罗纹面或偏峰着力于机体的一

常用推拿手法上、下

定部位或循经稍施压力，往返并有节奏地向前推进；掌平推法是用手掌着力，以掌根部为重点向一定方向推进需要增大压力时，可用另一只手重叠推进；拳平推法即握拳，以示指、中指、环指和小指的指节突起处着力，向一定方向推进。另外，还有一指禅推法，即手握空拳，拇指自然垂直，用大拇指指端罗纹面或偏峰部着力于一定部位，沉肩垂肘，运用腹部的摆动，带动拇指关节的屈伸活动。

操作要领：推法动作要平稳，推进速度要缓慢，施一指禅推法时，术者需上肢肌肉放松，沉肩，垂肘，悬腕。

功效及应用：本法有疏通经络、理筋活血、消除故结的作用。掌平推法刺激缓和，可治疗腰脊酸痛、胸腹胀痛等症；拳平推法是推法中刺激较强的一种手法，适用于腰及四肢部的劳损、宿伤及痹证而又感觉较为迟钝者；拇指平推法可用于风湿痹痛，筋肉拘急等疾患；一指禅推法可治疗头痛、失眠、面瘫等症。

（二）拿法

单手或双手的拇指与余四指对合呈钳形，施以夹力提拿于施治部位或穴位称为拿法。

操作要领：实施拿法时，患者坐位或卧位，术者用拇指与余指的合力施治于局部，做一紧一松的提拿动作，合力时腕要放松灵活，手指施力要对称，以指面用力，揉捏动作要连绵不断，用劲由轻到重，再由重到轻，由于掌法部位和手法的差异，拿法可分为三指拿、四指拿和五指拿（图8-11）。

功效及应用：拿法具有疏通经络、解表散寒、止痛的作用。由于此法刺激较强，常配合其他按摩方法应用于颈部、肩部、腰部和四肢部腧穴，具有明显缓解痉挛和止痛的作用。

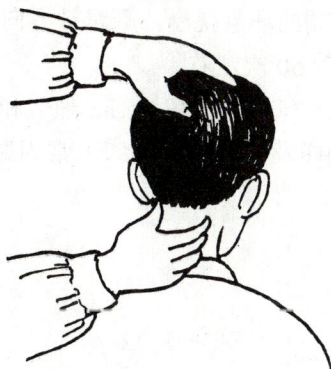

图 8-11　拿法

（三）按法

按法主要有三种。用拇指或示、中、环三指指面按压体表的方法为指按法；用掌根鱼际或全掌着力按压体表的方法称掌按法，如单手掌力不够时可用双手交叉重叠按压；以术者肘关节鹰嘴突按压治疗部位的方法称为肘按法（图8-12～图8-14）。

操作要领：施按法时，按压方向要垂直，用力由轻到重，稳而持续，按法以拇指按法为常用。将拇指伸直，用指面按压经络穴位，其余四指张开起支持作用，单指力不足时，可用另一手拇指重叠按压。一般拇指在穴位上按压时，拇指不要移动但在经络上按压时，则要循经络路线进行缓慢的螺旋形移动。

功效及应用：本法有较强的疏松筋脉、散寒止痛的作用。指技法因接触面积小，所以具有明显的开通闭塞、散寒止痛作用；掌按法作用面积较大，刺激缓和，常用于急、慢性腰痛、腰脊椎筋脉拘紧等病症；肘按法压力大，刺激强，所以仅适于肌肉发达部位，如腰臀痛、腰肌强硬、顽固性腰腿痛等病症。

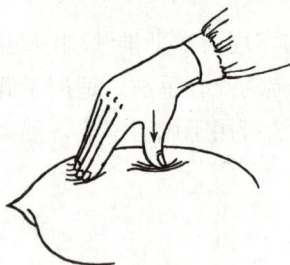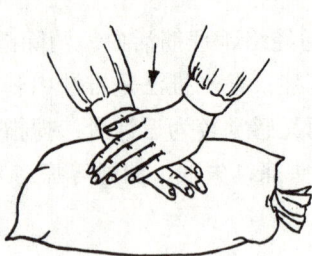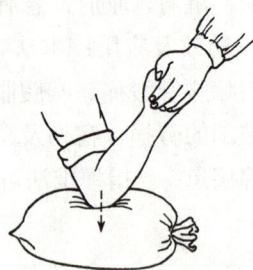

图 8-12　指按法　　　　　　　图 8-13　掌按法　　　　　　　图 8-14　肘按法

（四）摩法

摩是抚摸之意。在推拿手法中主要分为指摩法和掌摩法两种。一指或数指指腹着力吸定于施治部位或穴位上，有节律地旋而摩动称为指摩法；以手掌的掌面吸定在施治部位，在腕关节连同前臂的带动下，有节奏地摩抚称为掌摩法（图 8-15、图 8-16）。

操作要领：实施摩法时，肘关节微曲，腕部放松，指掌自然伸直轻放在体表一定部位上，然后连动长臂作缓和协调的环旋抚摩。顺时针方向或逆时针方向均可。快速法每分钟 120 次左右；慢速法每分钟 50 次左右。

功效及应用：摩法具有调和气血、消积导滞、理气和中、祛瘀消肿的作用。由于摩法的刺激缓和舒适，适用于胸腹及胁肋部。临床上常用摩法治疗脘腹胀满、胁肋胀痛、气滞血瘀、食积胀痛等病证。

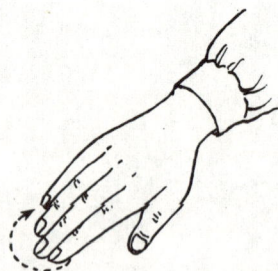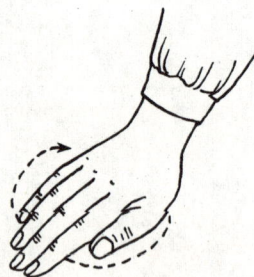

图 8-15　指摩法　　　　　　　　　　　　　　图 8-16　掌摩法

（五）揉法

以指或掌吸定于施治部位，进行左右、前后的内旋或外旋揉动的方法称为揉法。操作要领：施以揉法要动作连续，着力由小逐渐增大，再由大逐渐减小，交替运作，均匀持续而轻柔地旋转回环，动作宜轻宜缓。

　　功效及应用：揉法具有舒筋活络、温经散寒、消食导滞的作用。可用于脘腹胀痛、胸胁胀闷及外伤所致的红肿疼痛。此法适于全身各部。揉法与摩法非常相似，只是揉法着力较重，揉动时吸定患部，并带动该处皮下组织；而摩法着力较轻，摩动时仅在体表环旋抚摩，不带动该处皮下组织（图8-17、图8-18）。

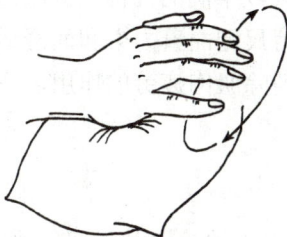

图8-17　掌跟揉法

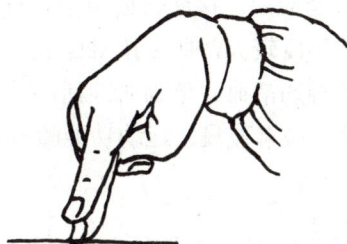

图8-18　指揉法

（六）摇法

　　摇是摇动关节，为被动运动。摇法有摇颈、摇肩、摇腕、摇髋、摇膝及摇踝。
操作要领：

1.摇颈　患者坐位，颈项放松。术者站于一侧，用一手扶住头顶，另一手托住下颏，双手以相反方向缓缓地使头摇转，左右各数次。

2.摇肩关节　患者坐位，肩部放松，屈肘。术者站于一侧，弓步势，上身稍向前俯，用一手扶住患侧肩关节上部，另一手托起患者肘部（使患肢搭在术者的肘上部），作缓缓地顺时针方向及逆时针方向转动，此法称托肘摇肩法。另有一摇肩法称为握手摇肩法，即患肢自然下垂，术者一手扶住其肩关节上部，另一手与患者的手相握，作顺时针及逆时针方向缓缓运转。

3.插腰　患者坐位，腰部放松。术者坐其后，用一手按住一侧腰部，另一手扶住对侧肩部，两手协调使劲将腰部摇动，使其作缓和旋转。

4.摇髋关节　患者仰卧，髋膝微曲。术者站于一侧，用一手按其膝部，另一手握住其足根部，两手协同使其髋关节屈成90°角，然后依顺时针或逆时针方向运转。

5.摇踝关节　患者仰卧，下肢自然伸直。术者坐其足后侧用一手托起足跟，另一手握住足趾部，稍用力作拔伸牵引，并在拔伸的同时作环转摇动。

　　总之，摇法摇转幅度要由小到大，动作必须缓和，用力要稳。

　　功效及应用：摇法具有舒筋活血、滑利关节、松解粘连、增加关节活动功能等作用，主要用于颈腰及四肢关节等处。凡属上述部位关节运动功能障碍、关节肌肉酸痛，均可用此法解除痛苦。

（七）擦法

　　手指微曲，以手背面指掌关节处接触患部，前臂作连续内旋、外旋动作，带动指掌关节推动。一般用单手或双手交替操作，也可双手同时操作。

操作要领：实施㨰法时，要使肩臂、手腕放松。在推动时，小鱼际及掌背部着力与施治部位相互贴紧，不可跳动。操作时要用力均匀，动作协调，并有节奏，不可忽快忽慢、时轻时重，并常配合摇法使其作必要的或屈、或伸、或旋转等被动运动。如施髋部㨰法时，患者仰卧位，术者站于一侧，一手在髋关节前面或外侧面施㨰法，另一手扶住其膝部使其做反复外展的被动运动。

功效及应用：㨰法常适用于肩背、腰、臀及四肢等肌肉较丰满的部位。㨰法由于腕关节屈伸幅度较大，所以接触面较广，并且压力较大，掌背尺侧面着力柔和而舒适，故有较好的舒筋活血、增强肌肉活动能力，促进血液循环，消除肌肉疲劳的作用，适用于风湿酸痛、肢麻肢瘫、运动功能障碍等。

（八）掐法

掐法是用拇指端甲缘重按穴位，或用拇指和示指上下对称地掐取某一部位或穴位，同时用力内收。掐法适用于全身各部。

操作要领：患者坐位或卧位。术者以拇指端甲缘或拇、示指端甲缘，将力贯注于着力的指端，在需治疗的部位或穴位上重按而掐之，或两指同时用力抠掐，作用力要持续。

功效及应用：本法为重刺激手法之一，可以手代针，具有回阳救逆、开窍醒神的作用。常用于昏迷不醒、中风不语、癔症发作等病的急救。

（九）搓法

用双手掌面夹住患处，相对用力作快速搓揉，并同时作上下往返移动。

操作要领：施搓法时，需由轻到重，再由重到轻，由慢到快，再由快到慢。用力需均匀，持续连贯。

功效及应用：搓法具有行气活血、疏通经络、解除疲劳的作用。常用于颈、肩、腰及四肢的肌肉疼痛，以及胸胁胀满等症。

（十）抖法

抖法即用双手或单手握住患肢远端，微用力作小幅度的上下连续颤动，使关节有松动感。抖法属振法类，常作为推拿的辅助手法。

操作要领：抖法主要有上肢抖法和下肢抖法。施上肢抖法时，抖的幅度相对要小，而频率要快（每分钟 200 次左右）。施下肢抖法时，幅度稍大，频率放慢。

功效及应用：抖法有疏利关节、放松肌筋、舒筋活络、解除疲劳的作用。常作为治疗肩、肘关节功能障碍、腰腿痛及腰椎间盘突出症等病证的结束手法。

（十一）叩法

叩法属击法类，较击法力量轻，即用手指或掌（或拳）轻击特定部位的方法。

操作要领：术者可用半屈拳轻轻捶击，两手交替上下如击鼓状，也可两手相合，五指略分开，用小指侧面叩击一定部位。

功效及应用：叩法具有活血散瘀、调和气血、消除疲劳的作用。可用于肩、背、腰酸痛，风湿痹痛，肌肉劳损等。

　　除上述常用按摩手法外，民间常用的按摩手法还有挤法（即用指或掌的对合力，着力于施治部位挤而压之，挤而合之）、扭法（即用手指捏住皮肤，反复扭转，使局部皮肤呈现紫红色）、拧法（即用屈曲的示指和中指张开如钳形，夹住治疗部位的皮肤，二拉二放）等。这些手法施于太阳经循行的部位，具有散寒祛风、舒通经络、利咽止痛的作用。为风寒感冒之头痛、身痛、咽痛的常用手法。

四、护理及注意事项

　　(1) 患者刚到诊室，应休息片刻再接受按摩。

　　(2) 若天气炎热，可将患者被操作的皮肤处涂适量滑石粉，以免损伤皮肤。

　　(3) 操作时用力要均匀、柔和，以免损伤皮肤筋骨。

　　(4) 施摇法的移转幅度应视病情而定，避免暴力及违反生理功能的移转。

　　(5) 施掐法前需将穴位取准，然后在施掐的部位上置一薄纱布，以防皮肤破损。于局部轻揉以缓解疼痛。

　　(6) 施抖法时用力要均匀持续，避免伸、扯、牵拉。

　　(7) 有严重心脏病的患者或体虚者慎用叩法。

　　(8) 以下情况不宜施推拿法：皮肤损伤的部位、正在出血的部位、骨折移位或关节脱位、妇女经期或妊娠期等。空腹、醉酒后、情绪过于激动者不宜立即推拿。

　　(9) 按摩巾要经常换洗，以防交叉感染。

■ 第四节　拔罐法

　　拔罐法是以罐为工具，利用燃烧热力，排除罐内的空气，形成负压，使之吸附于施术部位，造成局部皮肤充血、瘀血，以调节机体功能，达到防病治病目的的一种治疗方法。罐的种类很多，目前常用的有竹罐、陶罐、玻璃罐以及负压吸引罐。

拔罐法种类

一、适应证

　　由于拔罐法具有温散寒邪、活血行气、消肿止痛等作用，故可用于外感风寒之头痛、风寒湿痹、关节疼痛、腰背酸痛、脘腹胀满、咳嗽气喘、腹痛泄泻以及痈肿疮毒等多种疾病。

二、拔罐前准备

　　(1) 备齐物品，如治疗盘、火罐、止血钳、火柴、95% 乙醇棉球、小口瓶。必要时备毛毯、屏风等，并将物品携至床旁。

　　(2) 核对医嘱，并向患者说明操作程序。

　　(3) 取合理体位，暴露施术部位。

　　(4) 根据不同部位，选择大小适宜的火罐，同时检查罐口边缘是否光滑。

三、操作方法

1. **投火法**　将 95% 乙醇棉球或纸片点燃后，投入罐内。然后迅速将火罐罩在施术部位。施投火法时患者宜侧面横卧，以免因燃烧物落下而烫伤皮肤。

2. **闪火法**　用镊子或止血钳夹住酒精棉球，点燃后，在火罐内壁中段绕一圈（注意，切勿将罐上端烧热，以免烫伤皮肤），立即退出，迅速将罐罩在施术部位。闪火法比较安全、节约，是最常用的拔罐法。拔罐时间 10～15 分钟，取罐时，以一指按压罐上皮肤，使空气透入罐内，火罐即可脱落取下，不可硬拔，以防损伤皮肤（图 8-19、图 8-20）。

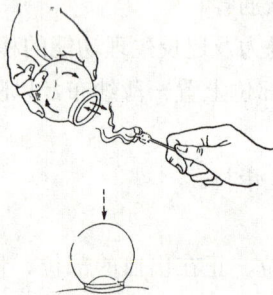 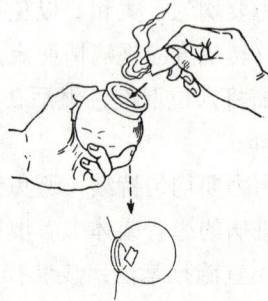

图 8-19　闪火法　　　　　　　　图 8-20　投火法

四、护理及注意事项

（1）保持一定的室内温度，注意保暖，留罐时盖好衣被。

（2）拔罐部位应选择肌肉丰满处，凡骨骼凸凹不平处不适宜拔罐。

（3）若出现烫伤，或留罐后皮肤起水泡，水泡小时可敷以消毒纱布保护，防止擦破感染，水泡大时应消毒后，用无菌注射器将液体吸出，再用消毒纱布外敷以防止感染。

（4）皮肤有水肿、溃疡破损、肿瘤或在大血管处，以及高热抽搐的患者、孕妇的腰腹部及乳头部等不宜拔罐。

（5）凡使用过的火罐，均应消毒处理后备用。

第五节　刮痧法

刮痧法是用边缘钝滑的器具如铜钱、瓷匙、硬币、有机玻璃扣、小陶瓷酒盅或水牛角等特制的刮痧板，在患者体表一定部位反复刮动，使局部出现痧斑或痧痕，以达到解表驱邪、行气止痛、开窍醒神等作用的一种治疗方法。

一、适应证

（1）外感性疾病中出现中暑发热、胸闷、呕吐、头昏、晕厥等病证。

（2）夏秋季节的伤暑、伤湿、伤食等出现呕吐、腹痛、腹泻的病证。

二、刮痧前准备

（1）备齐物品，如治疗盘、植物油或清水等润滑剂、刮痧工具（牛角刮板、瓷匙、硬币、小瓷酒盅、纽扣等）、消毒用乙醇、棉签、卫生纸，并携至床旁。必要时备浴巾、屏风等。

（2）核对医嘱，并向患者讲清操作程序。

（3）检查刮具边缘是否光滑、有无缺损，以免损伤皮肤。

（4）取合理体位，暴露刮痧部位，注意保暖。

三、操作方法

在暴露（施术）的部位进行消毒。术者手持刮痧工具蘸清水或植物油，从上至下、由内向外地刮动，长2～15 cm，刮至有干涩感时，蘸润滑剂再刮，直至皮下出现红色或紫红色斑点为止。一般每一部位刮20次左右。刮背部、胸部时注意沿肋间神经呈弧形刮动，动作应缓慢柔和，并且顺一个方向刮动，不要来回刮。小儿及皮肤细嫩者可用棉纱线、头发、麻团等进行刮痧，以防损伤皮肤。

刮痧的部位一般在头颈部（太阳穴、眉心、喉头左右两侧及颈项部）、肩背部（脊椎正中线、脊椎两旁的二华佗夹脊穴及两肩部）、胸部（沿肋间隙方向及锁骨中线、双腋下部）、四肢（双腋窝及双肘窝、双下肢屈侧面）等处。

四、护理及注意事项

（1）保持室内空气新鲜，经常通风换气。室温维持在20℃左右为宜，避免患者直接感受风寒。

（2）操作中用力要均匀，勿损伤皮肤。

（3）操作过程中要随时观察病情，如出现胸闷不适，面色苍白，冷汗不止，或神志不清，脉沉伏等症状时，应立即停止刮痧，并报告医生，或对症处理。

（4）刮痧后应禁食生冷、油腻、刺激之品，以免影响肠胃功能，闭邪于里。

（5）刮痧后应避风并稍作休息。

（6）将使用过的刮具清洁、消毒、擦干备用。

■ 学习检测

一、名词解释

得气　水针法

二、选择题

1. 刺针时，印堂穴可采用（　　）。

A. 指切进针法　　　　　B. 夹持进针法　　　　　C. 提捏进针法

D. 舒张进针法　　　　　E. 单手进针法

2. 雀啄灸属于（　　）。

A. 艾条灸　　　　　　　　B. 直接灸　　　　　　　　C. 温针灸

D. 灯火灸　　　　　　　　E. 间接灸

三、简答题

1. 晕针的原因是什么？

2. 艾灸的禁忌证有哪些？

3. 推拿手法的基本要求是什么？

附录：中医护理常用技术操作流程及评分标准

艾条灸法操作评分标准

项目	总分	操作程序	分值	扣分	扣分原因
素质要求	10	仪表大方，举止端庄，态度和蔼	5		
		服装、鞋帽整洁	5		
操作前准备	15	评估患者：意识状态，配合程度，主要症状、体质及心理状况；施灸部位皮肤情况、对热痛的耐受程度、女患者是否处于妊娠期；评估环境，必要时屏风遮挡	5		
		告知患者：艾绒点燃后可出现较淡的中药燃烧气味；治疗过程中，局部皮肤出现微红灼热属于正常现象。如是瘢痕灸会由于艾火烧灼皮肤产生剧痛。	2		
		操作护士：洗手，戴口罩	2		
		用物准备：治疗盘、艾条、火柴、弯盘、小口瓶、快速手消液，必要时备浴巾，屏风	6		
操作过程	60	核对：床号、姓名、诊断、介绍并解释，患者理解与配合	6		
		体位舒适合理，暴露施灸部位，保暖	6		
		再次核对；明确腧穴部位及施灸方法	5		
		点燃艾条，灸法正确	10		
		艾条与皮肤距离符合要求	2		
		及时除掉艾灰	5		
		艾条灸至局部皮肤稍起红晕，施灸时间合理	5		
		观察局部皮肤及病情，询问患者有无不适	5		
		灸后艾条彻底熄灭，清洁局部皮肤	3		
		整理床单位，合理安排体位	3		
		施灸部位准确、操作熟练、皮肤情况、患者感觉、目标达到的程度	5		
		操作熟练、轻巧；运用灸法正确	5		
操作后	5	清理用物，归还原处，艾条处理符合要求	3		
		洗手，按要求记录及签名	2		
理论提问	10	1.施灸的先后顺序是什么？ 2.温和灸、雀啄灸、回旋灸的区别是什么？ 3.施灸出现水泡如何处理？	10		
得分合计	100				

注：1. 艾条灸方法常用者有温和灸、雀啄灸、回旋灸三种。

2. 若有艾灸火脱落烧伤皮肤，烧坏衣被均为不合格。

拔罐法操作评分标准

项目	总分	操作程序	分值	扣分	扣分原因
素质要求	10	仪表大方，举止端庄，态度和蔼	5		
		服装、鞋帽整洁	5		
操作前准备	15	评估患者：意识状态，配合程度，主要症状、体质及心理状况；拔罐部位皮肤情况、女患者是否处于妊娠期；评估环境，必要时屏风遮挡	5		
		告知患者：治疗过程中局部皮肤会出现与罐口相当大小的紫红色瘀斑，数日后自然消失	2		
		操作护士：洗手，戴口罩	2		
		用物准备：治疗盘、火罐、火柴、95%酒精棉球、止血钳、小口瓶、快速手消液，必要时备浴巾、屏风等	6		
操作过程	60	核对：床号、姓名、诊断、介绍并解释，患者理解与配合	6		
		体位舒适合理，暴露施罐部位，保暖	6		
		再次核对；检查罐口有无损坏	5		
		酒精棉球干湿适当	5		
		点燃明火后在罐内中下段环绕，未烧罐口	5		
		准确扣在已经选定的部位，罐内形成负压，吸附力强，安全熄火，点燃的明火稳妥、迅速地投入小口瓶	10		
		随时检查火罐吸附情况，局部皮肤红紫的程度，皮肤有无烫伤或小水泡；留罐时间10分钟，询问患者的感觉	5		
		起罐方法正确	5		
		整理床单位，合理安排体位	3		
		拔罐部位准确、操作熟练、皮肤情况、局部皮肤吸附力、患者感觉、目标达到的程度	5		
		操作熟练；拔罐部位方法正确，手法稳、准、快	5		
操作后	5	清理用物，归还原处，火罐处理符合要求	3		
		洗手，按要求记录及签名	2		
理论提问	10	1. 拔罐时如何预防烫伤？ 2. 哪些部位不宜拔罐？	10		
得分合计	100				

注：若有皮肤烫伤，衣裤等被烧坏均为不合格。

刮痧法操作评分标准

项目	总分	操作程序	分值	扣分	扣分原因
素质要求	10	仪表大方，举止端庄，态度和蔼	5		
		服装、鞋帽整洁	5		
操作前准备	15	评估患者：意识状态，配合程度，主要症状、体质及心理状况；刮痧部位皮肤情况、对疼痛的耐受程度	5		
		告知患者：刮痧部位出现紫红色痧点或瘀斑，数日后方可消失；刮痧部位的皮肤有疼痛、灼热的感觉	2		
		操作护士：洗手，戴口罩	2		
		用物准备：治疗盘、牛角刮板、治疗碗内盛少量清水或药液，治疗巾或纸巾，快速手消液、必要时备浴巾、屏风等物	6		
操作过程	60	核对：床号、姓名、诊断、介绍并解释，患者理解与配合	6		
		体位舒适合理，暴露刮痧部位，保暖	6		
		再次核对；明确刮痧部位	5		
		刮治手法运用正确	10		
		刮治方向符合要求	5		
		刮至局部皮肤出现发红或红紫色痧点，刮治时间合理	5		
		观察局部皮肤及病情变化，询问患者有无不适	5		
		清洁局部皮肤，保暖	5		
		整理床单位，合理安排体位	3		
		刮痧部位准确、操作熟练、刮出痧点、皮肤情况、患者感受、目标达到的程度	5		
		操作熟练，运用刮法正确，用力均匀	5		
操作后	5	清理用物，归还原处	3		
		洗手，按要求记录及签名	2		
理论提问	10	1. 刮痧板如何保存？ 2. 刮痧板在不同的治疗和保健中如何应用？ 3. 刮痧后注意什么？	10		
得分合计	100				

注：若刮破皮肤，扣20分。

穴位按摩法操作评分标准

项目	总分	操作程序	分值	扣分	扣分原因
素质要求	10	仪表大方,举止端庄,态度和蔼	5		
		服装、鞋帽整洁	5		
操作前准备	20	评估患者:意识状态、主要症状、发病部位、既往史及心理状况;体质及按摩部位皮肤情况;评估环境,必要时屏风遮挡	5		
		告知患者:按摩时局部出现酸胀的感觉。腰腹部按摩时,需排空小便	2		
		操作护士:洗手,戴口罩	2		
		指甲符合要求	5		
		用物准备:治疗盘、治疗巾、介质(如葱姜水、麻油、冬青膏、红花油等)、快速手消液,必要时备屏风	6		
操作过程	55	核对:床号、姓名、诊断、介绍并解释,患者理解与配合	6		
		体位舒适合理,暴露按摩部位,保暖	6		
		再次核对;明确腧穴部位及按摩手法	8		
		根据手法要求和腧穴的不同,正确运用	8		
		用力均匀,禁用暴力,推拿时间合理	8		
		随时询问对手法的反应及时调整或停止操作	5		
		整理床单位,合理安排体位	3		
		取穴准确,所选穴位与手法,患者感觉,目标达到的程度	6		
		操作正确、熟练,运用手法正确,用力均匀	5		
操作后	5	清理用物,归还原处	3		
		洗手,按要求记录及签名	2		
理论提问	10	1.穴位按摩的作用是什么? 2.临床常用的按摩的基本手法是什么? 3.临床上最常用的穴位推拿手法是什么?	10		
得分合计	100				

注:若损伤皮肤,扣20分。

参考文献

[1] 周学胜. 中医基础理论图表解 [M].1 版. 北京：人民卫生出版社，2001.

[2] 孙广仁. 中医基础理论 [M].1 版. 北京：中国中医药出版社，2003.

[3] 朱文锋. 中医诊断学 [M].1 版. 北京：中国中医药出版社，2003.

[4] 黄兆胜. 中药学 [M].1 版. 北京：人民卫生出版社，2002.

[5] 谢鸣. 方剂学 [M].1 版. 北京：人民卫生出版社，2002.

[6] 陈静. 中医药膳学 [M].1 版. 北京：中国中医药出版社，2006.

[7] 郭瑞华. 中医饮食调护 [M].1 版. 北京：人民卫生出版社，2006.

[8] 汪安宁. 针灸学 [M].1 版. 北京：人民卫生出版社，2010.

[9] 邵湘宁. 推拿学 [M].1 版. 北京：人民卫生出版社，2015.

[10] 姚旭. 中医护理 [M].1 版. 郑州：河南科学技术出版社，2008.

[11] 张云梅. 中医护理 [M].1 版. 北京：高等教育出版社，2005.

[12] 申惠鹏. 中医护理 [M].2 版. 北京：人民卫生出版社，2001.